现代顺势医学

主　编　高永献

副主编　董天朗　高伟耀

编　委　席　琳　张键华　张秀荣

顾　问　郭普远

中国中医药出版社

·北　京·

图书在版编目（CIP）数据

现代顺势医学/高永献主编 . —北京：中国中医药出版社，2014. 10（2025.4 重印）

ISBN 978－7－5132－1989－1

Ⅰ . ①现…　Ⅱ . ①高…　Ⅲ . ①中西医结合疗法－研究　Ⅳ . ①R45

中国版本图书馆 CIP 数据核字（2014）第 189735 号

中国中医药出版社出版

北京经济技术开发区科创十三街 31 号院二区 8 号楼

邮政编码　100176

传真　010－64405721

鑫艺佳利（天津）印刷有限公司印刷

各地新华书店经销

开本 787×1092　1/16　印张 22　字数 479 千字

2014 年 10 月第 1 版　2025 年 4 月第10次印刷

书号　ISBN 978－7－5132－1989－1

定价　98. 00 元

网址　www. cptcm. com

服 务 热 线　010－64405510

购 书 热 线　010－89535836

维 权 打 假　010－64405753

微信服务号　zgzyycbs

微商城网址　https://kdt. im/LIdUGr

官 方 微 博　http://e. weibo. com/cptcm

天猫旗舰店网址　https://zgzyycbs. tmall. com

如有印装质量问题请与本社出版部联系（010－64405510）

發展順勢醫學
造福人類健康

二三年冬　郭聲遠

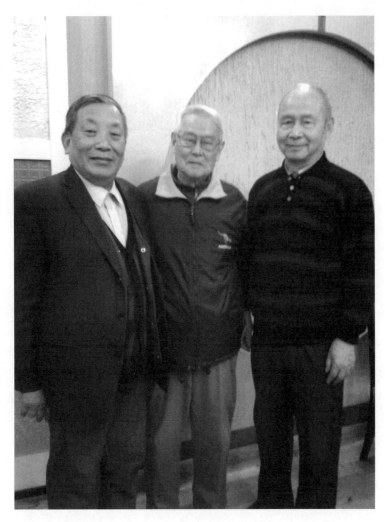

　　本书主编高永献（左一）、顺势医学筹备委员会第一副主任郭普远（左二）、顺势医学专家委员会常务副主任董天朗（左三）

主 编 简 介

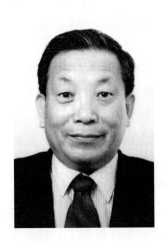

高永献，男，出生于1941年12月。1967年毕业于苏州医学院医疗系，副主任医师。技术专长：心脏内科、顺势医学。曾任六七三医院内科主任，业务副院长，中华医学音像出版社副社长，中华医学会办公室主任。1995年曾赴俄罗斯进行生物电磁场的研究，主要著作有《实用心电图图解》《频谱自然疗法》《生命的奇迹》等。

高永献先生在近20年中对量子医学进行了深入的研究，1995年赴俄罗斯对生物电磁场进行了研究，回国后又投入了顺势医学的研究。顺势疗法是世界十三大科技谜团之一，高永献先生以量子生物学、基因医学和现代科学研究成果为基础，提出了现代顺势医学原理，为解开困扰世界200年的科学疑团作出了贡献，为顺势疗法在中国的推广创造了条件。

内 容 提 要

1979 年，世界卫生组织（WHO）公开呼吁："全球必须研究推广顺势疗法，以补充现行医疗手段的不足。"1997 年，前卫生部部长崔月犁题词："顺势疗法——21 世纪人类征服疾病的武器。"为了在中国推广顺势疗法，特编写此书。

本书从世界三大医学体系入手，简要介绍了世界医学的发展历史。对于疾病的治疗，中医采用辨证施治的方法，西医采用针对症状的对抗疗法，而顺势疗法则是顺着疾病的发展趋势来根治疾病的治疗方法。

200 多年来，人们一直搞不清楚顺势疗法的原理，这也成了西方医学打压顺势疗法的理由，但它的奇特疗效使顺势疗法成了未解之谜，2005 年被《大参考消息》列为第四大科技谜团。量子理论的出现为顺势医学的发展提供了机会。本书根据生物电磁场的理论，详述了顺势医学的治病原理，为顺势医学的发展开辟了广阔空间。本书不仅阐述了顺势疗法在临床应用上的神奇效果，同时介绍了其在疾病的预防、保健、康复和美疗上的奇特效果。

顺势制药主要介绍生物电磁场在水中的传播方式，最后还介绍了俄罗斯科学家姜堪政博士关于生物电磁场在空气中的传播过程。

序　言

　　高永献先生是中国老教授协会医药专业委员会顺势医学专家委员会委员，他曾在1995年5月去俄罗斯，在哈巴罗夫斯克远东超高频生物研究所与姜堪政博士结为好友，对姜堪政提出的"场导论"进行了深入的研究。2000年5月回国后，又对顺势疗法进行研究与实践，提出了顺势医学的原理，完善了生物电磁场理论。

　　根据姜氏场导假说，在有机体内，实物在新陈代谢过程中，分子之间的能量起着信息作用，量子是能量和信息的共同载体，该量子是生化反应中每一个分子必须交换的，其存在于有机体内的生物电磁场（简称生物场）中。有机体在分子水平上，能量如同信息一样起作用，这是一个统一过程，只在有生命系统中有效，在非生命系统中没有这种关系，以此作为有生命系统和非生命系统的区别。

　　在场导假说中，地球上所有物体的能量都来源于太阳光。太阳能通过绿色植物的光合作用在空气中传播，把太阳能转化为化学能储存于植物体内，通过化学反应，转化为各种形式的自由能，被用来工作。工作之后的自由能转化为热能，热能对有机体来说，是束缚能，不能做功，有机体把它返回宇宙。因此，有机体是太阳自由能从高向低转化的能量开放系统的一部分。从能量观点来看，有机体都是小太阳。有机体借助物质载体——电磁场（量子）传递和转化各种自由能。量子具有自由空间传递性质，在原子结构中，微观粒子（原子核和电子）占据很小的位置，因此，有机体必须有一部分作为自由能物质载体的量子传递到有机体周围环境中，即生物场辐射。

　　传播到体外的生物电磁场具有信息，它存在于微波和红外线波段，不是简单的热辐射，具有自由能，而不是束缚能。有机体向体外发射有两种形式的红外线：一种来源于自由能的量子，具有信息，是生物电磁场的组成部分；另一部分是来自热能的量子，不具有信息，不包括在生物场内。

　　生物场是由分子的基本生命活动过程发射出来的，其他有机体同样具有分子的基本生命过程，经过分子相似过程谐振而吸收另外有机体的生物场，并且向周围辐射。

　　请看高永献先生从俄罗斯带回来的有趣照片：猫和老鼠本来是一对天敌，若老鼠在怀孕期间用猫的生物电磁场来照射老鼠，生下来的老鼠具有猫的特性；猫在怀孕期间用老鼠的生物电磁场来照射猫，生下来的猫具有老鼠的特性。这样，第二代的猫和老鼠就不具有天敌的特性，而成了"朋友"，成了"兄弟"。

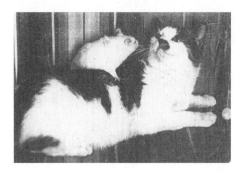

"我们是兄弟"

姜堪政博士只研究了生物电磁场在空气当中的传播过程，而高永献先生则研究了生物电磁场在水中的传播过程，提出了顺势产品实质上是含有微观粒子的生物电磁场。水的特性与水的分子结构相关，氧外层有 6 个电子，其中两个电子对与两个氢原子共享，形成两个共价键。由于带负电，4 个电子间互相排斥，使它们有呈四面体结构的倾向，但因负电子占据的空间较小，与共享电子对相比具有更大的斥力，因此使 H—O—H 键的角度缩小到 104.5°。氧原子具有比氢原子大得多的负电性，所以水分子中的两个共享电子对趋向氧而偏离氢，于是就在两个孤对电子上集中了更多的负电荷，使水分子成为具有很大偶极矩的极性分子。这样的一个水分子就有可能携带更多的正、负电荷。经振荡后，水中氢键的存在使水形成独特而易变的结构。对水施加任何作用，都会接力式地传播给几千个原子。在温度、压力或磁场等各种外界作用下，水结构会发生变化。氢键的断裂是水结构变化的必须前提。这种变化需要消耗能量，顺势制药的强烈振荡为氢键的断裂提供能量，使大分子水以单个的 H_2O 存在，使水中富含小分子团和更为活泼的单个游离水分子，原子的电子云层也被切割异化，有的得到电子，有的失去电子。在一定地质条件下，水被切割成富含小分子团的天然小分子团水。这是一种"松散"或"分散"的水，具有更大的活性，更容易进入细胞膜，更容易携带正、负电荷。因此，在顺势制药中，水是生物电磁场的载体，电磁场是能量和信息的载体。顺势药物实质上是含有微观粒子的生物电磁场，顺势疗法的治病原理就是微观粒子修复自愈系统受损的基因。

高永献先生提出的顺势疗法的原理，解决了顺势疗法 200 多年来存在的不解之谜，把姜氏场导理论和顺势医学理论统一为一体，并向前推进了一步，形成了较为完整的统一的生物电磁场理论，对顺势医学的发展作出了贡献。

中国顺势医学筹备委员会第一副主任、教授　　郭普远
卫生部北京医院原党委书记
2014 年 7 月

前 言
Preface

    中国各大医院在医疗设备、医疗技术、人力资源上都占有绝对优势，但在药物治疗学上，却面临困境。现代医学面临的一个突出的问题是：药物的毒副作用给人们带来灾难性的后果。仅中国，每年就有5000万人因药物的毒副作用而住院，因医疗事故而死亡者达19.2万人。世界卫生组织（WHO）公布的一份资料显示：全球1/3的死亡病例并不是疾病本身，而是不合理用药所致。面对死亡的威胁，我们的医务工作者到底应该怎么办？

    现代医学对疑难病、老年病更是束手无策。抗生素的滥用，使传染病的预防和治疗完全失控，进而成为现今人类过早死亡的首要原因，失控的程度已使全球面临危机。难道我们只能坐以待毙吗？

    40年的医疗生涯过去了，面对这些越来越严重的问题，我感到不安和彷徨。这似乎是一个长夜，我飘浮在大海的一叶小舟上，不知方向在哪里。人过60，早知天命，各种疾病缠身，深感绝望。此时此刻，也只能记住一句话："死去原知万事空。"但我是一名精心致力于医学的医务工作者，面对离去的医学专家、教授、我的导师，深感痛心。如今，轮到自己，倍感无奈。

    一个偶然的机会，我接触了顺势疗法。我带着疑虑去了解，带着希望去试用。真没想到，30年来用各种方法没有治好的颈椎病，竟在几个月内症状消失了。40年没有治好的慢性支气管炎也不复存在。1年之后，关节痛也消失了，冠心病也没有发作。已11年没有长跑的我，现在每天早上能跑3公里。顺势医学，给了我一个生的希望。3年来总结出来的病例，给了我信心和力量。

    在顺势疗法的推广应用中，我每天都会接到许多患者的电话和来信，他们提出许多关于顺势疗法的问题，于是我萌生了写一本小册子的念头。当我在思考如何去写的时候，却又感到不是那么简单。

    在许许多多的科学推广和普及活动中，都没有像顺势疗法那样受到如此多人的热爱和争议，褒贬不一。于是，我更产生了一种探索的欲望，这是我写这本书的第二个原因。

    任何事物，存在必有它的道理。顺势疗法已存在200多年，而且它是在激烈的斗争中生存下来的。美国的两届总统、社会名流、商界富豪、医界首脑以及英国皇室都推崇使用顺势疗法。这就使我更有必要去研究它，推广它，使用它。

    我写这本书的第四个原因是抛砖引玉。在这本书中，许多的观点仅仅是个人的看法，是不是正确，笔者不敢狂言。我的目的是引起众多的专家、学者去关注它，研究它，讨论它。这是我的真正目的所在。

作为一名医生，每天都能听到病人倾诉疾病带来的痛苦。许多人会说，生不如死，但真正死亡来临时，他们又渴望生。本人也曾深深地陷在这种矛盾之中。但是，当我使用顺势疗法治好自己的多种疾病，无病一身轻之后，一种责任、一种良心、一种渴望从心底迸发出来，形成一种强大的力量，我要写它、宣传它，我要告诉我的亲人、我的朋友，告诉那些饱受疾病折磨的人，前面有一条路——那就是顺势医学疗法。它虽不能使你永生，但可使你健康地活着，百岁也不再是梦想。

本书共 11 章，第 1～2 章介绍世界医学史和顺势医学发展状况；第 3 章为现代顺势医学原理；第 4 章为顺势医学的诊断；第 5 章为顺势制药；第 6～10 章介绍顺势医学在治疗、预防、保健、康复和美容方面的应用；第 11 章为生物电磁场揭秘。在第 3 章中，首次提出现代顺势医学原理，为破解顺势疗法的 200 年之谜奠定了基础。用一元论的观点阐明疾病发生的共性是"生物电磁场的紊乱"，为一药治多病提出了理论根据。

《原子物理学》一书的前言中这样说："一种理论的提出，如果无法用实验证明它，但是后来的实践能证明它，这也是一种科学理论。"现代科学发展到量子时代，暗物质、暗能量，至今人们无法看到它，但是人们确确实实、时时刻刻能感到它的存在。我们期待物理学家、量子生物学家及基因科学家用实验来证明它。

过去 200 多年来，顺势疗法一直是将症状作为诊断手段，这是顺势疗法在诊断学上落后的一种表现。法国顺势疗法协会主席沙尔瓦说："顺势疗法的理论也应随着时代的变化而变化。"顺势疗法的现代医学理论以量子生物学为理论基础，运用人体全息诊断方法，如 100 多年前法国医生已把虹膜诊断应用到顺势疗法诊断中，中医的手诊学也可作为顺势疗法的诊断手段。笔者推荐将基因检测、量子诊断仪应用到顺势医学的诊断中，使顺势疗法成为一个完整的医学体系。

高永献

2014 年 7 月

目　录
Contents

第一章　世界医学史

世界医学的发展史见图 1 – 1。

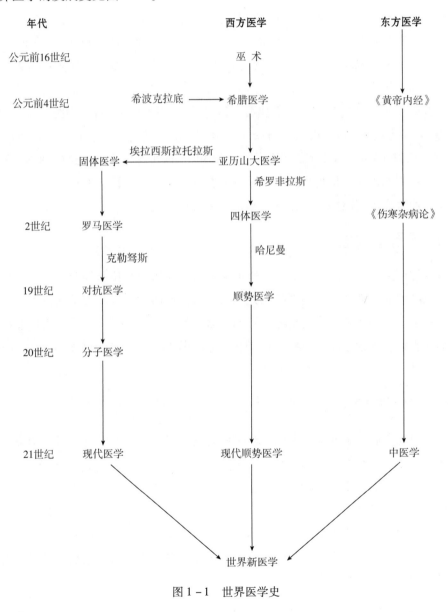

图 1 – 1　世界医学史

1979 年，世界卫生组织（WHO）公开呼吁：全球必须研究顺势疗法，以补偿对抗疗法（Allopathy），即传统西方医学的不足。

第一节　西方医学

一、希腊医学

太古时代，不论是东方还是西方，每当有了疾病时，都认为是得罪了神明或魔鬼所招来的惩罚，所以太古时代的医生也就是巫师。一直到了公元前 460 年至公元前 370 年，希波克拉底（Hippocrates）才推翻了这种不正确的观念。

希波克拉底是希腊医学的代表人物，以他为名的著作《希波克拉底文集》是现在研究希腊医学最重要的典籍。这是一部历久弥新的经典，其珍贵之处不在于那些古老的治疗技术与心得，而在于字里行间蕴含的关于生命的思考和通过这些思考而得到的力量。

被西方尊为"医学之父"的古希腊著名医生希波克拉底，是古希腊医师，也是西方医学的奠基人。他提出"体液（Humours）学说"，认为人体由血液（Blood）、黏液（Phlegm）、黄胆（Yellow bile）和黑胆（Black Bile）四种体液组成，这四种体液的不同配合使人们有不同的体质。他把疾病看做是发展着的现象，认为医师所应医治的不仅是病而是病人，从而改变了当时医学中以巫术和宗教为根据的观念。

二、亚历山大医学

希波克拉底之后，继之而起的是亚历山大医学。亚历山大位于埃及尼罗河三角洲西北端。当时以希罗非拉斯和埃拉西斯托拉托斯为主流。亚历山大医学继承埃及古代文化的传统，是经验主义的实行者，当时很盛行解剖，据闻都以犯人来做实验品。希罗非拉斯因受希腊医学的影响，继承了希波克拉底的四体学说。埃拉西斯托拉托斯则主张固体病理学，所谓固体病理学就是以解剖来确定人体某部位异常的现象来说明病变，称为"固体学说"。

三、罗马医学

继亚历山大之后，出现罗马文明。当时罗马人兴起于意大利半岛，建立历史上的大帝国，因此医学中心亦移至罗马。盖仑（Galen）是罗马医学之集大成者，对医学、解剖学、生理学均有建树，盖仑生于公元 130 年左右，他和希波克拉底并称为古代西洋医学的两大巨星。希波克拉底以体质为主，采用改善生活环境，调和体质的方法，从根本上使人体自然痊愈。而盖仑认为疾病与生活环境和体质无关，病是因外界的感染而引起，所以主张为防止局部病变的扩展，应投以药物或利用手术切除。发高烧就给解热剂，没胃口就给食欲促进剂，采用对症疗法。

四、对抗医学

1590 年前后，简森（Janssen）发明显微镜。17 世纪末，人类可从显微镜中发现肉眼看不到的微生物——细菌。当时西方医学的学者们无不欣喜若狂，认为人体有病都是这小东西作怪，因此全力消灭细菌，以致后来各种抗生素、疫苗纷纷出笼。1847年微尔啸创办《病理解剖学》杂志，1858年微尔啸发表了《细胞病理学》，终于使这种以盖仑为始祖的现代医学得以成立。因此，现代医学又称为细胞医学。从1858年微尔啸发表《细胞病理学》开始，现代医学的形成至今不到200年。

五、分子医学

1953年，沃森（Watson J. D.）和克里克（CrickF. H. C）提出DNA分子双螺旋结构模型，开创了分子医学的新时代。

2002年2月12日，来自中、美、英、法、德、日六个国家，历时10年，耗资30亿美元的"人类基因组计划"，以完成99%的人类基因组草图，并报道99%的人类基因组序列而宣告最终完成。这一壮举标志着人类开始进入现代高科技的后基因时代。

第二节　东方医学

一、中医学

公元前1600年，甲骨文中记载人体解剖部位名称和各种疾病，尤以龋齿为较早的疾病记录。《尚书·说命》中说："若药弗瞑眩，厥疾弗瘳。"反映殷商时代已知药物对人体的作用。

公元前1100年，西周时已确立了一整套医政组织和医疗考核制度，置医师、掌医之政令；又将医学分为疾医、疡医、食医、兽医等，为医学分科之始。当时政府机关已设官员掌管藏冰，变火，以救时疾。《周礼》载："春时有痟首疾，夏时有痒疥疾，秋时有疟寒疾，冬时有嗽上气疾。"《礼记》载："孟春行秋令，则民大疫……季春行夏令，则民多疾疫。"当时已认识四季多发病以及四时气候异常变化能引起的流行疾病。

《黄帝内经》成编于战国时期（公元前481年），成书时间是在汉武帝以后，是中国现存最早的中医理论专著，总结了春秋至战国时期的医疗经验和学术理论。

（一）中医学的基本观点

1. 整体观

人体是一个有机整体，人和自然环境也是一个有机整体，人是自然的一部分，中医学称之为"人与天地相应"或"人与天地相参"。这是中国传统哲学"天人相应观"在中医学中的体现，其中有统一性、完整性、联系性和系统性的含义。人体的整体观指人体的形体结构是统一的整体，其脏腑、肢体乃至五官九窍间密切联系，互相协调，共同组成了有机的整体。就其基本物质而言，精、气、血、津液构成脏腑器官功能活动的物质基础，并运行于全身。就其机能活动而言，生理活动与心理活动是统一的，中医学称之为神形合一。人与外界环境的统一性，指人体健康和疾病，与天文（太阳、月亮和星体）、地理（地势、干湿）、季节、气象乃至社会环境之间都有一定的关系。人体的各种结构互相联系，并有不同的层次，构成一个系统的人体。

2. 恒动观

指以运动、变化和发展的观点去审视生命、健康和疾病等生命现象和医学问题。《素问·六微旨大论》中说"动而不息"，这是自然界的根本规律，也是生命的根本规律。从阴阳理论中阴阳间的对立、转化、资生、制约关系，五行理论中木、火、土、金、水之间的相生、相克关系，到脏腑气机理论中的升、降、出、入关系，都贯穿着恒动观念，这也是中国传统哲学思想在中医学中的体现。以《周易》《老子》为先源的中国传统哲学，对"易"和"变"的恒动，有精辟的论述，并影响着整个民族的思维方式。

3. 时空观

人体的生命过程是由时间结构和空间结构组成的，时间结构由生命活动过程、节律和周期等组成；空间结构指的是形体、器官、骨骼、肌肉等。中医学在对人体生命的研究中，以一定的解剖生理知识来体现对空间结构的了解，并成为发展医学的基础，但对人体时间结构的研究则至为深入，并提出了有机论人体观，同时重视人体时间结构。在中华民族传统思维中，时间和阴阳终始、四时气化、脏气法时、病遇节发等理论相关，同时还提出了"天时而调血气"等一系列养生和治疗原则。

4. 以气为本

人体健康与疾病的正常和失常的阴阳稳态观认为，人与自然界都以气为本，气一分为二即阴阳，阴阳二气的运动形成世界万物，阴阳平衡是为健康，否则是病态，即"一阴一阳是为道，偏阴偏阳谓之疾"。

（二）中医学主要学说

中医学创立了很多异于西医学的理论和学说，包括阴阳五行学说、藏象学说、经络学说、病因学说等。

1. 阴阳五行学说

阴阳是中国古代哲学的范畴。人们通过对矛盾现象的观察，逐步把矛盾概念上升为阴阳范畴，并用阴阳二气的消长变化来解释事物的运动变化。中医学运用阴阳对立统一的观念来阐述人体上下、内外各部分之间，以及人体生命活动同自然、社会环境之间的复杂联系。阴阳对立统一的相对平衡，是维持和保证人体正常活动的基础；阴阳对立统一关系的平衡失调和破坏，则导致人体疾病的发生发展，影响生命的正常活动。

五行学说，用木、火、土、金、水五个哲学范畴来概括客观世界中的不同事物属性，并用五行相生相克的动态模式来强调事物间的相互联系和转化规律。中医学主要用五行学说阐述五脏六腑间的功能联系，以及脏腑失衡时疾病发生发展的机理，也用以指导脏腑疾病的治疗。

2. 藏象学说

主要研究五脏（心、肝、脾、肺、肾，包括心包则称六脏）、六腑（小肠、大肠、胃、膀胱、胆、三焦）和奇恒之腑（脑、髓、骨、脉、胆、女子胞）的生理功能和病理变化及其相互关系。五脏属阴，主要功能是藏精气；六腑属阳，以消化、腐熟水谷，传导排泄糟粕为主要功能。脏与脏、脏与腑、腑与腑的功能活动之间，还存在着相互依存、相互制约的关系。藏象概念还包括体内精、神、气、血、津液等，这些既是脏腑功能活动的物质基础，又是脏腑功能活动的产物。脏腑功能正常，这些生命要素也就充足旺盛；若其因病而损伤，则脏腑的功能也会失常。

3. 经络学说

经络学说与藏象学说密切相关。经络是人体内运行气血的通道，有沟通内外、网络全身的作用。十二经脉、奇经八脉以及与之相连的络脉，分别联系不同的脏腑，各具特殊的生理功能。在病理情况下，经络系统功能发生变化，会呈现相应的症状和体征，通过这些表现，可以诊断体内脏腑疾病。此外，还可用针灸、推拿等方法调整经络气血的运行，以治疗脏腑躯体疾病。

4. 病因学说

主要研究有关疾病发生与发展的原因和条件。治病首先要辨明病因，也只有明确病因才能有针对性地进行预防。中医学强调整体观，强调人体内外环境的统一以及体内各脏腑间的功能协调。疾病的发生发展，其根本原因在于上述统一协调关系的失常，也就是正气和邪气交争过程的表现。正气是机体防御致病因素的侵袭、防止疾病发生发展的能力，邪气是可以造成疾病发生发展的致病因素。致病因素包括外感六淫、内伤七情和饮食劳倦等，它们在正气不足的情况下，都可以导致疾病的发生。正邪相争，双方的力量对比是决定疾病的发生发展和病程演变的基本机制。在临床上扶助正气，祛除邪气，是治疗疾病的重要原则。由于中医多是通过疾病的证候表现推断病因，故又有"审证求因"之说。

（三）《黄帝内经》的重大意义

1.《黄帝内经》是第一部中医理论经典

人类出现以后，就有疾病，有了疾病必然就要寻求各种医治的方法，所以医疗技术的形成的确远远早于《黄帝内经》。但中医学作为一个学术体系的形成，却是从《黄帝内经》开始的，所以《黄帝内经》被公认为中医学的奠基之作。这部著作第一次系统讲述了人的生理、病理、疾病、治疗的原则和方法，为人类健康作出了巨大的贡献。

2.《黄帝内经》是第一部养生宝典

《黄帝内经》中讲到了怎样治病，但更重要的是讲怎样不得病，怎样使我们在不吃药的情况下就能够健康、长寿，能够活到一百岁。

3.《黄帝内经》非常重要的思想——"治未病"

《黄帝内经》中说："不治已病治未病，不治已乱治未乱。""不治已乱治未乱"的意思是说，假设一个公司的管理模式上出了问题，造成了混乱，不要去盲目地解决当前的混乱，而要从造成混乱的原因和混乱将会导致的后果着手。简单地说，就是把前头和后面两端的问题解决了，中间的那段麻烦也就不存在了。而"不治已病治未病"的意思是说，不要等到生病了再去寻找治疗方法，应当在疾病未发生时做好预防和保健工作。

4.《黄帝内经》在医学上的意义

《黄帝内经》在医学上的意义在于它提供了一种有别于西医的医疗思想、医疗方法，即非对抗性治疗的思想、和合的思想，以调和为主的治疗方法。

5.《黄帝内经》在科学上的意义

《黄帝内经》在科学上的意义是建立了另外一种科学形态。科学应该是多元的，科学绝对不仅仅是 17 世纪牛顿力学以后的现代科学这种形态。现代科学有三个特征：一是逻辑推理，二是数学描述，三是实验验证。它有一个物质实体和形态。而《黄帝内经》提供了以整体论、模型论、过程论等为特征的科学形态。它具有人文科学的性质，强调个体性、特殊性，它不提供一种公理。西方科学是唯物论的，是建立在物的层面上的。中国的哲学不能用西方哲学唯物、唯心的模子来套用，中国哲学是物心合一的，是生生不息的，不是物的哲学，而是人的哲学，是生命哲学。中医就是以这么一种哲学作为其理论基础的。在这么一种哲学基础上建立起来的科学当然不可能等同于西方在唯物论的基础上建立起来的科学。长期的实践证明，中医学这种科学形态对解决人的生命问题是有用的、有效的。

6.《黄帝内经》是第一部关于生命的百科全书

《黄帝内经》以生命为中心，里面讲了医学、天文学、地理学、心理学、社会学，还有哲学、历史等，是一部围绕生命问题而展开的百科全书。我们国学的核心实际上就是生命哲学，《黄帝内经》就是以黄帝的名字命名的、影响最大的国学经典。中国古代有三大以"经"命名的奇书，第一部是《易经》，第二部是《道德经》，第三部就是《黄帝内经》。现在，这三部奇书不仅引起中华儿女的关注，而且引起世界各国人民的极大关注，因为它的价值在当今社会已经越来越凸显出来。

（四）中医学的精髓

中医学的精髓是辨证论治，在辨证的基础上制定治疗方针，进而选择具体的药物或非药物疗法。辨证之前必须深入了解病情，辨证论治是中医临床的操作体系，包括辨证和论治两大方面，即分析、辨别疾病的证候而确立治疗原则和方法。在中国古代的逻辑学方法中，其辨证逻辑远较形式逻辑发达，临床医生由于重视对具体病情的分析而发展了辨证。另一方面，由于恒动观念和对人体时间结构的重视，中医临床既有"病"的概念，又更重视"证"，因为"证"是某一阶段的病理功能状态。对"证"的重视，进而发展了辨证论治。辨证论治是从证和病着眼，既包含对病的分析，又强调因时而异的证的特征；既重视疾病的"本"，又考虑病证的"标"。因于整体观念，在诊治疾病和分析病证时，还要考虑人体与外界环境之间相互作用的关系，要因时、因地、因人而异处用药。治疗时又可以"同病异治"和"异病同治"。辨证论治的灵活运用，堪为一门艺术，其中包含着丰富的辩证法思想，是中国古代哲学在医学中的独特运用。

二、印度医学

公元前 685 年，印度《让灾明论》或译作《阿闼婆吠陀》（Atharva - veda），是巫祝及祭祀的诗集，记有多种病名和创伤、毒蛇伤等，以及治病的草药。印《寿命吠陀》或《阿输吠陀》（Ayur - veda）谓《梨俱吠陀》之续。公元前 600 年至公元前 566 年，印度《妙闻集》系印度古代外科著作。公元 1 世纪，印度阇罗迦编撰《阇罗迦集》（系《阿输吠陀》医学的内科代表著作）。

第三节　顺势医学

一、顺势疗法的奠基人——希波克拉底

（一）相同者能治愈

早在公元前 400 年，医学之父希波克拉底已经提及："通过相同者，疾病产生；通过使用相同者，疾病被治愈。"但长期以来，希波克拉底所提出的医疗概念并没有被人们重视。

（二）人体的自愈本能

西医鼻祖希波克拉底在 2400 年前强调："人体本身就拥有促进健康的本能，医生只是帮助病人恢复健康的助手而已。"当您肯定人体本能比医生高明，才能把人体交由自身去改善，否则人体在发动改善的过程中会出现痛苦和异常现象，此时若加以干预，不仅浪费金钱，也不能真正把病治愈。

（三）食物是最好的药

希波克拉底认为疾病是由于违背自然法则而引起的，病人具有依靠自然力量来校正紊乱的机体，重新恢复健康。希波克拉底在 2400 年前以最简明扼要的语言说："您的食物就是您的药物。"曾强调："无端投以药物，企图抑制症状的做法，完全属于邪道。"希波克拉底说："食物是最好的药。"医生应充分把握这种自然力量，深刻了解人与饮食、职业和疾病的关系。

（四）整体观

希波克拉底认为医生应时刻牢记：任何器官的失调都意味着整个有机体的失调。"即使是治疗眼病，医生也应该治疗整个头部甚至整个身体。"作为一个伟大的医学先行者，希波克拉底的整体综合理念与中医极为相似，至今才被西医工作者理解。

（五）希波克拉底的病理观

（1）排除以往不正确的观念，强调疾病绝不是魔鬼在作怪。

（2）坚持疾病是一种自然现象，强调人体内就存有促进健康的自然本能，而医师只是帮助病人恢复健康的助手而已。

（3）强调人体的体液、血液必须调和才能无病；当人体体液、血液调和时，纵然遇到外来的因素（包括细菌、病毒或其他外因），人体也不会生病。

（4）他认为汗、尿、大便、痰、脓等，这些分泌物排出体外后，人体才能产生调和，当血液调和时，疾病才能痊愈。

（5）认定产生这些自觉症状的现象，就是人体为求迈向自然的调和之道，绝不可因这些分泌物的排出而使人体感到非常痛苦便横加阻止，否则人体将永远无法调和，终将使疾病缠绵不愈。

（6）他强调无端投以药物，企图抑制这些症状的做法，完全属于邪道。

真正意义上的西方医学起始于希波克拉底时代，顺势疗法的基本观点来自于希波克拉底。希波克拉底是真正意义上的医生，他的誓言对人类医学产生深远的影响。他完善了医学科学的方法论，系统地将科学方法论应用于临床，赢得了广泛的赞誉，被公认为现代医学的创始人，是顺势医学的奠基人。

二、顺势疗法的创立

1790 年，哈尼曼在翻译外国资料时，发现了英格兰教授卡尔伦论述金鸡纳霜治疗疟疾的理由：因金鸡纳霜具有收缩纤维的作用及甘苦的味道。哈尼曼不同意卡尔伦的观点，并说："要知道这是否正确，有一个很简单的办法，当人没有病时服用此药，并观察其效果就行了。"于是，他亲自服用金鸡纳霜树皮，结果使他大吃一惊，金鸡纳霜树皮在他身上产生了效应：出汗、发抖、焦虑不安，与疟疾的症状非常相似。此时的哈尼曼预感到他发现了某种重要的东西，这就是金鸡纳霜树皮在健康而敏感的人身上产生的"人工疾病"，而这种"人工疾病"的症状与疟疾的症状完全相同。他坚信这是"以恶治恶"。通过这一试验，诞生了建立在相似性原则基础上的顺势疗法的基本原则：药物对健康人产生的症状，与疾病对患者所产生的症状相同时，这种药物就能治愈这种疾病。从而确立了顺势疗法的基本理论，即"相同者能治愈"的法则。1796 年，他终于在由药物学教授、普鲁士国王、科学和医学院院士胡日朗主办的《实践医学和外科学》上发表了他的第一篇论文。这篇题为《论发现药用物质祛病的一个新原则》的论文，正式宣布了顺势疗法的诞生："如果要想知道药的祛病能力，没有别的办法，只有拿这种药在人的机体上做试验。"

哈尼曼在试验中所用的药物均有毒性，为减轻药物的毒性危险，哈尼曼采用稀释药物的方法给病人治疗。他发现用 1∶99 的稀释药给病人治疗时，仍能产生与原药物相同的疗效。但稀释到第 4 次或更高的稀释时，药物的疗效完全消失。哈尼曼在稀释药物的过程中，发现一种奇特的现象：当失效的药液在玻璃管中用力振荡100次后，药液便会完全恢复原来的疗效。更加奇怪的是：药液稀释和振荡的次数越多，其疗效不但不会减弱和消失，反而会越来越强。经过6年的努力，试验了100多种药后，他将所有的测试结果记录下来，编辑成《纯粹药物学》一书，并于1796年公布于世。直到1810年，哈尼曼才将此学说命名为Homeopathy（即顺势疗法），并刊登于他的第一版《医药研究》一书中。他经过60年的潜心研究，终于正式确立顺势疗法的基本理论。哈尼曼亲自在自己身上做试验，发现了100多种药物，共写出了116种著作和120种小册子。后来人们称他为顺势医学之父。哈尼曼医生在其《医药研究》一书的第2章里说："最理想的治疗是能快速地、温和地、永久地治疗病人，并能以最短促、最可靠、最安全的方法来根除疾病。"

第四节　自然医学

一、概念

利用自然环境、自然界本身存在的物质医治疾病，或动员人本身的能力使身体恢复健康的医学叫自然医学。自然医学疗法产生于远古时代，但这一术语的使用和流行是近二三十年之事。自然医学的产生源于化学疗法的泛滥，化学药物充斥于现代社会，化学药物的副作用大量出现，食物中大量加入化学添加剂，饮食结构改变，造成食源性疾病增多的医学现象和社会现实，故而出现此术语。这是人们对化学合成药物的一种反抗，也是人们对自然回归的诉求。

自然医学以自然哲学为基础，认为人起源于自然、依赖于自然、发展于自然、归结于自然，人与自然是统一的。自然医学强调充分运用自然资源和自然方式，激发人体自身防御疾病的能力，增强人的正气，达到养生、保健、康复疾病的目的。自然医学重视人与自然的协调统一，天人合一，取法于自然，并创造了丰富多彩的自然疗法。它对健康者而言，是预防保健；对亚健康和患者而言，是调整平衡与康复疾病。因此，自然医学是集养生健体、防治疾病为一体，为人类心、身、灵全面健康服务的医学体系，它是一门横跨预防医学、临床医学、康复医学的综合性应用学科。

无论哪个国家或哪个民族的医学，都是启蒙于与大自然斗争的实践，最原始的医疗方法也是从自然疗法开始的。这些自然的简便医疗方法为人类的健康和生存作出了巨大的贡献！

世界卫生组织（WHO）在全球范围内积极倡导发展自然医学，并将每年的10月22日定为"传统医学日"。自然医学在国内有着广泛的应用前景。

二、自然医学的基本理念

1. 无害原则

无毒、无害，使用安全。

2. 自然治愈力

相信人体本身的自然愈合能力，医生只是加快和提高愈合能力。

3. 重视病因

着眼弄清原因而不是仅仅解决症状。症状被认为是身体治愈力的表现，而原因则来自于躯体自身、精神情绪和心智水平。

4. 整体治疗原则

人是由躯体、精神情绪、心智、社会性和其他因素构成的整体。

5. 预防是最好的治疗

医生是预防的专家，做好预防必须进行健康教育。

三、自然医学的治疗方法

1. 营养疗法

希波克拉底说："食物是最好的药。"让患者按一定的食谱进食或补充某些营养素，从而使饮食成为治疗的手段。营养疗法是自然疗法的基础，自然疗法医师在临床实践中首先采用营养疗法治疗患者。越来越多的研究证明，粗制食品和补充营养素完全可以达到保健和治疗疾病的目的。采用营养疗法可以有效地治疗痤疮、关节炎、哮喘、动脉粥样硬化、抑郁症、2 型糖尿病、湿疹、痛风、高血压、经前期紧张综合征以及溃疡性结肠炎等病症。

2. 植物药疗法

植物药疗法是应用植物作为药物防病治病，它也可以称为草药疗法。植物药疗法日趋受到人们的重视。现代自然疗法医师在使用植物药治病时，不仅依据该植物在传统医学中的传统药性，而且还要掌握它的现代药理学作用及其作用机理。这样使得该疗法更加科学化、现代化。许多自然疗法医师所使用的已不是未加工的植物原生药材，而是使用从植物中提取出来的有效成分。

3. 针灸疗法

针灸疗法源于中医。它通过针刺、灸、按摩、激光、电刺激等方式刺激机体的穴位，从而促进机体的"气"在经络中循环、流动。传统的中医针灸疗法在诊治疾病中尚须在阴阳、五行、经络、辨证论治等中医理论的指导下进行。

4. 水疗法

《水是最好的药》是美国著名医学博士、青霉素的发明者和诺贝尔奖的获得者亚利山大·佛莱明的学生——巴特曼的惊世之作。巴特曼毕生致力于水的研究，他不用药，仅用水，就治愈了3000多名患者。西方人把这本书与《圣经》相提并论，已被译成16种语言，畅销全球，到 2004 年仅在美国就已再版了 35 次。本书解释了一项新发现：身体缺水是许多慢性疾病的根源。这些疾病有：哮喘、过敏症、高血压、体重超重、糖尿病以及包括抑郁症在内的某些精神疾病。

5. 物理疗法

物理疗法就是应用物理的方法来治疗疾病。它包括超声波疗法、微波、红外线、透热法、保健体操、按摩等。

6. 心理咨询及生活方式的调整

对患者的心理咨询和生活方式的调整是自然疗法中必不可少的组成部分。自然疗法医师必须具有一定的心理学知识，在问诊中能从患者的语言、动作等表现中了解患者的心理状态和其他方面的异常问题，然后采取诸如催眠、心理暗示、咨询指导、家庭治疗等治疗技术，针对患者所存在的问题进行有的放矢的治疗。

7. 其他

色彩疗法、水果疗法、森林疗法、园艺疗法、音乐疗法、"五分钟笑"疗法等相继发展。这些疗法均是采用对人体无任何毒副作用但又能防病治病的非药物疗法。

目前，已被人类应用的自然疗法多达 300 余种，其中，既有被现代医学验证并为现代医学所接纳的医疗技术，也有在民间流行并行之有效的医疗手段。自然医学是运用天然药物和自然的保健方法进行疾病诊治、预防及强身健体的医学体系，它包括天然药物疗法、全息疗法、经络疗法、结肠疗法、行为疗法、精神心理疗法、音乐疗法、饮食疗法、环境疗法等等，故自然医学主张返璞归真，顺乎自然。自然疗法在理论层次上从属于自然医学，但在实际中两者几乎是同义语。用自然医学理论指导日常生活以保持健康，又称自然保健法。现代自然医学理论和方法流派纷繁，较盛行的有温泉、森林、饮食、睡眠、睡姿矫正、音乐、生物反馈、气功、指压、按摩、导引、运动、针灸、中医等多种疗法，且每种疗法均有理论体系和不同的派别。在全球环境日趋恶化、化学药品致畸、致癌、致突变日益明显的情况下，提倡自然医学对保护自然环境、维护生态平衡、节能、维护人类健康等许多方面，均有重要的积极意义。自然医学的治疗法则是回归自然。自然医学治疗的计划通过调整饮食、呼吸、锻炼、洗澡和使用各种力量去清除身体系统里的有毒物质，提高病人的生命活力，并获得恰当的健康水平。

各种生活方式也是治疗人类疾病过程中重要的一部分。进而言之，实际上人类本身是有自愈能力的，人类也有使自身恢复整体平衡的本能。我们所做的只是帮助身体提高自愈力，让身体的自愈力去修复自己，这就是自然医学的核心。

四、自然医学的发展状况

自然医学虽然到 20 世纪才开始复兴，但其哲学根源可追溯到几千年以前。医学之父希波克拉底早就精辟地指出："病人的本能就是病人的医生，医生是帮助本能的。"自然医学在发展中吸收了许多文明古国，包括中国、印度和希腊的医疗智慧和医学概念。

在 19 世纪之前，无论是西方医学还是东方医学皆遵循自然的原则，利用自然资源和自然方式维护人体健康。直至 19 世纪中期，法国科学家路易斯·巴斯德发现人类疾病是由微生物（细菌、病毒）所引起的。从此，西方医学的主流转而强调对抗病菌，并发明了青霉素。由于西方人把世界看作物理的世界，西方人喜爱分析，侧重研究事物的形体和物质的构成。他们在群体中强调个体的独立价值，在整体中注重局部的基础作用。因此，近代西医学以解剖学和生理学为基础，着重研究人体的组织器官和化学构成，但缺乏对人的整体考察。在病因学和治疗学上，尽力找到有形的致病因子和人体受损的精确部位，然后依靠化学合成药物或其他治疗手段，消除疾病症状或病因。这就是以西方医学为代表的现代医学体系。

现代自然医学兴起于美国。1920 年，近代著名的自然医学家卢斯特在纽约创立了美国第一所自然医学院。1938 年，中国科学院学部委员（院士）叶桔泉教授出版了《自然医疗》一书，他十分重视保护与调动人体的自然防病能力，以达到健康之目的。自然疗法是自然医学提倡的一种医疗方法，近年在欧美各国自然疗法很受欢迎，各种以自然疗法为主的诊所和医院也不少。2002 年由联合国世界和平基金会及世界自然医学基金会倡议，提出"21 世纪世界自然医学促进与发展宣言"，旨在联合国领导下建立世界自然医学组织，大力发展自然医学，建立现代医学与自然医学相结合的 21 世纪世界崭新医学体系。进入 21 世纪，现代自然医学必将成为人类健康的新希望。

中国的自然医学源远流长，其内容的深度、广度和反映的科学思维水平，足以与西方现代医学并列。中国的自然医学起源于距今已有 4 万年的旧时器时代晚期，中国人早在2500 年前就以超人的智慧发现了经络，并创造了举世无双的针灸经络学说。中国自然医学的生命伦理观是人和宇宙万物共存共荣，对人类生命的认识立足于整体，功能是生命之本。中国自然医学研究的对象，是有思想情感的活人，强调精神是人体最高层次的功能。尤其是道教，在养生学、自然医学方面都作出了不可磨灭的贡献，道教以"道法自然"为精神理念，是不折不扣的自然医学疗法。

第二章　顺势医学历史和现状

第一节　传统顺势疗法的原理

一、相同者治愈相同者（相同法则）

顺势疗法又称同类疗法，英文为 Homeopathy，这个名词是由两个希腊文字组成。ho-moeo 是"相同"的意思，pathos 是"疾病"的意思，英文的整体意思是"与疾病相同"。顾名思义，这一疗法的治疗概念是"相同者能治愈"，英文为 Like Cure Like，拉丁文为 similia simibuscurentur。

在公元前 400 年，医学之父希波克拉底已经提及："通过相同者，疾病产生；通过使用相同者，疾病被治愈。"即疾病对病人所产生的症状和药物对正常敏感人所产生的症状，如果症状相同，这种药物就能治疗这种疾病。

我们知道：症状是由基因来决定的。疾病对病人产生的症状和药物对正常人产生的症状，若症状相同，那么受损的基因也相同。因此，药物和疾病之间有一定的相关性。这种相关性将在后面用量子生物学加以阐述。

二、无穷小剂量

为减轻药物的毒性，哈尼曼采用稀释药物的方法给病人治疗。哈尼曼用 1：99 的比例稀释药物时，发现经 3 次稀释后，药物仍产生与原药物相同的疗效。但若继续稀释，药物的疗效就会逐渐消失，即第 4 次或更高的稀释，药物的疗效完全消失，这是一种正常现象。但是，哈尼曼继续稀释这些无效的药物，并每一次加以猛烈的振荡 100 次后，药物又恢复了原来的疗效。更奇怪的是，药物稀释和振荡的次数越高，其疗效不但不会消失，反而会变得越来越强。他试验了 100 多种药物后，发现这种现象存在于所有的药物中。

根据阿伏伽德罗定律：一摩尔的任何物质所含的分子数或原子数相同，即 6.02×10^{23} 个分子或原子，称为阿伏伽德罗常数。当 1：99 稀释 12 次之后，为 10^{24}，1L 水中连药物的 1 个分子也没有，如何能发挥疗效呢？

由于顺势医学采用稀释药物的方法，其剂量是极其微小的，或全无物质分子的存在，所以 100 多年来受到传统医学的强烈抨击。1988 年 6 月，由法国的巴黎大学、意大利的米兰大学、加拿大的多伦多大学、以色列的西伯来大学及六大实验室的科学家们观察以稀释血清滴在试管中对嗜碱细胞的双盲试验。实验结果显示：经多次稀释至无本来物质的液体，滴在试管中的嗜碱细胞上，能产生颗粒分解，而分解现象与原血清相同。其中一个实验发现：37次稀释血清所产生的颗粒分解现象，是3次稀释血清的两倍，即稀释振荡次数越多，作用越大。

三、自愈系统

希波克拉底在2400年前强调："人体本身就拥有促进健康的本能，医生只是帮助病人恢复健康的助手而已。"当您肯定人体本能比医生高明，才能把人体交由自身去自发改善。它强调的是机体自然的平衡机制，激发人体自身免疫调节系统而达到人体自愈，通过重建生命活力促使身体新生。

希波克拉底认为疾病是由于违背自然法则而引起的，病人可以依靠自然力量来校正紊乱的机体，重新恢复健康。希波克拉底在2400年前以最简明扼要的语言说："您的食物就是您的药物。"曾强调："无端投以药物，企图抑制症状的做法，完全属于邪道。"希波克拉底说："食物是最好的药。"医生应充分把握这种自然力量，深刻了解人与饮食、职业和疾病的关系。

他坚持认为疾病是一种自然现象，强调人体内就存有促进健康的自然本能，而医师只是帮助病人恢复健康的助手而已。

第二节　顺势疗法的学派形成

根据用药技术和诊断方法的不同，顺势疗法分为许多不同的学派。

一、古典学派（或称哈尼曼学派）

古典学派指完全按照哈尼曼的顺势疗法理论、诊断和用药方法治疗疾病的学派。由于哈尼曼在顺势疗法的治疗技术上做了多次修改，其方案至少有五个版本，形成了今日欧美多个不同的正统古典学派。

1. 美国肯特古典学派

此为哈尼曼早期使用的方法。

治疗方法：高稀释度、单一药物、一次性治疗。

高稀释度：200C、1M（1000C）、10M、50M。

高稀释度治疗方法容易产生"痊愈危机"，给病人造成痛苦。

肯特的著作有《药物与症状对照书》，记录了400多种药物和6万个症状。肯特的其他著作有《顺势疗法药物学讲义》（Lecture on Homeopathic Meteria Medica）、《顺势疗法哲学讲义》（Lecture on Homeopathic Philosoph）。

2. 欧洲古典学派

治疗方法：低稀释度、多次服用。

低稀释度：3C、6C、7C、9C、12C……30C 为止。

多次服用：每日 3~4 次。

该学派使用的方法安全，但对急性疾病疗效较差。

3. 心理学派

心理学派认为疾病的产生是心理因素造成的，心理症状是所有疾病的核心，主张以心理症状来选药。他认为每一种稀释药物都针对一种心理症状，称之为"精髓"症状，例如稀释白砷的"精髓"症状是无安全感，碳酸钙的"精髓"症状是过度强烈的责任心等。这种治疗方法称为"精髓"治疗，这个学派称为"精髓"派。心理学派的代表人物有威索卡斯和桑卡兰。

4. 生理学派

该学派以法国的焦安尼医生为首，不注重心理症状，偏重于生理变化。只准使用低稀释度药物，如 3C、5C、7C、9C 等低稀释度药物。

5. 毒物排毒学派

以德国若克卫医生为首，若克卫认为人生病的主要原因是体内产生了毒物所致，所以治疗的目标是排毒。

治疗方法：低稀释度、多种稀释度配方。

二、现代古典学派

1. 高稀释度学派

医生帕特尔是印度著名的顺势疗法医生，使用 50 千次进比率稀释法，对急性病和慢性病都取得了非常好的疗效。他有 10 本著作，其中，《顺势疗法的原理和学说》（Homeopathy，Its Principles and Dectrines）、《诊断的艺术与症状药物对照书的应用》（The Art of Case Taking & Practical Repertorization）、《顺势疗法外科论文》（A Treattise on Homeopathic Surgery）等值得一读。

2. 心理、生理学派

埃斯亚伽是阿根廷泌尿外科专家，一次偶然的机会，他使用顺势疗法治疗淋病，结果比抗生素更有效，并无任何副作用。此后，他便全力投入顺势疗法的研究。

埃斯亚伽是世界闻名的顺势疗法医生和教授，他创办了世界顺势疗法学会，并任副会长。他的诊断和治疗理论如下：

（1）诊断：将疾病分为四个阶段。①损害层：表现为疾病本身的症状，即生理的改变。②基础层：表现为心理症状。③体质层：是健康身体的症状。④瘴毒层：是遗传性疾病的症状。

（2）治疗：①同时考虑生理和心理症状才能将疾病根治。②慢性病的治疗：低稀释度 6C 开始，待无效时使用 15C，逐步递升，多次服用，一般每日 2~4 次。③急性病的治疗：使用高稀释度药物。④病情越是严重和危急，服用的次数越多。⑤保健治疗：使用硫黄、磷、石松、氯化钠、碳酸钙、硅石对健康人具有的症状进行保健。

埃斯亚伽的著作有：①西班牙文版的《药物与症状对照书》，记载了 10 万个症状，收集 1700 多种药物。②英文版的《顺势疗法医学原理》（Treatise on Homeopathic Madicine）。

三、现代派

以法朗克为代表的现代派主张以下观点：

1. 用量子生物学、基因学来解释顺势医学原理。

2. 用量子物理学作为主要诊断手断。

3. 治疗上使用单方和配方，让顺势疗法走入家庭。

第三节　顺势疗法的药物特点

1. 安全、无依赖性

对人体无毒、无害，尤其对孕妇、胎儿无任何不良影响。长期服用无任何毒副作用，无依赖性。疾病症状消失后应连续使用 3 个月，以稳定生理机能，以后停药不会出现反弹。

在谈到安全性时，必须要说一说"好转反应"。好转反应发生于 80% 的患者中，在用药 1~3 周后发生。好转反应的症状是该病既往最严重时所表现出的症状。好转反应是自愈系统调整机体并走向平衡的自愈过程，好转反应越严重，疾病好得越彻底。好转反应不可阻止，无需处理。

2. 方便、易携带

服用方便，尤其适合儿童、老年人及慢性病患者。舌下给药，1 分钟内吸收，0~120 岁均可使用。

3. 无污染

西药的生产，世界每年要排放数万吨的废物到自然界，而顺势疗法药物的生产无任何废物，是绿色环保产品。

4. 高效、快速地治愈疾病

特别是久治不愈、中西医治疗效果不佳的疾病，用顺势疗法有时会取得意想不到的效果。

在治愈过程中其有独特的痊愈动态，称为"赫尔凌痊愈定律"。该定律指出："所有真正的痊愈症状的消失必定是从上至下、从内至外、从较为重要的内脏到较次要的内脏。"顺势疗法药物在治疗过程中，能按照患者病症出现的先后顺序与轻重程度，有层次、有系统地产生改善与根治效果。治愈的顺序是：最早减轻的是最严重的症状，最早治愈的是最近出现的症状。

5. 低成本，高效益

生产过程简单，这是顺势产品生产的突出特点。如 1g 的纯药物，可供全省几千万人使用 1 年，这将极大地节约了自然资源。这对药材资源消耗极大的中国来说，顺势疗法的推广具有重大的战略意义。

6. 预防、保健、抗衰老

顺势疗法以健康的定义为治疗目标，顺势疗法药物不直接治疗某一症状或疾病，相反，它启动一个过程，刺激并强化人体的自愈系统，通过增强自愈力，使疾病从不同阶段向健康状态转化，通过治本，进一步消除病症。顺势疗法对疾病的治疗以根治为主，在治疗疾病的同时，产生抗衰老作用。

第四节　顺势医学的发展史

一、顺势疗法的产生

早在 2400 年前，医学之父希波克拉底就提出："通过相同者，疾病产生；通过使用相同者，疾病被治愈。"但 2000 多年来，希波克拉底的理论并没有得到医学界的重视。直到 1790 年，德国医生哈尼曼认为当时的医疗方法太残忍，于是他决心寻找一种温和、快捷、没有毒副作用的医疗方法，来取代不人道的治疗方法。

当时的医疗方法有三种：①放血疗法：著名的英国医学杂志《柳叶刀》，就是用当时的放血工具命名的。美国第一任总统乔治·华盛顿在一天内接受三次放血治疗，终因贫血而死亡。②火烧疗法：对体表疾病采用火烧疗法。③使用毒性极高的药物：如汞、砷等，病人使用后发生剧烈呕吐、腹泻，把病邪泻出。

上述疗法足以证明，当时的西方传统医学疗法是多么不科学和残无人道。哈尼曼深入地研究了希波克拉底的自然疗法，同时他也研究了同一时代的其他医生的研究成果，以便弄清楚各自的作用方式。

1790 年，哈尼曼通过自身试验，诞生了建立在相似性原则基础上的顺势疗法的基本原则：药物对健康人产生的症状，与疾病对病人所产生的症状相同时，这种药物就能治愈这种疾病。从而确立了顺势疗法的基本理论，即"相同者能治愈"。

1796 年，哈尼曼在《实践医学和外科学报》上发表了第一篇论文，题目为《论发现药用物质祛病功效的一个新原则》，顺势疗法正式诞生。

1810 年，哈尼曼的《医术大全》出版。

1813 年，拿破仑的军队从俄国战败后退至莱比锡，返回时部队发生了伤寒和霍乱。传统的西方医学对这场灾难束手无策，而哈尼曼使用顺势疗法取得了成功。

1832 年，欧洲流行霍乱，当地的顺势疗法医生成功地治愈了霍乱，控制了霍乱在欧洲的流行。消息传到了美国，引起了美国医生对顺势疗法的兴趣，使顺势疗法在短短的数年间，如雨后春笋般兴起。

二、顺势疗法在美国

1844 年，美国顺势医学会成立，这是第一个在美国向国家登记并获得联邦政府承认的医学会。19 世纪后叶，顺势疗法在美国非常盛行。据 1890 年统计，美国共有 1.4 万名顺势疗法医生，有 22 家顺势医学院，100 多家顺势医院，1000 多家顺势疗法药店。许多文人墨客、政要、商家、金融巨头，都极力推崇顺势疗法。著名文豪马克·吐温、威廉·詹姆士、路易莎·梅奥·尔科特、哈比彻·斯托、亨利·索罗，废奴主义者威廉·莱·加利森和莎彬娜·尹斯门，女权运动者苏姗·安东尼和伊里莎白·凯迪，亿万富翁约翰·洛克菲勒和威廉·雷克利莱，都是顺势疗法的积极拥护者。美国两届总统詹姆士·加菲尔德和威廉·麦金利，都积极支持顺势疗法，对顺势疗法的普及起到了积极的推动作用。

为了对抗顺势疗法的发展，1846 年美国医学会成立。该学会成立的目标是向顺势疗法宣战。因为顺势疗法在美国的兴起，使传统的西医发生了危机，对抗疗法医生纷纷投向顺势疗法。由于对抗疗法的毒副作用，许多病人也都投向顺势疗法，加上顺势疗法医生对传统西医的公开批评，加深了对抗疗法对顺势疗法的仇恨。此外，对抗疗法药物的销售急剧下降，于是西药制造商与传统西医学会联合起来，对顺势疗法进行了打压，对顺势疗法医生进行了清洗，终于将顺势疗法赶尽杀绝，传统的西医在美国占据了统治地位。从此，顺势疗法在美国销声匿迹。

野火烧不尽，春风吹又生。1960 年初，美国兴起回归自然的热潮，顺势疗法又在美国慢慢地复苏。到了 20 世纪 80 年代，欧洲的多家顺势疗法药厂到美国开展业务，顺势疗法在美国又得到了迅速的发展。

1987 年 7 月，《美国医学会学刊》（JAMA）刊登了现代医学之父奥斯勒（Sir. William Osler）在 1905 年向同僚宣读的退休告辞："我们的顺势疗法兄弟绝对没有昏睡，相反，他们是完全清醒的，而且有更多的科学研究者作出了贡献……我们犯了一个极可恶的错误，那就是与我们的兄弟（即顺势疗法医生）在稀释药物上的斗争，那是极端不理智及愚蠢的行为。"

据美国 FDA 统计，1970～1980 年初，全国顺势疗法药品销售量剧增 1000%。20 世纪 90 年代后，顺势药品销售量每年平均增长 20%～30%。据 1994 年统计显示：在美国有 75% 的药店销售顺势疗法药品。美国已有 27 家医学院校，包括哈佛大学、哥伦比亚大学等高等学府教授另类疗法科目，其中包括顺势疗法，有的还设有博士后学位。从当前世界各国顺势医学的发展情况来看，顺势疗法有一种不可阻挡的势头。

1990 年，美国国家自然疗法医学院顺势疗法主席、北美顺势疗法学会会长墨菲博士编写了《顺势疗法症状与药物对照》一书，是目前顺势疗法临床治疗电脑软件 Macrep 重要的查询书籍；荷兰顺势疗法专家范赞德荷尔特出版《完整的症状与药物对照》一书，标志着顺势疗法科学体系的全面建立。

三、顺势疗法在欧洲

在欧共体，政府大力提倡并充分利用低成本、高效率的顺势医学疗法，约一半的西医生使用顺势疗法。

法国已有 39% 的医生使用顺势药物治疗疾病，70% 的医生相信顺势疗法具有优良的疗效，70% 的国民使用过顺势疗法。有 7 家西医学院教授顺势疗法，并设有研究院。另外，有 21 家药物学院、两家口腔医学院、两家兽医学院及 3 家助产士医学院教授顺势疗法课程。在全国 4.5 万家药店中，100% 的药店出售顺势疗法药物。到 1992 年，已有 36% 的人使用顺势疗法。在法国，最受欢迎的感冒药中，顺势药品占 50%。

在德国，1991 年初已有 25% 的医生采用顺势疗法，其中 10% 的医生是顺势疗法医生。仅 1991 年的统计，顺势疗法药物销售额为 4.28 亿美元，其中 85% 所销售的药物为医生开的处方，全国有 98% 的药店销售顺势疗法药物。

由于顺势疗法获得英皇的大力支持，英国有多家由政府资助的顺势医院。在全国有 11% 的国民接受顺势疗法治疗，其中 80% 的人对顺势疗法非常满意。英国现有 5 家顺势疗法医院，由于就诊的人太多，所以申请住院治疗的慢性病患者需等候 2 年才能入院。据 1992 年统计，有 42% 的西医生愿意介绍病人给顺势医生治疗，有 80% 的医生相信顺势疗法为有效的治疗方法。英国卫生部指出：80% 的医生想学习顺势疗法，而顺势疗法的硕士、博士学科是最受欢迎的学科。据 1994 年报告：已超过 37% 的传统西医使用顺势疗法。

四、顺势疗法在发展中国家

1. 印度

印度有 200 多所顺势医学院，培养了数十万顺势疗法医生，政府大力支持顺势疗法的研究和应用。在全国设立五大研究中心，全国 80 家顺势疗法医院中，有 40 多家医院组成全国性的科研网络，专门收集疟疾、脑膜炎、糖尿病、艾滋病和癌症等疾病的临床资料，有 1/3 的国民使用顺势疗法治疗疾病。

2. 巴西

自 1840 年起，巴西逐步建立了许多医学院、顺势疗法学会、顺势制药厂。到了 20 世纪初，巴西的陆军和海军成立了多个流动性的顺势疗法医院和诊所。在里约热内卢成立顺势疗法医学院和哈尼曼医院。1952 年，巴西政府正式公布顺势疗法药典和法规。1980 年 7 月 4 日，巴西政府宣布顺势疗法为医学的一个专科，可在任何医学院校教授顺势疗法，同时，国家的医疗保险承认顺势疗法。

3. 阿根廷

20 世纪 60 年代，阿根廷推广顺势疗法的首要人物是埃斯亚伽医生。到了 20 世纪 80 年代，他已培养出 2000 名顺势疗法医生，已有 300 多万人接受顺势疗法的治疗。到了 20 世纪 90 年代，埃斯亚伽一个人训练的顺势疗法医生达 12000 人。今天，阿根廷已有 10%

的人使用顺势疗法治疗疾病。

4. 马来西亚

马来西亚顺势疗法医生公会于 1995 年在距离亚罗士大约 60 公里的吉北瓜拉尼浪建立一座迷你医院，推动顺势疗法。由于顺势疗法有显著的疗效，除了来自国内各地的病人外，还有来自印尼、泰国、文莱、新加坡，甚至欧洲国家的病人，许多拥有西方医学学位的西洋医生，也长途跋涉前来该院取经。

迄今为止，在 5 年的时间里，已有逾 4000 名各国病人在此住院治疗，一些西医束手无策的疑难杂症病人，在这里经过顺势疗法治疗后，竟然获得康复，令人惊叹。

马来西亚顺势疗法医院暨研究学院中文组讲师张来复医生（43 岁），本身也是一名中医师，他表示顺势疗法与中医有相似之处。顺势疗法对疾病的诊断是以"问"为主，兼有类似中医诊断的望、闻、问、切，通过对病人的详细询问与观察来捕捉病人的生理、心理上的各种症状，综合分析，作出病因诊断，再根据顺势疗法的"药物与症状对照"（现已有电脑软件），开具药物，对症下药。这与传统中医的四诊（即望、闻、问、切）和八纲辨证（即根据阴、阳、表、里、寒、热、虚、实来分析疾病的起因并对症下药）是一致的。

张来复医生说，顺势疗法和传统西方医学不同，后者是对抗疗法，通过压制方式来抑制病症或将疾病暂时掩盖，即头痛医头、脚痛医脚。传统西方医学常用的药物分类有：抗生素、止痛药、退热药、止吐药及止泻药等。根据《医学医药大字典》（Dorlands）对疾病的定义，疼痛、发热、打喷嚏、咳嗽、呕吐、腹泻等是身体失调所产生的自保反应，而并非疾病，因此，正确的治疗必须以平衡体内的失调、增进身体的免疫功能来康复。

张来复指出：顺势疗法的药物使人体内产生"人工疾病"（Artificial Disease），增进本身的免疫功能，引起身体自我保护，且没有副作用。

张医生认为，顺势疗法药物由草药提炼而成，没有副作用和医疗事故的忧虑，因此能大量减少各国政府在治疗上与医疗事故方面所造成的开支，这些将会是 21 世纪各国政府关注的首要医疗重点。

张来复医生披露，马来西亚顺势疗法医生公会目前已开办华文顺势文凭（DIP）及医学士（DEGREE）函授课程，采用中文或英文函授。毕业生、退休人士或中医师，都是该会创办的"顺势疗法医院暨研究学院"的招生目标。

攻读文凭班（DIP），为期 6 ~ 18 个月，每个月在该医院及研究中心实习上课 1 天。深造医学士（DEGREE）课程者，为期 2 ~ 4 年，每个月也须在该医院及研究中心实习及上课 1 天。

张来复以本身的中医师经验为例，他说，中医师已有一个对医药认识的基础，如果学习到这个有西方传统药物背景的顺势疗法，将能使中西医合并，在行医事业与职业上会更加得心应手，并造福人类！

到目前为止，世界上已有 70 多个国家立法承认顺势医学疗法，中国和南非是两个没有立法承认顺势疗法的最大的发展中国家。在不少发展中国家，顺势疗法更起着主流医学的作用；发达国家也逐步转向顺势疗法。自称为现代医学的中国主流医学，仍然死死抱着西方医学（即对抗疗法）不放，这不能不说是"开放大国"的悲哀。

1979年，世界卫生组织（WHO）公开呼吁："全球必须研究推广顺势疗法，以补充现行医疗手段的不足。"1997年，前卫生部部长崔月犁题词："顺势疗法——21世纪人类征服疾病的武器。"

第五节　顺势医学与中西医学

一、顺势医学与中西医学的共同点

中医学以"气"为本，西医学以"物质"为基础，顺势医学的本质是"生物电磁场"。根据远红外摄像及经络、穴位的测试，"气"的本质是生物电磁场，"经络"就是生物体内量子流的运行路线，"穴位"就是体内生物电磁场与外界量子交换的窗口。这样，中医、西医和顺势医学的本质是相同的，都是物质的。不过，中医的物质是宏观的，西医和顺势医学更为微观。暗物质、暗能量是看不到的，但是我们能感觉到它的存在，中医和顺势医学就是从这些现象中总结出来的科学。

中医通过宏观来研究疾病；西医通过局部来研究疾病；顺势医学从微观入手，整体治疗。（图2-1）

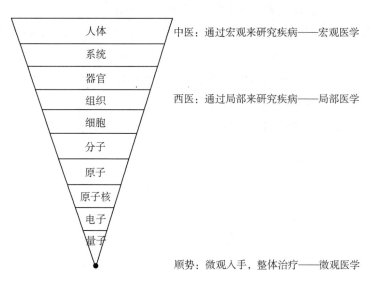

图2-1　人体组成示意图

二、顺势医学与中医学的相同点

1. 整体观思想

中医学强调天、地、人三者合一的整体观，视三者为一个有机的整体，天、地、人合一，形成了人－社会－自然的整体医学模式。顺势医学将人视为一个小系统，并将这一小系统融归至社会和自然的更大的系统中去考虑。与中医学一样，运用顺势医学诊断时，要考虑病人的整体症状、社会因素和环境因素，分析病人的心理和性格特征，把精神因素放在重要位置。一个是东方医学的整体观，一个是西方医学的系统论，其哲学思想都是强调在人与自然、人与社会的关系中去认识生命、健康和疾病，注重自然因素、社会因素、心理因素与机体因素的和谐平衡以及相互作用。

2. 平衡和谐的思想

中医学基本理论认为，阴阳平衡是维持和保证人体正常活动的基础，阴阳平衡失调，则导致人体疾病的发生和发展，影响生命的正常活动。顺势医学把人体看作一个整体，把生命力作为维持人体正常活动的源泉，生命力降低，导致人体失衡，电磁场发生紊乱，而使人体发病。生命力不平衡的表现，其治疗目的就是使其自身各种机能重新获得自身稳定而达到新的平衡，使其和谐相处。顺势医学在这一点上也传承了中医的精、气、神理论，体现了物质、能量及意识的内在平衡协调关系。

3. 治则相似

一是标本兼治，中医治疗主张标本兼治，既重视疾病的"本"，又考虑疾病的"标"。顺势疗法在消除症状的同时，可以去除病因，根治疾病。二是"同症相疗"和"反治法"的医学原理一致。顺势医学是根据"相同者能治愈"（即"同症相疗"）的医学原理建立的医学体系，这与中医学"反治法"竟如此相同。中医学"反治法"的原理是"热因治热，寒因治寒，以毒攻毒"。顺势医学的治疗法则源于相似定律，即引起这种疾病的物质能治疗这种疾病，或者说，如果药物对健康人所产生的症状与疾病对病人所产生的症状相同，这种药物就能治疗这种疾病。也就是说，药物和疾病之间存在着相似性。如大剂量的铅可引起铅中毒，微小剂量的铅经过多次稀释和振荡后能治疗铅中毒。这与中医的"以毒攻毒"治则极为相近。

三、顺势医学与中医学的不同之处

1. 治疗方法和手段不同

中医学是按照辨证论治的原则，采取汤剂、丸剂、膏剂和针灸推拿等方法治疗疾病。顺势医学是按照"相同者能治愈"的原则选择药物，主要有喷雾剂、片剂、酊剂等。

2. 药物的制造方法和药物的有效成分不同

中药是天然的大分子物质，顺势药物是进过多次稀释振荡后制取的纳米和飞米级的微观粒子。

3. 药物用量、作用方式、利用度、细胞膜穿透性不同

中药用量大，顺势药物为无穷小剂量；中药的作用方式是生物化学反应，顺势药物是生物物理作用；中药利用度一般，顺势药物利用度极好；由于中药是大分子物质，不易透过细胞膜，顺势药物是微观粒子，极易透过细胞膜，可直接穿过细胞膜和核膜，作用于DNA，修复受损基因，从而彻底治疗疾病。

4. 药物的毒副作用和安全性不同

中药的副作用较少，有一定的毒性，一般来讲，比较安全；顺势药物无任何毒副作用，安全有效。

四、顺势医学与西医学的异同点

（一）顺势医学与西医学的相似之处

顺势医学的第一个理论是"相同论"，即"相同者能治愈"的理论，也就是说，某种物质能引起健康人发病并出现相应的症状，这种物质就能治愈这种症状的病人。西医学也有类似的方法，如从肝细胞中提取肝细胞生长因子治疗肝病，从脑组织提取活性因子治疗痴呆。另外，西医学的预防接种就是一个典型的免疫疗法，如预防天花接种牛痘，预防结核接种卡介苗，预防小儿麻痹则口服小儿麻痹糖丸等等，都与顺势医学的"相同论"非常相似。

（二）顺势医学与西医学的不同之处

1. 理论基础不同

西方医学建立在实体医学的基础上，以解剖确定人体部位、异常现象来确定病变，治疗上主张采用对症疗法，所以西方把这种治疗方法称为对抗疗法（Allopathy）。对抗疗法是以强硬的手段抑制症状，将疾病暂时掩盖，而非治愈疾病。这种做法只能将身体固有的疾病信号暂时消除，而未根治疾病。例如疼痛，本身不是疾病，而是身体发出的警告信号。发烧是身体的自我保护机制，不是疾病，不能采取压制的方法。对抗疗法扼杀了人体的自愈本能，它是导致人类疾病和医疗事故的主要原因之一。世界卫生组织的一项调查显示：全球 1/3 的死亡病例，死因并非疾病本身，而是不合理用药所致。因药物的不良反应而需住院治疗的病人总数，美国占 17%，英国占 25%，加拿大占 30% 以上。美国每年因药物损害而住院的病人达 200 万人，因药物和医疗事故死亡的病人达 8 万人。中国每年有 5000 多万人因药物反应而住院，据统计，仅 2006 年，死于不合理用药者达 19.2 万人。

顺势疗法认为病症是身体对抗疾病的一种自然反应；对于病症，应当刺激它而非压制它。顺势疗法是把人作为一个整体来治疗，而不是单纯治疗症状。它不把治疗集中在关节炎、支气管炎或癌症上，而是从病人的精神、情绪和物理方面着手。医生的职责不仅是减轻病人现在的症状，而且要使他长期保持健康。顺势医学疗法建立在量子生物学的基础上，认为除损伤之外，万病之源是生物电磁场的紊乱，顺势疗法就是平衡紊乱的生物电磁场。更重要的是，顺势药物可以直接进入细胞内，到达 DNA，修复残损的基因片段，从根本上治疗疾病。

2. 治疗方法不同

西医学除了用抗生素治疗细菌感染外，几乎所有的治疗方法都是为了减轻患者的症状，治标不治本。如退热药可降低体温，以消除症状为主要目的；对于包块、肿瘤，以手术切除为治疗方法。而顺势疗法可以平衡生物电磁场，促进机体自愈功能的恢复，以消除致病原因为主要目的，从而根治疾病。

3. 药物的制造方法不同

中药是天然的大分子物质，西药是用合成方法制取的化学物质，而顺势药物是用分解的方式制取的纳米和飞米级的微观粒子。

4. 实验方法不同

西药研制时采用玻璃试管和动物实验的方法，不能反映人体的实际情况；而顺势药物研制时全部采用健康和敏感的人做实验，首先是研究人员自己。今天药物使用的"双盲"试验，就是顺势疗法医生和研究人员发现并完善的。他们在两组类型相同的人身上测试一种药物，其中一组人服下待测试的药物，另一组服下安慰剂，参加测试的人和被试者都不知道自己属于哪个组。"双盲试验"这一技术起源于顺势疗法，应用于现代医学，并于1906 年起被积极推荐用于对正式投入市场前的药物的测试。

5. 体内作用方式不同

中、西药物均为大分子物质，在体内进行生物化学反应，化学反应会产生新物质，这一新物质可能有治疗作用，但也可能是产生毒副作用的根源。顺势药物为微观粒子，可透过细胞膜和核膜，直接修复受损的基因。因此，顺势药物在体内是生物物理作用，而不是化学作用。

五、小结

顺势疗法与中西医疗法的比较，顺势药物与中药、西药的比较见表 2 – 1、表 2 – 2。

表 2 – 1　中西医疗法与顺势疗法比较

	中医学	西医学	顺势医学
医疗方式	辨证施治	压制症状	根治病因
治疗方法	药物、理疗、针灸	药物、外科手术	药物
对机体作用	整体	局部	整体
医疗手段	对很多病无有效治疗手段或仅消除症状		正在兴起
适应范围	慢性病	危及生命的创伤急症	亚健康、急慢性病
WHO 看法	全球必须研究顺势疗法，以补偿传统疗法的不足		

表 2 – 2　中药、西药与顺势药物比较

	中药	西药	顺势药物
原料	植物、动物	化学制剂	动物、植物、矿物、基因工程产品
药效成分	大分子	大分子	微观粒子
剂量	中大剂量	中大剂量	无穷小剂量
作用方式	生物化学反应	生物化学反应	生物物理作用
生物利用度	一般	一般	极好
膜穿透性	差	差	极好
药物毒性	毒性大，每年有 500 万人死于不良反应		无毒无害
有效性	仅 10% ~ 20%（美国卫生署统计）		80% 以上
副作用	有	大	无（令人年轻）

第六节　顺势医学的进展

一、复合配方是顺势疗法的一大进步

传统的顺势疗法是单一方剂，这对顺势药物的研究是有价值的。而复合配方是多种药物、多种稀释度混合在一起的复方制剂，哈尼曼本人是坚决反对复方制剂的，他认为复方制剂无法观察疗效。根据《顺势疗法症状与药物对照》，顺势疗法的症状有 55 万个，诊断上的复杂性，对于专业水平较低的顺势疗法医生来说很难掌握。到了计算机时代，将药物输入电脑，根据症状来寻找药物，这极大地促进了顺势疗法的发展，但仍然给顺势疗法的推广和应用带来了极大的障碍。

生物的性状是由基因来决定的，人体细胞有 3 万 ~ 4 万对基因，决定了这 55 万个症状。也就是说，一个症状是由多个基因决定的。基因是遗传功能的最小单位，是核苷酸分子上的片段。基因的损伤导致症状的出现，不同的基因损伤组合就产生不同的症状，因此，这 55 万个症状并不是最终的数据。基因是亚分子水平，它是由戊糖、磷酸键和碱基对构成，而决定症状的是碱基对的排列和碱基对上的原子和原子团的电磁场。基因学说是线性理论科学，而生物电磁场是非线性理论科学，我们只能用混沌理论方法去解决这些复杂的问题。因此，复方制剂的推出是顺势疗法的一大进步，使复杂的问题简单化，它就像一个傻瓜照相机，不仅专业人员可以使用，普通人甚至"傻瓜"也可以使用。

20 世纪 90 年代，美国顺势疗法科学家法兰克博士研制了多种复方制剂，如抗衰老、抗感染、糖尿病专用、肾病专用、男性专用、女性专用、美容专用等数十种复方产品。不仅普通医生可以使用，非专业人员也可以使用。如家中有一瓶增强免疫功能和一瓶抗感染

的复方制剂，全家 4~5 口人若得了常见病也许不必去医院，而且免疫功能增强了，人也很少得病。中国人喊了几十年"人人享有医疗保健"，结果病越来越多，看病难、看病贵的现象越来越严重。就连我们这些老医务工作者，辛辛苦苦为人治病几十年，人老了，也看不起病。2006 年，《北京晨报》有一篇报道，说看病自费部分达 52%。看一个感冒动辄数百元到上千元，1 个月的退休金就没有了。使用顺势疗法，感冒可在几小时内治愈，而且好了之后，多年不易患感冒。

顺势疗法创始人哈尼曼主张单一配方，我们可以理解，那时在研究，在创立新学说，必须严谨。我们不能老是在研究，我们要应用，我们要普及，我们要让顺势疗法走进每一个家庭，要真正实现"人人享有医疗保健"，这是一个不可动摇的伟大使命。

二、HGH 的应用是顺势疗法的重大突破

早在 1920 年科学家就知道了人体生长激素（HGH）的存在，但直到 1958 年才被用于临床治疗。

HGH 对人体的主要功能是：促进蛋白质的合成，增加肌肉含量，增加耐力；增强免疫功能，使人少得病，或不得病；调节体内脂蛋白含量，使高密度脂蛋白升高，使低密度脂蛋白降低，这对控制血脂很重要；促进成骨细胞的合成，减少破骨细胞的吸收，从而预防骨质疏松，防止因骨质疏松可能引起的严重后果；促进脑细胞和心肌细胞的再生，增进脑细胞和心肌细胞的功能，这对预防和治疗心脑血管疾病具有重要意义。顺势疗法又是治疗心理性疾病的唯一药物。HGH 使占人口 75% 的亚健康患者找到了新的治疗方法。

HGH 由 191 个氨基酸组成，分子量为 22000 道尔顿，是大分子多肽，由脑下垂体分泌出来。长期使用可形成依赖性，突然停止后，使症状重新出现。采用顺势制药后形成含有微观粒子的生物电磁场，与垂体的生物电磁场频率相近，容易形成吸收共振。大分子的 HGH 称为外源性的 HGH，吸收后易形成依赖。HGH 通过稀释振荡后已成为含有微观粒子的生物电磁场，能够促进垂体合成 HGH。因此，由垂体自身分泌的 HGH 称为内源性的 HGH，人体对它不具依赖关系。

美国抗衰老专家克拉兹博士在世界抗衰老大会上宣布："HGH 的成功应用是人类历史首次干预衰老进程，恢复青春，抵抗疾病，有效延长寿命的里程碑。"1996 年，美国食品药品管理局（FDA）正式宣布："HGH 是到目前为止唯一能够逆转衰老的物质。"同年 8 月，美国 FDA 终于正式批准 HGH 在临床上使用。

HGH 是人体内分泌系统的总司令部和总调节师，人体内的每个组织、每个细胞都离不开 HGH。HGH 在顺势疗法中的成功应用，是顺势疗法的重大突破。

三、欧宝龙系统的推出完善顺势医学的诊断

顺势医学的诊断与中医学一样，一直将症状作为顺势疗法的诊断手段，无客观依据，

这是顺势医学在诊断学上的一个缺陷。

光波共振扫描仪是根据量子力学物质基本粒子产生的波粒二象性原理设计出来的光子发射装置，它与人体生物电磁场所发出的能量波形成共振，从而测定出人体微弱生物电磁场的变化。该仪器英文名叫 Oberon System，译为欧宝龙系统。作为一个完整的医学体系，欧宝龙系统的推出具有重要意义。

Oberon 系统是由德国电脑科学家，根据前苏联国防科技的医学物理学家与心理物理学家经由人体试验所建立的庞大的讯息波数据库整合而完成的。该系统已获得德国、俄罗斯、法国和美国专利，并通过 CEMARK、ISO13485 认证。欧宝龙在台湾已获得"行政院"卫生署第一等级医疗器材许可证。

Oberon 系统的应用价值：①Oberon 系统的应用，可揭示一个重要的科学真理——万病之源起于生物电磁场的紊乱。②西方医学是建立在细胞学的基础上，因此称为细胞医学。医生看不到的，就不承认有病。占人口75%的亚健康患者，现代医学无法作出诊断，Oberon 系统对器官、细胞熵值的测定可以早期发现这些亚健康患者，可做到早期预防，未病先治。③顺势疗法非常重视心理疾病的诊断和治疗，但顺势疗法的诊断靠问诊，无客观的依据，Oberon 系统可清楚地显示大脑海马回的熵值，可作为心理疾病的客观依据。

第七节　顺势医学的发展方向

一、人类将彻底摆脱药毒的伤害

世界卫生组织公布的一份资料显示：全球1/3之死亡病例的病因并不是疾病本身，而是不合理用药所致。因药物不良反应而入院治疗的病人总数占美国全年住院病人的17%，英国占25%，加拿大占30%以上。1996年世界卫生组织公报称：由于抗生素的滥用，使传染病的预防和治疗完全失控而成为现今全球人类过早死亡的首要原因。1979年，世界卫生组织公开呼吁全球必须研究顺势疗法，以补偿对抗疗法即传统西方医学的不足。

据2006年统计，中国每年有5000多万人因药物反应而住院，死于不合理用药者达19.2万人。滥用抗生素已导致全球传染病的失控。

顺势疗法产品是含有微观粒子的生物电磁场，极易透过细胞膜和核膜，修复、平衡生物电磁场，作用高效、快速，无毒副作用。人类将彻底摆脱化学药物对人体的伤害。顺势疗法200多年来的历史发展证明，没有一例是因为药物的毒性而死亡的，所以，顺势疗法是相当安全可靠的。

二、真正实现"人人享有医疗保健"的伟大理想

目前的公费医疗报销的政策是：①自费部分是30%；②门诊费报销：1300元之内为

自费部分，1300 元之后按 70% 报销；③住院费报销：1300 元之内为自费部分，1300 元以上按 70% 报销；④CT、核磁共振等多种检查不能报销；⑤保健品、营养品等自费药品不能报销。根据《北京晨报》报道，自费部分大约为 52%。老年人每年平均医疗费用大约为 2 万元，自费部分超过 1 万元。

医疗费用的不断上涨，已经使个人的经济负担难以承受，即使是公费医疗患者，个人承担的部分也无力支付，许多人选择放弃医疗的做法，使广大人民群众的健康受到严重威胁。同时，也给各国的经济发展带来沉重的负担。英国公费医疗费用占财政支出的 34%，加拿大占税收的 40%，中国公费医疗费用 20 年增长 20 倍。

顺势疗法产品是通过稀释和振荡制取的，稀释和振荡的次数越高，疗效越好，这将大大地节约自然自源。1g 顺势产品原料，通过顺势制取后，可供一个省的人用一年，这对药源奇缺的中国来说，无疑是一个极大的好消息。

三、实现"未病先治"的理念

"治未病"是中医学重要的思想。"治未病"，就是采取相应措施，维护健康，防止疾病的发生与发展。严格来说，"治未病"涵盖未病先防、既病防变、病后防复三个层面，强调人们应该注重保养身体，培养正气，提高机体的抗邪能力，达到未生病前预防疾病的发生，生病之后防止进一步发展，以及疾病痊愈后防止复发的目的。这种重在"治未病"的思想，实质上体现了中医重视预防疾病的思维模式。而将能够掌握"治未病"思想理念、擅"治未病"的医生称为"上医"，也说明了中医对"治未病"的重视程度。事实上，中医在几千年的医疗保健中一直都在应用"治未病"的思维方式，正因为如此，"治未病"成为中国传统健康文化的核心理念之一。

毒素造成人体生物电磁场的紊乱，使基因场受到损伤，产生了如发烧、疼痛、咳嗽、咳痰、腹泻、呕吐等各种不同的症状。现代医学采用的是退烧、止痛、止咳、止泻、止吐等对抗疗法，症状是消除了，而毒素仍停留在体内，称为"闭门留寇"。顺势疗法认为上述的种种症状是人体的自然排毒现象，决不可用药物横加抑制。我们应顺势而为，顺应人体的自然趋势，加速毒素的排出。采用排除血液及器官中的毒素的方法，改变人体的内环境和细胞生长的外环境，再从微观入手，平衡生物电磁场，修复受损的基因。

在量子水平上的病变，临床上是无法作出诊断的，这就是 75% 的亚健康患者无法得到早期诊断和治疗的主要原因。

四、实现"一药治多病"的科学梦想

现代医学是"万病万源论"，好像是"对症下药"，"立竿见影"，其实是"闭门留寇"，头痛医头，脚痛医脚，中西药物千万种，但常常是"无特效药"。

根据疾病的共性研究，我的主张是"万病一元论"，认为疾病的发生是由生物电磁场的紊乱所致，只要是能平衡、调节生物电磁场的方法和物质都是有效的。

1. 顺势疗法产品

顺势疗法产品是含有微观粒子的生物电磁场。生物电磁场是能量和信息的载体，不同的原料所携带的能量和信息是不同的。例如，HGH、促生长因子（IGF－1）带有生命信息，对细胞的再生、DNA 和 RNA 的合成具有重要意义。

2. 宇宙统一场治疗仪

将人体健康的生物电磁场和宇宙生物电磁场录制下来，制成芯片，然后令人体接受辐射，调节、平衡患病的生物电磁场，也能达到治疗效果。

3. 场导仪

收集生命体（植物幼苗、动物）的生物电磁场，通过谐振，发射到患病的生命体，可改变患者的生物电磁场，达到治疗的目的。甚至可改变接受体的遗传性，创造新的品种。

这些产品都可根治疾病，对急性病也可达到立竿见影的效果，但对慢性病的治疗时间较长。

第三章　现代顺势医学原理

早在公元前 400 年，医学之父希波克拉底已经提及："通过相同者，疾病产生；通过使用相同者，疾病被治愈。"但长期以来，希波克拉底所提出的医疗概念并没有被医学界重视，直到 1790 年，"相同者能治愈"的理论才被德国人哈尼曼从古代医刊中挖掘出来，他经过 60 年的潜心研究和实验，终于正式确立顺势医学的理论。

量子物理学出现之后，牛顿的宏观物理学理论已不能解释量子物理学的理论实践，所以把宏观物理学理论称为"经典"理论，把量子物理学理论称为"现代"理论。物理学的进步，也促进了量子生物学的发展，因此，我们有可能对顺势医学的原理作出新的解释。我们同样把哈尼曼创立的顺势医学原理称为"经典"理论；把"微观粒子修复自愈系统的基因"的理论，称为"现代"顺势医学理论。因此，我们把用现代顺势医学原理建立起来的理论书籍，命名为"现代顺势医学"。

由于顺势医学采用稀释药物的方法治疗疾病，其剂量是极其微小的，或全无物质分子的存在，所以，100 多年来受到传统西医的强烈抨击。但在临床应用中，由于顺势疗法确实能产生极好的疗效，因此用经典理论无法解释顺势疗法的神奇和奥秘。

1988 年 6 月，由法国的巴黎大学、意大利的米兰大学、加拿大的多伦多大学、以色列的西伯来大学及六大实验室的科学家们观察以稀释血清滴在试管中嗜碱细胞的双盲试验。实验结果显示：经多次稀释，药液滴在试管中的嗜碱细胞上，能产生颗粒分解，而分解现象与原血清相同。其中一个实验发现：经 37 次 1∶99 稀释振荡后的血清所产生的颗粒分解现象，是 3 次稀释血清的两倍，即稀释振荡次数越多，作用越强。

顺势疗法被列为世界第四大科技谜团。法国顺势疗法协会主席雅克·沙尔瓦在他的《顺势疗法》一书中说："我们相信未来发现这一作用机制的人或小组将有可能获得诺贝尔奖。"

第一节　生物电磁场的产生

用治疗剂量的药品稀释 4 次之后，药物的疗效就消失了，如果加以振荡，效果又出现了，而且稀释和振荡的次数越多，效果越好。显然，顺势疗法的疗效与振荡密切相关。那么，振荡为什么能产生疗效呢?

一、微观粒子的产生——顺势制药原理

顺势制药的工艺是稀释加振荡，稀释的目的是加大粒子之间的距离，减小粒子之间的万有引力、库仑引力、电磁引力。振荡的目的是纳米技术的生产工艺，将机械能转化为电磁能。现以 NaCl 为例说明微观粒子的产生。（图 3 - 1）

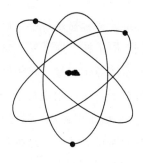

$$NaCl \xrightarrow{稀释} Na^+ + Cl^-$$

图 3 - 1　电子云图

$_{11}^{23}Na$ 为 11 号元素，核外有 11 个电子，其分布在不同的轨道上，分别为 $1S_2$、$2S_2$、$2P_6$、$3S_1$。当振荡的机械力大于电子和原子核之间的引力时，最外层电子 $3S_1$ 可发生以下两种情况：

（1）最外层的 1 个电子跑到低层轨道上，同时放出一个粒子，这个粒子称为量子，这个现象称为"跃迁"。

其量子的能量：

$$E = hV$$　　　　h 为普朗克常数 6.626×10^{-24} 焦耳·秒

　　　　　　　　　　V 为量子的频率

此时原子的能量由大变小。

（2）最外层的电子直接跑到溶液中，变成一个带有 1 个负电荷的自由电子 e，现在我们要讨论的是，需要多大的力量才能将这个电子脱离原子核。

原子在静止状态下，电子在原子核的库仑场中运动，根据库仑定律：两个静止电荷之间的作用力 F 的大小跟它的电量 q_1 和 q_2 的乘积呈正比，跟它们之间的距离 r 的平方呈反比，作用力的方向沿着它们的连线，同性电荷相互排斥，异性电荷相互吸引。用公式表示：

$$F = K\frac{q_1q_2}{r^2}$$　　　　这叫静电引力，或叫库仑力

　　　　　　　　　　K 叫比例常数

$$K = \frac{1}{4\pi\varepsilon_0} = 9.0 \times 10^9$$　ε_0 为真空电容率，又称介电常数

$$\varepsilon_0 = \frac{1}{4\pi K} = 8.85 \times 10^{-12}$$

电子的电荷 $-e = -1.6 \times 10^{-19}$ 库仑

质子的电荷 $+e = +1.6 \times 10^{-19}$ 库仑

氢原子中，电子和质子的距离为 5.3×10^{-11} 米

两个粒子之间的静点引力：

$$F = K\frac{q_1 q_2}{r^2} = \frac{1}{4\pi\varepsilon_0} \times \frac{q_1 q_2}{r^2} = 9.0 \times 10^9 \times \frac{(1.6 \times 10^{-19})^2}{(5.3 \times 10^{-11})^2} = 8.11 \times 10^{-8}\text{牛顿}$$

所以，需要给予电子 8.11×10^{-8} 牛顿的力时，电子才能脱离原子轨道。

继续稀释振荡，第二层的电子相继释放出量子和电子。经多次稀释和振荡，稀释液中仅剩下原子核、原子实、电子和量子。在空气中，量子在静止状态下不能单独存在。但在极性水溶液中，量子被极性水溶液捕获，一个原子可释放出 10^{10} 个量子，上述粒子统称为微观粒子。这些微观粒子悬浮在溶液中，带有正电（如原子核、原子实）、负电（如电子），形成了电磁场。这些电磁场具有能量和信息。所以，水是电磁场的载体，电磁场是能量和信息的载体。这种带有能量和信息的稀释液就是顺势疗法产品，稀释和振荡就是顺势医学的制药方法。

生物电磁场与普通电磁场有着本质上的区别，它既有普通电磁场的特性，又具有特殊性，那就是生物电磁场是生命信息的载体。生物体在发射载有生命信息的电磁波时，形成生物电磁场。

二、基因的修复

（一）基因的结构

人体内有 23 对染色体，储藏在人体细胞核内。染色体由 DNA、RNA 和组蛋白构成。不同 DNA 的差别就在于碱基对的不同。

1. 碱基对

核酸中的碱基有两类：嘌呤碱和嘧啶碱。常见的嘌呤碱有腺嘌呤（A）和鸟嘌呤（G）；嘧啶碱有胞嘧啶（C）、尿嘧啶（U）和胸腺嘧啶（T）。疾病的发生和这五个碱基对有关。（图 3－2）

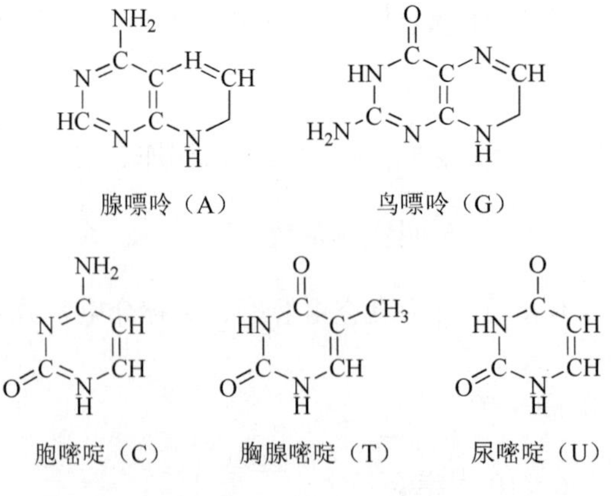

图 3－2　五个常见的碱基对

2. 戊糖

包括核糖和脱氧核糖。碱基与戊糖生成核苷。（图 3－3、图 3－4）

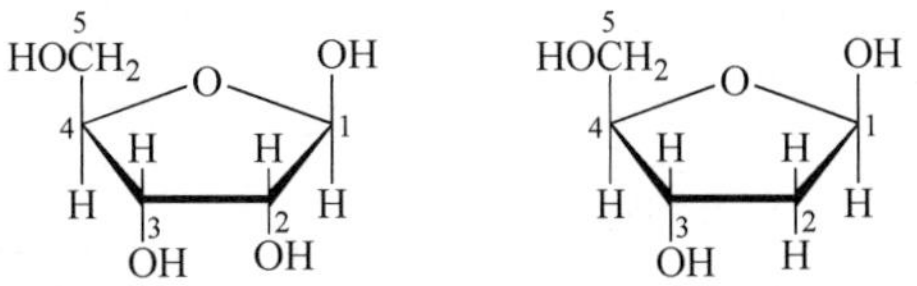

图 3 - 3　戊糖和脱氧戊糖

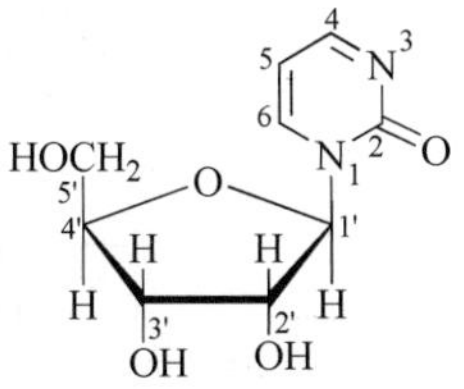

嘧啶核苷 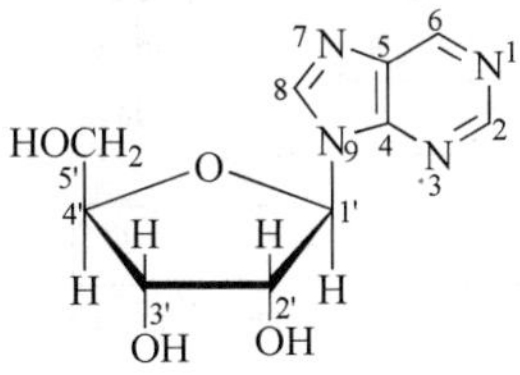　　　　　　　嘌呤核苷

图 3 - 4　核苷

3. 核苷酸

核苷磷酸化后形成单核苷酸，DNA 是核苷酸的多聚体。常见的有四种核苷酸，即脱氧腺嘌呤核苷酸（dATP）、脱氧鸟嘌呤核苷酸（dGTP）、脱氧胸腺嘧啶核苷酸（dTTP）、脱氧胞嘧啶核苷酸（dCTP）。（图 3 - 5）

核苷酸组成核酸。（图 3 - 6、图 3 - 7）

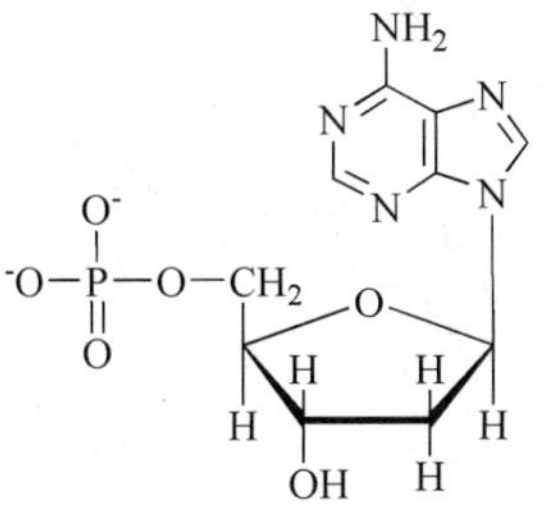

脱氧腺嘌呤核苷酸（dATP） 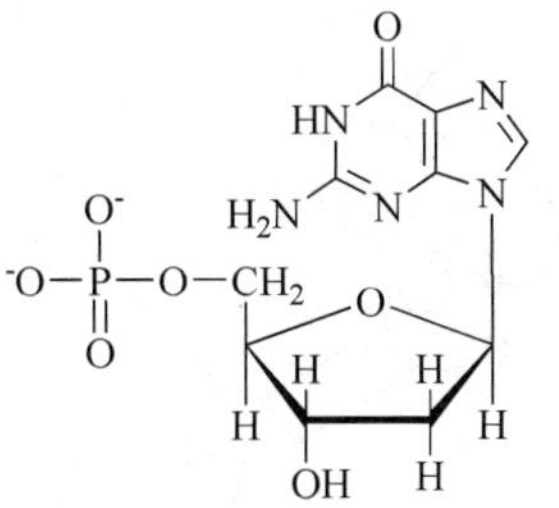　　　　脱氧鸟嘌呤核苷酸（dGTP）

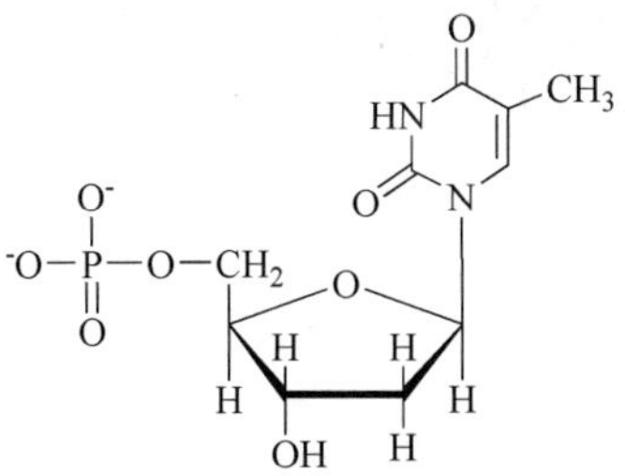

脱氧胸腺嘧啶核苷酸（dTTP） 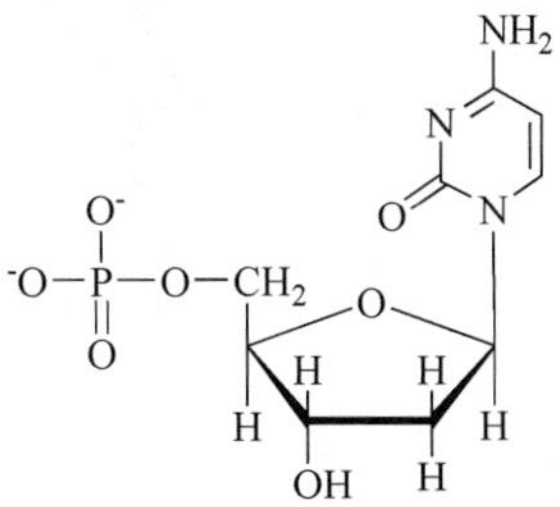　　　　脱氧胞嘧啶核苷酸（dCTP）

图 3 - 5　四种核苷酸

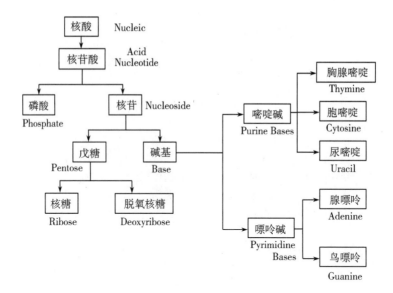

图 3 - 6　核酸的构成

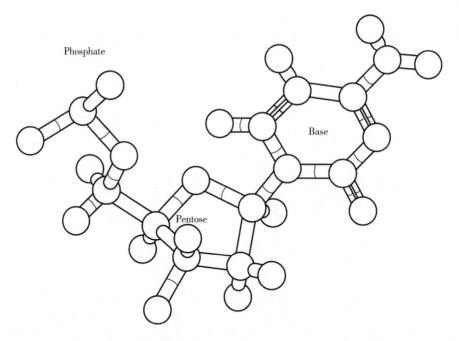

图 3 - 7　核酸的分子结构

4. DNA

单核苷酸的多聚体为 DNA。

（1）DNA 的双螺旋结构：两条多核苷酸以右手螺旋的形式，彼此以一定的空间距离，平行地环绕于同一轴上，很像一个扭曲的梯子。（图 3 - 8）

（2）核酸链：链中的前一个核苷酸的 3 - 羟基和后一个核苷酸戊糖上的 5 - 磷酸形成

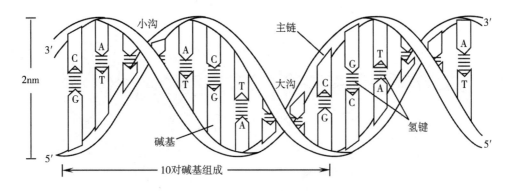

图 3 – 8　DNA 的螺旋结构

酯键，借助这种 3,5 – 磷酸二酯键，将核苷酸彼此相连，形成核酸链。两条多核苷酸的走向为反向平行，两者恰好相反。（图 3 – 9）

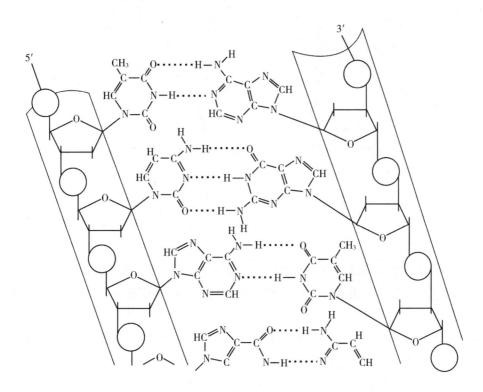

图 3 – 9　DNA 分子结构

（3）碱基对顺序：DNA 的分子结构总是由 A – T 和 C – G 两种核苷酸从头到尾联结起来。（图 3 – 10）

（二）基因受损

基因受损，可分为 3 个层次：

第一层次是碱基对上原子和电子多少的变化，表现为生物电磁场的增强或减弱。

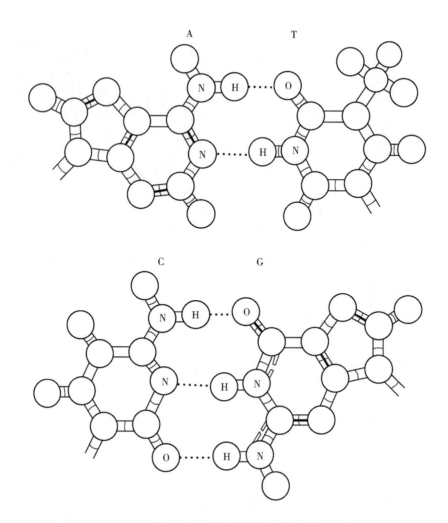

图 3 - 10　DNA 分子联结方式

　　第二层次是碱基对的原子或原子团的丢失或置换，引起基因的损伤。

　　第三层次是碱基对的丢失、错位、颠倒和置换，引起基因的突变，导致 DNA 复制的错误。

　　疾病的发生过程：首先是碱基对上的 C、H、O、N、P、S 元素的电磁场的紊乱，其次是碱基对的损伤，然后是基因的突变、细胞的损伤和组织的病变。

　　日本分子生物学家佐佐木·里根川进教授说："万病之源是基因受损。"1986 年第 18 届遗传学大会确立了这个观点，指出："除损伤之外，不管是器质性疾病还是功能性疾病，都要从基因上去找原因。"但这绝非是真理，从分子生物学角度来说，它是正确的，但从量子生物学来讲，它又是不准确的，因此，真理是具有相对性的。我们之所以这样来区分，是因为这将给许多疾病的治疗和康复带来机会，因为一旦定为基因病就很难治疗。

　　生物电磁场的紊乱、基因的损伤、细胞的变性，是疾病的 3 个不同阶段。量子生物学、分子生物学、细胞学，由微观到宏观，代表 3 个不同的历史阶段和 3 个不同的生物学层面。疾病的发生首先是生物电磁场的紊乱，然后是分子的改变，当大片组织发生病变时，已属晚期。此时，西方医学已束手无策。

（三）基因的修复

顺势疗法的修复程序是：

（1）从上至下：如身体关节痛，颈椎先好，腰椎次之，膝关节最后好。

（2）从内至外：同时患有哮喘和皮肤病时，哮喘先好，皮肤病最后好。

（3）从较为重要的脏器至较为次要的脏器：同时患有心脏病和胃病时，心脏病先好，胃病最后好。

为什么会产生这种现象呢？这是人体自愈系统的自我修复程序，是生物在进化过程中形成的遗传特征，所以希波克拉底强调："人体本身就拥有促进健康的本能，医生只是帮助病人恢复健康的助手而已。"

顺势疗法产品是含有微观粒子的生物电磁场，其粒子大约在 $10^{-9} \sim 10^{-15}$ 之间，属纳米到飞米级，可直接透过细胞膜和核膜，平衡基因电磁场，修复受损的基因，从而达到根治疾病的目的。

基因的主要成分是 C、H、O、N、P、S，顺势产品只要能给予这些物质成分的微观粒子，就有可能修复这些紊乱的生物电磁场。因此，一种顺势疗法药品能治疗多种疾病，多种疾病用同一种药物，这并不奇怪。

（四）自愈系统的修复

自愈系统是生物储存、补充和调动自愈力以维持机体健康的协同性动态系统。对于包括人类在内的高等级生物，自愈系统包含免疫系统、应激系统、修复系统（愈合和再生系统）、内分泌系统等若干个子系统，当其中任何一个子系统产生功能性、协调性障碍或者遭遇外来因素破坏时，其他子系统的代偿能力都不足以完全弥补，自愈系统所产生的自愈能力必然降低，从而在生物体征上显现为病态或者亚健康状态。自愈系统是与生俱来的自然治愈本能，当人体有了病变时，就用药物来代替自然治愈本能，久而久之，人体自然治愈本能将逐渐消失。顺势医疗产品是修复自愈系统受损的基因，当自愈系统的基因健全时，人体的自愈本能也随之增强。顺势疗法的过程，就是自我修复、自我改善的过程。疾病越严重，年龄越大者，改善过程越艰难，时间也越长，反应也越剧烈。在治愈之前，病情有加重现象，我们称之为"好转反应"。人体的自然治愈力未恢复之前，人体无能力进行自我改善，因此不会出现好转反应。

（五）水是生物电磁场的载体

1. 水的特性与水的分子结构相关

氧外层有 6 个电子，其中两个电子对与两个氢原子共享，形成两个共价键。（图 3-11）

由于带负电，4 个电子间互相排斥，使它们有呈四面体结构的倾向，但因负电子占据的空间较小，与共享电子对相比具有更大的斥力，因此使 H—O—H 键的角度缩小

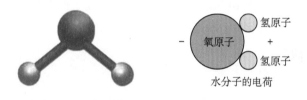

图 3 – 11　水分子结构

到 104.5°。

氧原子具有比氢原子大得多的负电性，所以水分子中的两个共享电子对趋向于氧而偏离氢，于是就在两个孤对电子上集中了更多的负电荷，使水分子成为具有很大偶极矩的极性分子。这样的一个水分子就有可能携带更多的正、负电荷。

2. 振荡中的水分子

水中氢键的存在使水形成独特而易变的结构。对水施加任何作用，都会接力式地传播给几千个原子。在温度、压力或磁场等各种外界作用下，水结构会发生变化。氢键的断裂是水结构变化的必要前提。这种变化需要消耗能量，顺势制药的强烈振荡为氢键的断裂提供能量，使大分子水以单个的 H_2O 存在，使水中富含小分子团和更为活泼的单个游离水分子，原子的电子云层也被切割异化，有的得到电子，有的失去电子。在一定地质条件下，水被切割成富含小分子团的天然小分子团水。这是一种"松散"的或"分散"的水，具有更大的活性，更容易进入细胞膜，更容易携带正、负电荷。因此，在顺势制药中，水是生物电磁场的载体，电磁场是能量和信息的载体。

（六）结论

现代顺势医学原理是：微观粒子修复自愈系统的基因。

推论一：顺势产品实质上是含有微观粒子的生物电磁场。

推论二：水是生物电磁场的载体，电磁场是能量和信息的载体。

推论三：在生物体内，能量起到信息作用，能量就是信息。

推论四：万病之源是生物电磁场的紊乱，顺势医学就是修复生物电磁场。

第二节　振动可改变药物的物理性质

莫斯科大学物理系教授洛贝舍夫在多年实验的基础上发现：在利用顺势疗法治疗疾病的过程中，药物物理性质的作用比化学成分的作用更为重要，稀释的振动过程改变了药物的物理性质。也就是说，顺势疗法的秘密就在于制备药物的方法。

顺势疗法诞生于 18 世纪，该方法的一个主要特点是用极微量药物来治疗疾病。1L 水中，药物的含量小于 1 个分子。但至今，顺势疗法的原理基础均未得到实验证实。顺势疗法药物的制备常采用连续稀释的方法，首先将原始溶液稀释 10 倍，紧接着再稀释 10

倍……一直到稀释 30 次。

研究人员对通常用于顺势疗法的氯化钠（普通食盐）溶液进行了实验。浓度在 10% 的氯化钠溶液被稀释 24 次后，浓度降低到了顺势疗法的要求，再继续稀释到 30 次，然后分别在 1 天、1 周、2 周和 1 个月后测量这些溶液的光谱。实验发现：氯化钠的荧光强度在第 4 次稀释前随着浓度的降低而变弱，以后基本保持不变；在第 9 次、第 12 次和第 28 次稀释后出现了小的增强，但在第 13 次和第 14 次稀释光谱的强度与第 2 次相等，并能保持很长时间。这样的结果与通常的水溶液的荧光谱不同。

为了检验上述溶液对活性机体的作用，研究人员将纤毛虫投入溶液进行实验。结果发现：纤毛虫的移动依赖于溶液发光的强度，发光强度越弱，纤毛虫越易移动；但在第 1 次、第 2 次、第 13 次及第 14 次稀释的溶液中，纤毛虫出现死亡现象。纤毛虫是一种淡水生物，较易在高浓度溶液中死亡。因此，纤毛虫于第 13 次和第 14 次稀释溶液中的反应，让研究人员感到吃惊。

研究人员认为，上述现象意味着水溶液的某些物理性质发生了变化，可能与稀释过程的强烈振动有关，而在极微量的溶液中，振动只作用于水。为了验证这一点，研究人员进一步测量了蒸馏水连续稀释后在水中的溶液光谱，发现这样的水溶液光谱与盐溶液光谱不同：随着不断对蒸馏水的稀释，蒸馏水的光谱在减弱，在第 11 次和第 12 次稀释后降到了最低点。这证明振动改变了蒸馏水的性质。

科研人员目前还无法解释上述现象，但认为这与用相互连接的氢键形成的水分子结构有关，对水分子这种结构的研究，将能进一步解释顺势疗法的原理基础和物理化学中的一些相关问题。

第三节　顺势医学解密

一、量子生物的奥秘

1. 相同者能治愈

"以毒攻毒"是中医的传统疗法，它是用有毒的药来医治某些"恶毒"的病，如用蛇毒配制的药剂治疗毒蛇咬伤、疼痛、麻风病、关节炎和癫痫等；用蝎毒治疗神经系统疾病和心脑血管疾病等。这可用现代顺势医学原理来解释：①症状是由基因决定的，症状相同，损伤的基因也相同。②药物与病源具有相关性，这种相关性表现为药物与病源的电磁场相同，容易形成共振，所以，只要电磁场相同就能够用这种药物治疗该疾病。③微小剂量的药物可平衡生物电磁场，修复受损的基因，从而消除症状。（图 3-12）

2. 无穷小剂量

为了减轻药物的毒性，哈尼曼采用稀释药物的方法给病人治疗。哈尼曼用 1:99 的比例稀释药物时，发现经 3 次稀释后，药物仍产生与原药物相同的疗效，这在生物分子学角度来讲是一种正常现象。但若继续稀释，药物的疗效就逐渐消失，即第 4 次或更高的稀释，药物的疗效完全消失。但是，哈尼曼继续稀释这些无效的药物，并且每一次加以猛烈的振荡，100 次后，药物又恢复了原来的疗效。更奇怪的是，药物稀释和振荡的次数越高，其疗效不但不会消失，反而会变得越来越强。他试验了 100 多种药物后，发现这种现象存在于所有的药物中。

根据阿伏伽德罗常数，一摩尔的任何物质所含的分子或原子数相同，即 6.02×10^{23}，当 1:99 稀释 12 次之后，1L 水中连药物的 1 个分子也没有，如何发挥疗效呢？

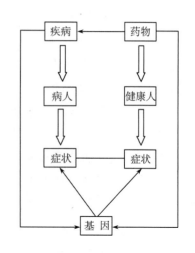

图 3 - 12 同类相治图解

（1）根据安–纾二定律：大剂量杀灭作用，中剂量抑制作用，小剂量刺激作用。顺势疗法是采用微小剂量的刺激疗法，激活人体的自愈系统，从而达到治疗目的。

（2）微观粒子的产生：顺势制药的工艺是稀释加振荡，稀释的目的是加大粒子之间的距离，减小粒子之间的库仑引力。振荡的目的是纳米技术的切割方法，当振荡的机械力大于库仑引力时，最外层的一个电子可能发生两种情况：一种情况是跃迁到低能轨道上，放出一个粒子，这个粒子叫量子；另一种情况是脱离原轨道，变成带一个负电荷的自由电子。

继续稀释和振荡，第二层上的 8 个电子以同样的方式变成量子和电子。稀释振荡的次数越多，溶液中所含的粒子数也越多，一个原子大约可放出 10^{10} 个量子。因此，顺势疗法产品实质上是含有微观粒子的生物电磁场。

任何一种疾病的发生，都是从生物电磁场的紊乱开始的，因此，顺势疗法就是平衡生物电磁场。它既有显著的治疗效果，又有强大的预防功能。一个原子可释放 10^{10} 个量子，而且它是逐渐释放的，所以，顺势疗法产品稀释度越高，疗效越好。

3. 物理化学需要改写吗

马德琳·恩尼斯是英国贝尔法斯特女王大学的药理学家，她曾经是顺势疗法的强烈批评者。顺势疗法称：对药物进行不断稀释和振荡，直到该药物的每一份样本中除了水之外几乎什么都没有，但即使如此，稀释到这一程度的药物仍然具备治疗效果。恩尼斯起初对此颇不以为然。直到有一天，她决定进行实验来推翻顺势疗法的理论，于是她的实验开始了。她在 4 个实验室中同时进行，用高度稀释的组胺溶液对人体炎症中的白细胞产生作用。这些嗜碱细胞在细胞受到攻击时会释放组胺。释放出的组胺会抑制白细胞继续释放组胺。实验结果发现：对药物进行不断地稀释和振荡，直到药物的每一份样本除水以外，几乎什么都没有，即使如此，稀释到这一程度的药物仍然具备治疗效果。

贝尔法斯特实验表明，顺势疗法中确实存在有价值的东西，恩尼斯在她的论文中说：

"我们无法解释我们的发现，现在我们将我们的发现报告给大家，希望有人会对这一现象继续研究。"她说："如果这些结果是真实的，那么，它们意义非凡：物理学和化学可能都需要改写。"

稀释加振荡，稀释的目的是加大粒子之间的距离，减小粒子之间的万有引力、库仑引力、电磁引力。振荡的目的是纳米技术的生产工艺，将机械能转化为电磁能。当振荡的机械力大于电子和原子核之间的引力时，最外层电子可发生两种情况：①最外层的 1 个电子跑到低层轨道上，同时放出一个粒子，这个粒子称为量子，这个现象称为"跃迁"。②最外层电子直接跑到溶液中，变成一个带有一个负电荷的自由电子。

因此，通过反复稀释和振荡可产生无数个微观粒子，大约一个原子通过稀释振荡后可释放出 10^{10} 个微观粒子，这些粒子很容易透过白细胞的细胞膜，直接攻击这些嗜碱细胞，在细胞受到攻击时会释放组胺。

4. 赫尔凌痊愈定律解密

在顺势医学中，许多细心的患者会发现：自己的许多疾病在痊愈过程中有先后顺序、轻重缓急、有层次、有系统地减轻或根治，真是奥妙无穷！其实，哈尼曼的学生赫尔凌早在 200 年前就发现了这个规律，称为赫尔凌痊愈定律（Herings Law Cure）。所有真正的痊愈或症状的消失必定是：

（1）从上至下：如身体关节痛，颈椎先好，腰椎次之，膝关节最后好。

（2）从内至外：同时患有哮喘和皮肤病时，哮喘先好，皮肤病最后好。

（3）从较为重要的脏器至较为次要的脏器：同时患有心脏病和胃病时，心脏病先好，胃病最后好。

为什么会产生这种现象呢？

人受到外来袭击时先抱住脑袋；病人在休克时肢体发凉，血液集中到内脏；大脑在缺氧时脑垂体分泌 HGH 以保护大脑细胞；临终时各个脏器均已死亡，脑死亡最后发生。所有这些，揭示一个奥秘：在人体内存在一个自身稳定、自身安全、自我保护、自我愈合的系统，称之为自控系统，或叫自愈系统。这个系统包括神经系统、内分泌系统、应激系统、修复系统（愈合和再生系统）、微生态系统，它是在自然界的进化中形成的一种本能。而在顺势疗法中，这是一种整体性治疗，呈现出人体自控系统的自控特点，显示出轻重缓急这种现象。这就是希波克拉底所强调的"人体本身就拥有促进健康的本能"。顺势疗法的舌下给药方法，首先刺激垂体分泌 HGH，对大脑进行调控更为有利。我们作为一个医务工作者，根本不了解自己的身体，更不了病人的身体，不了解身体的自我修复本能，往往是对症、对因治疗，显示不出自愈本能。

二、根治疾病的信号——好转反应

疾病在好转之前，所发生的病情加重的现象，称为好转反应，中医叫"瞑眩反应"。

（一）好转反应分期

好转反应分为浅层次修复期、深层次修复期、痊愈期三期。（图 3 - 13）

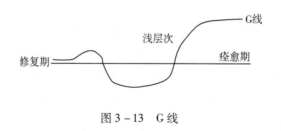

图 3 - 13　G 线

1. 浅层次修复期

发生于用药后第 1 周，持续 1~4 周，为非自愈系统基因修复期。此期组织细胞被激活，患者病情稍有好转，精神尚好，睡眠香。

2. 深层次修复期

发生于用药 1 个月后，根据既往身体情况，持续 2~6 个月，为自愈系统基因修复期。此期为机体排毒反应阶段，症状加重，为好转反应期。

3. 痊愈期

6 个月后，所有症状均消失，体力充沛，精神好，睡眠好，为机体康复期。

（二）好转反应发生机理

1. 机体排毒反应

自愈力尚未恢复前，机体无能力进行自我改善，因此，机体不发生排毒反应，人体不会发生好转反应。当使用顺势疗法后，机体积累充分的能量，恢复了机体的排毒能力，于是排毒就开始了，如腹泻、咳嗽等排毒现象。

2. 基因的回忆反应

人在患病时，不管你是治疗还是不治疗，痊愈后都会在基因上留下一个损伤的印记，使用顺势疗法修复时，都要对这些受损的基因进行修复，因此，都会出现好转反应，如疼痛、发烧等。

（三）好转反应的症状

85% 以上的病例中，都会在治愈之前有病情加重的现象，这种现象称之为"好转反应"。好转反应是自愈系统与疾病斗争的过程，在自愈系统未恢复之前，不可能出现好转反应，因此重症患者往往不出现好转反应。同时，好转反应不必处理。好转反应也与机体对药物的敏感性有关，机体对药物的敏感性也是哈尼曼的一个发现。

不发生好转反应并不意味药物对该患者无效。在顺势疗法中，你常听到抱怨者说对他无效，可是在体检时，发现自己的病好了，或者在愤怒之下停止所有治疗，数日之后病却好了。这种情况可能属于 15% 之内。

好转反应的表现：患者在治疗当前疾病时，出现症状加重现象。有的患者呈现出老病

"复发"的现象，好像原来演过的节目都要一幕幕重演一次，症状重新出现。含有 IGF-1 的产品更易出现这些反应。好转反应的时间各不相同，大约在使用产品后 3 天至 2 周之间，持续时间 2 小时至 1 周不等。好转反应出现后，有脱胎换骨之感，你会感到无比的痛快，真是先痛后快，先苦后甜。

好转反应常见的症状有：①高烧：这是人体自我改善的最高表现，是排除体内毒素的最好方法。②疼痛：这是基因功能的恢复、神经细胞再生的表现。③腹泻：人体总会自我选择一条最佳的管道来排除人体内的毒素。肥胖、胃肠有毒素，往往选择腹泻。平时腹泻 2～3 次，就会全身无力，而顺势疗法的排毒，有时腹泻达 7～8 次，就像打开的水龙头，腹泻物从肛门喷出，越泻越有劲，越泻越舒服。④咳嗽、咳痰：这是排除肺部毒素的最佳方式。⑤皮肤排毒：皮肤出现皮疹、脚气加重、青春痘等都是皮肤排毒现象。⑥肛门排气：这是由于药物促进肠道内蛋白质的分解而产生的氨气。⑦用药后有的人嗜睡，有的人睡不好觉；有的人精神兴奋，有的人疲乏无力。这些不同的症状，与使用者原来的状况有关。

（四）好转反应的处理

好转反应是人体自我改善的过程，是摆脱疾病必经的过程，如果采用压制的方法，打针、吃药，痛苦暂时消除了，但疾病永远无法消除。希波克拉底强调："人体本身就拥有促进健康的本能，医生只是帮助病人恢复健康的助手而已。"当您肯定人体本能比医生高明，才能把人体交由自身去自发改善，否则人体发动改善的过程中，出现痛苦和异常现象，就加以干预，这不仅浪费金钱，也不能真正把病治愈。好转反应的出现是好事，这是在告诉你，你的病就要好了，不必恐慌，不要害怕，也不必处理，更不必去医院打针、吃药。有经验的人，继续用药。如果你真的忍受不了，就停几天，也没关系。

人体本身就拥有促进健康的本能，医生只是帮助病人恢复这种健康本能。顺势疗法是平衡基因的生物电磁场，修复受损的 DNA 分子，从而达到根治疾病的目的。顺势疗法对自愈系统的修复属深层次修复，需要比较长的时间，有时达半年之久。一旦修复完毕，人可长期不再得病，从而达到真正的治愈。

（五）是治疗还是诊断

笔者使用顺势医学产品的经历——一天早上，爱人到城里去了，我突然感到眩晕、恶心但未吐，立即给妻子打电话说："我不行了，你快回来吧！"真的难受极了，但没等爱人回到家，仅一个多小时，我就突然变好了。这是我第一次用顺势产品，当时并不知道这是好转反应。

第二次反应是在距第一次反应 1 个月后，这次是腿痛，痛得很厉害，到车站仅 3～4 分钟的路，我整整走了 20 多分钟，这次持续了 2～3 天。像这样的反应在 20 天后又发作了 1 次。

第三次是发生在班上，我眩晕得厉害，电话都不能接。来了客人，只说了两句话，就跑了出去，也不知是什么地方，就一头栽倒在沙发上。后来知道这是女同志的宿舍。这次反应不到一天就好了。

第四次也是发生在办公室内。当时预约 13∶00 与两个同志一起外出，但到了 12∶30 突发左下腹疼痛，我躺在沙发上，心想，这下去不了了，怎么办？我的同事就用抗菌泰和高级生命素给我交替喷，每 5 分钟 1 次。到了 13∶00，竟然不痛了，照就外出。

第五次是发生在出差途中，临走时有点咳嗽，我带了个频谱治疗仪，万一顶不住，就用它来顶一下。到了第三天，就要回来了，咳得很厉害，不停地咳嗽。于是我决定使用顺势医学快速法，从 6∶00 开始，每次 8 喷，每 5 分钟 1 次，4 次喷完。然后 10∶00、14∶00、16∶00 没有喷就好了。

第六次也是发生在出差中，住在宾馆，早上 5∶00，突然感到腹部不适，就上了厕所，没想到，粪便像高压水龙头被打开一样喷出，每 20 分钟 1 次，但奇怪的是，拉了这么多次都不觉得难受，过去拉了 2～3 次就觉得受不了，可是这一次拉了 8 次，上午 8∶00 照样去讲课。

第七次治好了过敏性鼻炎。我患过敏性鼻炎已有 15 年，过敏源就是冷空气，用各种方法治疗均无效。每年 9 月开始，一直到 11 月，发作时连打几十个喷嚏，接着就是不停地流清鼻涕，每天湿掉 8～10 块手绢，之后就是鼻塞。我服用过多种药物，氯雷他定算是比较好的，但用了 2～3 个疗程就逐渐失去了疗效。今年又提前到 8 月，稍微有点凉就不停地打喷嚏，一连打了几十个，这样持续了十几天，这天又突发感冒发烧，于是我使用量子银和生命源，采用快速循环法治疗，其方法如下：

量子银和生命源每次各 8 喷（每 5 分钟 2 喷，连喷 4 次），间隔 4 小时 1 次，第二次用完后不到 2 小时，就感出汗，烧退，鼻子也通气了，再也没有流清鼻涕。这次治好后，一年没有复发。

这七次反应有以下特点：

（1）每次反应本人并不知道这是好转反应，觉得这是在疾病的过程中，是后来病好了，回过头看一看，才体会到这是一次好转反应。

（2）第一次和第三次反应情况差不多，都是眩晕，但有不同，第一次像颈椎病，我患颈椎病有 30 多年，颈部有一个鸡蛋大的硬块，用药后 3 个月消失了。第三次眩晕比第一次时间长，这和年轻时患过的眩晕差不多。第二次腿痛，这和 1995 年的症状相同。第四次是高中二年级时发生的痢疾的重演，第五次是慢性支气管炎的重演，过去有慢性支气管炎 30 多年，每遇感冒都要发作，每次持续 3 个月，一年咳嗽达半年以上，用了周林频谱仪后基本治愈，但未完全好，每年还是要发作 1～2 次，但不严重。第六次反应是高中二年级时患过一次菌痢，最后一次是近 15 年来每年都要重复发作的过敏性鼻炎。这七次好转反应，把我一生中患过的疾病按赫尔凌定律全部重演了一次，就是以诊断学著称的现代医学也无法做到，真是巧妙极了。你说这是治疗还是诊断？

（3）这是半年的治疗过程，但却又像是一次全面的体检，把一生的疾病全部重现一次，而且在后来的 6 年中，这几种疾病都没有再患过。这是一次治疗过程，却又像一次全面体检过程，把过去的疾病统统重现一次，真是不可思议。

顺势医学是一种根治疗法，它是重视治理病源的整体疗法，以平衡病人身体的生物电磁场为治疗目标，增强病人自身的抵抗能力，改善人体自身的免疫力。将病人的主病、副病、生理和心理症状——治愈。痊愈的动态是按照赫尔凌痊愈定律的顺序，即从上到下，从内到外，从较重要的器官至次要的器官，症状的消失是按照其严重性和时间的长短，按部就班地逐渐消除，使病理细胞恢复正常，进而治愈或根除慢性病。

我是一个医生，在医院内什么药都可以拿到，就是治不好。就气管炎和颈椎病而论，打针打得不能走路，什么止咳药都吃过，但就是止不住咳嗽。有时颈椎病发作，坐不了两小时就得躺在诊断床上，药吃到胃出血，但就是治不了头晕。疾病折磨我至少有 30 年，用了顺势产品后，从此结束了这种痛苦的生涯。

三、再传神奇

1. 同一种药为什么能治截然不同的疾病

例 1：颜某，男，60 岁，重庆市人。

患者于 2005 年 1 月 3 日上午突发腹痛、腹泻、排脓血便 3 次，未服用任何药物。3 小时后腹痛、腹泻加重，并伴有里急后重，考虑为急性细菌性痢疾。当天下午使用顺势疗法药物抗菌泰，每小时 1 次，每次 3 喷，连续 3 次后腹痛消失，腹泻停止。第二日又用 2 喷，大便即成软便，一切恢复正常，照常上班。

例 2：林某，女，6 岁，北京人。

患儿于 2003 年 12 月 6 日晚饭后开始打喷嚏、流涕、发烧（38℃），因时间已晚，未能去医院就诊。晚上 10 时许，使用顺势疗法产品抗菌泰，首次 2 喷，1 小时后，又重复 1 次，第二日早晨起床后再喷 1 次。上午 10 时，患儿体温正常，症状消失，精神好。

讨论：急性细菌性痢疾简称急性菌痢，是由痢疾杆菌引起的一种急性肠道传染性疾病。急性菌痢的特征是：腹痛、腹泻，伴有里急后重及脓血便。急性菌痢可分五型：轻型、普通型、重型、中毒型和慢性菌痢。本例无发烧、中毒，为普通型菌痢。使用顺势疗法抗菌泰每小时 3 喷，3 小时内消除症状。

感冒是呼吸道常见病，可分为普通型感冒和流行性感冒。普通型感冒最为常见，由普通病毒引起，具有发烧、咳嗽、流涕、打喷嚏等症状，体温一般在 39℃ 以下，以上呼吸道症状最为明显，通常称为"上感"。流行性感冒是由流感病毒引起的呼吸道传染病。流感病毒分为甲、乙、丙三型，以甲型最为常见，具有畏寒、高热等症状，中毒现象比较严重，体温在 39℃ 以上。感冒是一种自愈性疾病，病程一般 3~7 天。如果机体抵抗力差，可合并支气管感染，进一步发展为肺炎。

例 1 是消化系统急性传染病，是由痢疾杆菌引起的；例 2 是由病毒引起的呼吸道感染性疾病。两种不同的病原体引起的疾病为什么能用一种抗菌泰治愈呢？

顺势疗法治疗感染性疾病的原理有两个：一是上例使用的抗菌泰，它可以直接杀灭病原体，不管是痢疾杆菌还是肺炎球菌，不管是细菌、病毒还是立克体，都在其650种病原体杀灭对象之列；二是通过提高机体的免疫功能来杀灭病原体，这是个万能的机制，所以统统适用。由于顺势产品是含有微观粒子的生物电磁场，具有修复自愈系统基因的能力，所以通过这类药物治疗过的病人，以后都会很少得病。

2. 顺势医学能治疗急性病吗

2006年初的一个星期日早上9：00，黑庄户小学的一个女同志突然来找我，说她的丈夫小孙胃痛，要我去看看。我说："你去医院吧！"她说夜里3点多去了，打了一针，还是痛。于是，我带上超级生命素和血压表就去了。

孙某，男，38岁，北京市延庆人，在黑庄户小学做保卫兼搞环境卫生。患者自诉近两个月来反复上腹疼痛，今自夜间1时起，疼痛又发作，3点多去了医院，打了一针，减轻了一点，5时疼痛又加剧。近4～5年来每年都发作1～2次，每次都到医院检查，做过X线、B超检查，都说没有问题。在我离他住地还有50m时，我就可以听到他在屋内的哀鸣声："你给我一根绳子，让我死吧！"

讨论：患者身高约1.8m，消瘦，痛苦面容，卷曲位。心肺正常。腹软，上腹压痛，无反跳痛，肝脾无肿大，无腹水。

根据患者的病情，给予快速冲击法：给予超级生命素2喷，舌下；过了2分钟，我问他疼痛好点没有，他说："没有。"我又给他喷了2喷，又过了2分钟，我问他还疼不疼，他用手摸了摸上腹说："好像好了些。"我第3次给他用药，又喷了2喷，又过了2分钟，我问他现在感觉怎么样，他从床上下来，走了几步，说："一点也不痛了。"临走时我又给他喷了2喷。

两个月后，我看到他推着车子送垃圾，比两个月前胖了些，腰也能直起来了。我问他有没有患病，他高兴地说："从那以后，再也没有痛过。"他又问我："那是什么药，怎么这样灵？"

时至今日，包括医生在内，我们对人体的了解还是知之甚少，正如医学之父希波克拉底所说："真正了解你的是你的身体。"人体内有一个自愈系统，这个自愈系统受到基因的控制，若基因受到损伤，自愈系统就不可能发挥其自愈功能，疾病就久治不愈。有时它会在外因的作用下有相对的稳定期，或等位基因有一个已修复，而另一个基因并未修复，疾病处于稳定期，不表现出症状转变。

我同意"累积效应"这个说法，这也是急性病快速疗法的一个基础，也是基因轻重缓急的自我调节机制的一个表现。

3. 烟瘾为什么会消失

老王今年46岁，做民警工作已20多年，抽烟史已有15年，每天需1～2包。因腰腿痛治疗无效，经妹妹介绍使用顺势疗法产品治疗，使用1周后腰痛未好转，而烟抽得少了，这并未引起他的注意，两周后干脆就不想抽了，他问他的妹妹怎么回事，他妹妹说，听高老师说过，顺势医学有戒烟作用。后来他连烟味都不愿意闻，他也讨厌别人抽烟。

抽烟对人有害，并非耸人听闻。抽烟主要是对基因的损伤，如不及时修复受损基因，就会成瘾。顺势医学可修复受损基因，所以可消除烟瘾，达到戒烟作用。戒烟和戒毒的原理是相同的，不过毒品使脑细胞产生一种β-内啡肽，使人产生一种快感，一种满足轻松的享受，β-内啡肽中有一种5-羟色胺，被称为"快乐的荷尔蒙"。而烟中的尼古丁会造成人体中超氧离子和白细胞间质素的产生，会使免疫系统受到一定的伤害。

4. 顺势疗法能治大病吗

有的人说，顺势疗法对亚健康、对小的病可以，但大病还得靠西医。在这里我想讲一个真实的故事。

一天下午，业务员小王急急忙忙跑进我的办公室，问我："顺势产品可引起大出血吗？"

"绝不会的。"我肯定地回答。

"那你能帮我接一个电话吗？"说着她拿起电话就拨。

"可以。"

正说着，电话里传来一个女人的声音。我问她是谁，她说姓何，声音挺大，带有一股怒气。"你们的超级生命素是什么玩意儿，我用了之后大出血，整整吐了半脸盆，而且我的蛋白也倒置了。"

一听说蛋白倒置，大出血，职业的敏感性使我想到了肝硬化腹水引起的食道静脉曲张，造成上消化道出血。我心平气和地问她："你得过肝炎吗？"

"得过，可那是10多年前的事了。"何女士的声音变小了。

我说："你不仅得过肝炎，而且已经发生肝硬化，现在已经肝腹水了。你的上消化道出血是由于食道静脉曲张引起的。"

"是的，医生在我的床头牌上就是这么写的，你怎么知道的？"

我没有回答她，我想了解她得的是什么肝炎，我问："你得的是什么肝炎？"

"丙肝。"

我又明白了，丙型肝炎都是由输血引起。我问："你以前一定输过血吧。"

"输过。"

我问："你为什么要用我们的超级生命素？"

"关节痛。"

"用了几天？"

"三天。"

"治好了吗？"

"没有。"

"你没有告诉小王你患肝硬化腹水吗？"

"我没有告诉她，肝硬化腹水是大病，医院都治不了，她不会治好我的病。关节痛是小病，也许用你们的药有效。"

我说："你的病我们能治，你得把实情告诉她。你尽管放心，顺势疗法无任何毒副作用，更不会引起大出血。"

何女士听了很高兴，她要小王接电话，请小王到她家，她要再购一些我给她配的药。

1个月后，何女士给我打来了电话，除说了些感激的话之外，还告诉我一个好消息，她的腹水消失了，蛋白倒置开始好转了。3个月后，小王又告诉我说，何女士的肝硬化好多了，关节也不痛了，她希望继续用药。

现在，我才明白，他为什么用药3天后会有一次大出血，原来是好转反应。好转反应往往是最严重的症状。

5. 镜面舌

王某，女，76岁，河北廊坊人。患者脊柱侧弯10余年，呈S形，侧弯处有一凸起，约7cm×6cm，质地坚硬。患者吃东西时口中无味已数十年，吃东西不知酸甜苦辣，舌面呈红色，光滑如镜。2005年3月，患者为消除面部、手背部的老年斑，使用超级生命素，每日3次，每次2喷，喷于舌下。1个月后，患者惊奇地感到：吃食物有味道，能辨别出酸甜苦辣。于是，患者将超级生命素喷到舌面，仍每日3次，每次2喷。两个月后，舌苔完全长出来，与他人无差别，吃食物香，有滋有味。老人十分高兴，继续使用，到了7月份，天气逐渐变暖，天热脱衣，女儿惊奇地发现，母亲背上凸起的大包消失了，脊柱后面的"沟"出现了，腰也直起来了。后经X线检查，脊柱侧弯消失了。

讨论： 顺势疗法产品超级生命素在老人身上所发生的奇迹，似乎难以用现有的医学原理加以解释，但这是事实，事实总有它的科学依据。

（1）镜面舌：指舌面无苔，光滑如镜，由于无苔，所以无味蕾，吃食不香，无法辨别味道。其病史已有数年，当时发生的情况难以回忆，病因无法判定。可能与高热、感冒有关，但患者肯定不是先天性的。使用超级生命素后长出舌苔，是由于该产品中含有表皮生长因子和组织干细胞再生因子，修复了病理基因，长出了味蕾，恢复了感觉神经的功能。

（2）脊柱畸形：老年人发生脊柱畸形是常见的现象，产生的原因有：①骨质变形：如脊柱结核、骨质增生。②非骨质变形：由于长期坐姿或走姿逐步引起局部的肌腱、肌肉、韧带等软组织的水肿、增生，造成局部的隆起。由骨质变形引起的脊柱侧弯，难以恢复。由于软组织的牵拉所引起的侧弯有望得到恢复。

而该患者可能是由于长期坐姿或走姿逐步引起局部的肌腱、肌肉、韧带等软组织的水肿、增生，造成局部的隆起。经顺势疗法治疗，局部的水肿、增生消失。在顺势疗法中，只要正常的基因存在，就有可能恢复正常的组织形态和功能。

6. 眼睑下垂

贾某，女，66岁，河北人。患者于两年前双眼睑下垂，不能视物，如想看物体时，需用双手扒开上下眼睑。

患者自2005年4月10日使用超级生命素，具体使用方法如下：①外用：5分钟内，每眼睑喷3小喷，15分钟后重复上述使用方法。②舌下：5分钟内，喷3喷。20分钟后奇迹出现，患者眼睑已能抬起，睁开一条缝，约 0.2cm，可看见物体。于是患者再购买一瓶回家使用，每日 3 次，每次 2 喷。

讨论：眼睑下垂是指提睑肌的神经麻痹或肌营养不良造成的上眼睑下垂，眼睑无法睁开。神经性上眼睑下垂最常见的原因是支配提上睑肌的动眼神经损害，造成上眼睑下垂。另一种为肌源性上眼睑下垂，主要是重症肌无力。本例未发现重症肌无力的其他临床表现，因此诊断为动眼神经损害引起的上眼睑下垂。

双眼睑下垂的手术治疗方法是在上眼睑表皮欲形成皱折处划开一条线，形成双眼皮。顺势疗法产品中的超级生命素，通过对神经自愈系统的调节和对神经细胞兴奋性的调节，达到快速治疗作用。

7. 头部摇摆症

石某，女，66 岁，石家庄市人。患者头部不停地摇摆 20 余年。头部摇摆不能自控，尤其是当精力集中时，或听别人说话时更加严重。但患者在睡觉时头不晃动，平时无手足震颤，也无肌胀力的增强。为此，患者曾到国内各大医院求治，均无明确的诊断，也无任何治疗方法，但排除了帕金森病。

患者年轻时患过风湿热、风湿性关节炎，成人之后发现有风湿性心脏病、二尖瓣狭窄及关闭不全。30 年前患有肾结核，1972 年做右肾切除术之后，肾功能不好，因此，经常面部、下肢浮肿，疲乏无力。患者经常感冒发烧，持续不退。

医院曾建议其做二尖瓣置换术，并被告之，如不换瓣膜，最多能活 4 个月。由于患者执意不做，手术未能进行。患者自 2000 年起，使用顺势产品高级生命素，每日 2 次，每次 2 喷。患者自觉效果好，头晃动减轻。到 2004 年 12 月，国内进来超级生命素，患者改服该产品。半年后，头部晃动基本消失。到 2005 年底，各种症状均消失，精力充沛，行走有力，记忆力明显增强，年轻时发生的事情，逐渐都能记起。体力也明显增强，整天在外推广顺势疗法。2006 年做一家大公司在石家庄市的总代理，带领着数百人的销售队伍。

讨论：如果你没有听过别人的介绍或本人对既往疾病的陈述，你无论如何也不会相信站在你面前的是一位 66 岁的老人和多种疾病的患者，仿佛她仍然是一位 50 岁以下的中年职业女性。笔者晚上 9 时给她打电话时，她仍然在公共汽车上，她把推广顺势疗法作为她余生的事业。

关于肾结核、风湿性心脏病、二尖瓣狭窄及关闭不全的诊断，本文不作赘述。

头部摇摆症：此病世界少见，前柬埔寨国家首相宾努亲王就患此病，该病的诊断仍有争议，更无有效的治疗方法，世界各大名医也都束手无策。该病的发生与大脑的基底神经节部位的神经核受损有关，该神经节部位的神经核有尾状核、壳核和苍白球。尾状核和壳核称为纹状体，苍白球和壳核称为豆状核。此病的发生与以下情况有关：①大脑纹状体黑质细胞和黑质细胞通路变性有关，常由风湿或大脑供血不足引起。②铜代谢紊乱，体内铜过多，引起豆状核病变。

患者用了超级生命素后效果似乎更好，这可能是超级生命素中含有 IGF-1，可对病变基因进行修复，进一步对受损的神经细胞进行修复，从而治愈本病。所以，顺势疗法的同仁们有这么一句话：当你遇到中西医疗法无法解决的疾病时，请你去了解一下顺势疗法，也许它会给你一个满意的答复。

顺势疗法对于疾病的各种检查并不重要，仅供参考。各种先进的、繁琐的检查，只能给病人带来沉重的经济负担。不论检查结果如何，解除病人的痛苦，把病治好是首位。

第四章　现代顺势医学诊断

第一节　问　诊

顺势医学并不是以病名来决定治疗的药物，而是依据患者所表现出来的个别症状来决定该给予何种顺势药物。也就是说，就算两个人得了相同的疾病，顺势医生有可能因为患者所表现出来的不同症状而给予不同的顺势药物。顺势药物是依据相似的原则来选择，就如同前面所提到的，若将某种顺势药物让健康人服用后，会产生和患者相似的症状，那么，这种顺势药物就可以帮助这个病人恢复健康。

一、问诊内容

这份问诊内容单是患者就诊前可预先准备的问诊内容指导单，里面包含了一些顺势医生在看病时可能会问到的问题。病人必须非常仔细地观察自己的每一个症状，如果你提供给顺势医生的症状越详细，那么，顺势医生也就可以帮你找到越适合你的顺势药物。顺势疗法是根据症状的描述来寻找适合的顺势药物进行治疗。

（一）综合症状

1. 你觉得有哪些地方不舒服？请把它们写下来。

2. 你有正在服用的药物吗？是哪些？

3. 这些症状每天在什么时候加剧？（早上、傍晚、深夜、睡醒后、入睡后……）

4. 你对天气有怎样的反应？（冷、温暖、潮湿、干燥、起雾、刮风、通风的环境、晴天、下雪、天气的变化）

5. 温暖会让你有怎样的反应？（温暖的房间、太阳、热水澡、温暖的床）

6. 冷会让你有怎样的反应？（没盖被子、冷水、冷的食物或饮料）

7. 你身体的哪些部位容易变冷？（脚、手……）

8. 你会不会比较喜欢待在室外？

9. 你的身体或某些特定部位会不会比较容易流汗？

10. 你睡觉时容易流汗吗？

11. 你有使用一些抑制脚汗的药品吗？

12. 你会喜欢动来动去吗？你在坐、站、躺（左侧、右侧、正躺、趴躺）时有什么感觉？

（二）特殊症状

1. 你在海边或在高山上会不会有特殊的反应？

2. 你如何忍受衣服或其他人触摸所产生的压迫感？

3. 你胃口好吗？

4. 你对于某些食物会不会有特别的偏好？（甜、酸、咸、辣、肉、鱼……）

5. 你对于某些食物会不会特别厌恶？

6. 哪些食物会使你的症状加剧或产生新的症状？（水果、易胀气的食物、油腻的食物、牛奶……）

7. 你常容易觉得口渴吗？口渴的时候喜欢喝什么？（酒、咖啡、冷饮或热饮）

8. 你一天中会不会有某些特殊时候容易觉得饿？

9. 你排便的情况如何？

10. 什么原因会令你产生这样的症状？（如生气、悲伤、寒冷的天气、通风的环境、精疲力竭、流汗……）

11. 身体哪一个地方是确切不舒服的位置？

12. 怎样的一个环境条件会加剧或舒缓这个症状？（这是找到正确顺势药物最重要的部分）

13. 不舒服症状的确切感觉（有烧灼感、扭捏感、针刺感……）；不舒服症状的确切描述（液状的腹泻、大便出血、干咳或咳出的痰是黄色块）。

14. 在某些特殊症状产生后是否会伴随着其他任何的症状？（如在背痛症状产生的同时感觉到恶心）

15. 你抽烟吗？

（三）心理症状

1. 生病期间心情有何变化？（这是非常重要的心理问题）

2. 疾病是由精神压力所引起的吗？

3. 在你的一生中是否曾感到极度悲伤？是什么原因导致的？

4. 你容易掉眼泪吗？

5. 你对于他人的安慰有怎样的反应？

6. 什么因素可以导致你生气？

7. 你容易嫉妒吗？

8. 生活中你是否有任何的焦虑？

9. 在你小时候是否容易焦虑？你可以描述一下你小时候的人格特质吗？

10. 什么会让你特别感到害怕？（高处、强盗、死亡、狗或其他的动物）

11. 你和别人互动的情况如何？你喜欢他人的陪伴或喜欢独自一人吗？

12. 当你悲伤时，你是找人倾诉还是自己一个人解决？

13. 你对于身处人群中、狭小的空间和电梯有怎样的反应？

14. 你可以等待吗？你有耐心吗？做事草率吗？或总是匆匆忙忙的？

15. 你一生中是否有过悲伤、生气或失望的时候？

16. 井然有序的生活是否对你很重要？

17. 当对立产生时，你会有怎样的反应？

18. 当你听到其他人不幸的遭遇时，你会有怎样的反应？

19. 当你看到电视播放坏消息、恐怖电影时，你会有怎样的反应？

20. 你本身工作、家庭的情况如何？

21. 你睡眠质量如何？常做梦吗？

22. 睡眠是否有困扰？睡姿如何？

在治疗上，病人的精神状况也是非常重要的。顺势疗法是一种全方位的治疗系统，它的成功在于顺势疗法包括了人的身、心、灵所有层面，而不只是注重病人肉体上的症状而已。

（四）生理症状

1. 如果你有伤口，伤口愈合的情况如何？

2. 你是否有血流不止的问题？

3. 容易晕倒吗？

4. 妇女问题：月经时的流血状况如何？月经周期是否有任何变化？

5. 性方面是否有问题？

6. 你是否曾经生过其他的重病？有接受过手术吗？

7. 有过意外伤害吗？你对疫苗接种有怎样的反应？

8. 孩子方面的问题：母亲在怀孕期间的状况如何？生产状况如何？出生后是否有过其他方面的问题？孩子的生长状况如何？

最后，请你再从头到尾检查一遍，以确定你没有遗漏任何重要的部分：头－眼睛－耳朵－鼻子－嘴唇－舌头－喉咙－腺－胸部－心脏－肺－胃部－肝脏－腹部－排便－肾－膀胱－外生殖器－背部－关节－皮肤－指甲。

二、计算机诊断

1990 年，美国国家自然疗法医学院顺势疗法主席、北美顺势疗法学会会长墨菲博士编写了《顺势疗法症状与药物对照》一书，是目前顺势疗法临床治疗电脑软件 Macrep 重要的查询书籍；荷兰顺势疗法专家范赞德荷尔特所著的《完整的症状与药物对照》一书，标志着顺势疗法科学体系的全面建立。

顺势医学的诊断主要偏向于对症状的诊断，200 多年来积累了 50 多万个症状，输入到电脑中，与药物进行对照来治疗疾病，而对疾病的诊断并不重要。这种症状与药物对照的诊疗方法，在中国做不到。我们使用的多种配方虽然针对性差，疗效低一些，但简单、方便、易行，深受中国人的欢迎。

第二节　眼睛影像诊断

作为一个完整的医疗体系，诊断学是不可缺少的。顺势医学仅靠问诊而无客观检查是不够的。其实，早在19世纪30年代，匈牙利儿童依纳兹·凡·比彻里在救治一只骨折的猫头鹰时，发现猫头鹰眼睛的最下端有一个黑色的裂缝，当猫头鹰的腿痊愈后裂缝就消失了。这给了他一个很大的启示，他长大之后在教会医院做了一名医生，在行医时他观察了许多人的眼睛，在1866年出版了第一部虹膜学的著作《眼睛诊断学引证》，开创了虹膜医学的研究。同一时代，瑞典顺势医生尼尔利奎斯将虹膜诊断列入顺势医学的诊断，他的著作有《从眼睛的诊断》，并把此项技术引入美国。

自古以来，眼睛被称作心灵的窗户，虹膜是身体的气象站，通过虹膜来检测身体，将有利于及早发现疾病的根源，并做出针对性的调理，将疾病消灭在萌芽之中，达到预防、保健的目的。虹膜学是一门透过眼睛虹膜纤维组织的色彩和结构，来判定身体组织的健康状况的完整科学。它具有预测、简单、实用、无创伤、整体观察的特点，可靠性达到95%，配合顺势医学的诊断，具有重要价值。

早在公元前400年，西医鼻祖希波克拉底就提出了与人体全息胚相似的观点："身体的最大部分中所存在的物质，也同样存在于最小部分中，而这些部分是相互联系的，能把一切变化传给其他部分。"而张颖清教授在《全息生物学》中写到："在生物体中，大的全息胚又由小的全息胚组成。"生物的遗传信息，指生物为复制与自己相同的东西，由亲代传递给子代，或各细胞每次分裂时由细胞传递给细胞信息，即碱基对的排列顺序（或指DNA分子的脱氧核苷酸的排列顺序）。

随着改革开放和经济的快速发展，人们的观念也发生了变化，健康的消费需求已由简单的、单一的医疗治疗型向疾病的预防型、保健型和健康保健型转变。2007年9月5日，在国务院新闻办公室召开的新闻发布会上，卫生部部长陈竺宣布：我国的卫生事业模式要转换，要从大病晚期治疗为主向预防为主转变，关口前移，重心下沉。卫生事业的改革方向，应该从"管医疗"向"管健康"转变。虹膜诊断、顺势医学的推出，必将为医疗改革作出相应的贡献。

一、眼的局部解剖

（一）眼球的构造（图4-1）

眼球壁由外向内可分为3层，统称为眼膜。

1. 外膜或纤维膜

外膜可分为角膜和巩膜。

2. 中膜或血管膜

中膜自前向后可分为虹膜、睫状体和脉络膜三部分。

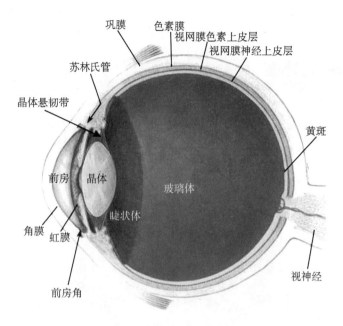

图 4 - 1　眼球的构造

3. 内膜或视网膜

可分为视部和盲部两部分，视部即视网膜的感光部分，盲部无感光作用。

（二）中膜或血管膜

1. 虹膜

位于眼球的前端，它的前面是角膜，后面是晶状体，与睫状肌和脉络膜共同构成中层色素膜。虹膜的中央有一个圆形的孔，称瞳孔，由两种方向不同的平滑肌构成，一种为环瞳孔的括约肌，可缩小瞳孔；另一种为辐射状的，为瞳孔开大肌。

2. 睫状体

位于虹膜后方，为中膜环状增厚部分，前部有突起部分与晶状体相连。

3. 脉络膜

位于睫状体后方，含有丰富的血管，外与巩膜相连，内与视网膜相连，具有输送营养的作用。

4. 视网膜

视网膜分为两层，外层为色素部，内层为神经部，两层难以分离，如分离，称之为视网膜剥离。神经部汇集成视神经的起始部，上行到脑中部的视交叉。

（三）眼膜结构与功能

1. 眼膜通过脉络膜和视网膜与人体的神经、血管相连。

2. 一只眼睛有 2800 多条神经纤维，每根神经纤维可控制 5～10 个肌肉组织，眼膜上的神经纤维通过睫状神经可反映整体生理状况。

3. 每只眼睛的眼膜有 90 多种特别反应区，两眼共有 180 多个区域的信息，我们将选择 80 种特别反应区并图解器官解剖位置和常见未病现象的对应关系。

二、虹膜的七环图（图4-2）

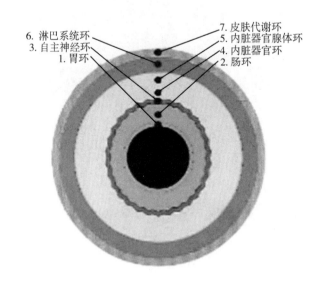

图 4-2　虹膜的七环图

1. 胃环

位于瞳孔的边缘，与眼膜相接，反映胃的状况。右眼上的胃环是幽门反射区，左眼上的胃环是贲门反射区。

2. 肠环

位于胃环到眼膜的 1/3 处，右眼上的肠环是十二指肠、小肠、横结肠、升结肠、盲肠和阑尾反射区；左眼上的肠环是小肠、横结肠、降结肠和乙状结肠反射区。

3. 自主神经环

位于肠环和内脏器官反射环之间，是副交感神经的反射区，用于调节呼吸、循环、消化系统和排泄一个系统，不受人的意志控制。

4. 内脏器官环

在自主神经环之外，由内向外的 1/3 出现的圆环。它是身体各脏器的反射区。

5. 内脏器官腺体环

在自主神经环之外，由内向外的 2/3 出现的圆环。它是身体各腺体的反射区。

6. 淋巴系统环

位于由外向内的 1/3 处，反映循环系统的状况。

7. 皮肤代谢环

此为眼膜的最外环。

三、眼膜反射图（图4-3）

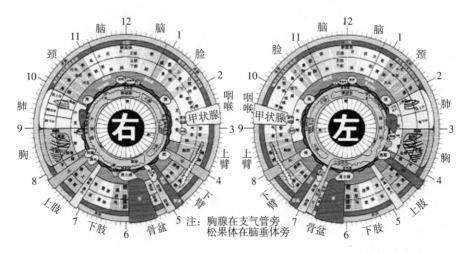

图4-3　眼膜反射图

1. 眼膜反射区

每一只眼的眼膜有90多种已知的特别区域，右眼眼膜反映的是右侧身体状况，左眼眼膜反映的是左侧身体状况。两个眼膜可获取180个区域的信息。

以下为右侧眼膜反射区：

12~1点	心理脑　生命活力　五官　自我压力　语言　能力　脑垂体　松果体
1~2点	面部　额头　眼　上额　鼻子　舌口　下颚
2~3点	咽喉　扁桃　甲状腺　声带　气管
3~4点	上背　中背　食道　肩胛
4~5点	中背　下背　膀胱
5~6点	盆腔　阴道　子宫　前列腺　会阴　耻骨　肾　肾上腺　膝　足
6~7点	下腹　膝足　髋　腹壁　腹膜　盆腔
7~8点	上腹　胰头　睾丸　卵巢　横膈　上腹　肝　胆囊　手臂
8~9点	胸腔　肋骨　胸膜
9~10点	肺部　上肺　中肺　下肺
10~11点	颈部　肩　耳　乳突
11~12点	生理脑　延髓　性冲动　遗传智力　感觉运动　生命活力

2. 眼膜全身反射对比

时　钟	右　眼	左　眼
12～1 点	大脑	小脑
1～2 点	面部	颈部
2～3 点	咽喉	肺
3～4 点	上背	胸腔
4～5 点	下背	上腹
5～6 点	盆腔	下腹
6～7 点	下腹	盆腔
7～8 点	上腹	下背
8～9 点	胸腔	上背
9～10 点	肺	咽喉
10～11 点	颈部	面部
11～12 点	小脑	大脑

3. 记住几个特殊区

右　眼	左　眼
（1）5：00 胸腺	3：00 心肺反射区
（2）8：30	4：15
↓ 肝胆	↓ 脾脏（胰尾）
8：45	4：30
（3）7：15 胰头（睾丸、卵巢）	——
（4）肺（上、中、下三叶）	肺（上、下两叶）
（5）肠环(升结肠、盲肠、阑尾、十二指肠)	肠环（降结肠、乙状结肠、直肠、肛门）

四、眼膜的六大现象（图 4-4）

（一）坑洞

呈立体状，代表先天性的遗传，后天性的损伤。坑洞越多，体质越差。哪个部位出现坑洞，就代表相对应的那个部位的损伤。

1. 分类

（1）开放型：有缺口，易治疗、恢复。

（2）封闭型：无缺口，难以治疗、恢复。

2. 颜色

坑洞中的黑色物质为毒素，坑洞颜色越深，毒素越重，病情越重，体质越差，经治疗

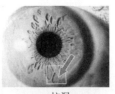
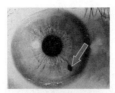
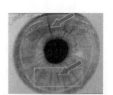

坑洞　　　　　　斑块　　　　　　裂缝

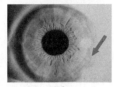
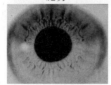
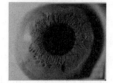

线条　　　　　颜色变化　　　　　密度

图4-4　眼膜的六大现象

后可变浅，或呈网状，一般1~2个疗程可治愈。

3. 数量

数量越多，病情越重。

（二）斑块

呈平面状，不突起，为色素沉着斑，代表该区脏器组织毒素或代谢物在组织内的积累，使组织局部缺血、缺氧。

1. 形成

经常服用抗生素药物会产生斑块，其色深，形状规则。

2. 出现部位

组织器官最弱的地方出现斑块，与脑组织缺氧有关。

（三）裂缝

1. 形状

冰样，如干旱田地的裂缝，向周围放射。

2. 意义

代表能量缺乏，身体机能的衰退，通常会有疼痛出现，裂缝越深，病情越重。

（四）线条

1. 孔的同心圆的沟槽，可以是一个完整的圆，或者呈部分弧形。

2. 源于紧张状态，压力大，称为压力环。

3. 过敏体质，呈白色，代表新陈代谢或循环不良。

（五）颜色

常为粉红色，如有炎症，可出现下面几种颜色变化。（图4-5）

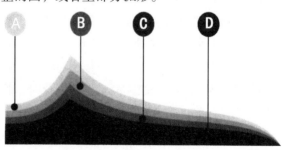

图4-5　眼膜颜色的四期变化

Ⅰ期：急性炎症期，呈金黄色及白色，凸出表面，像水上的油滴。

Ⅱ期：亚急性期，呈茶褐色。

Ⅲ期：慢性期，呈暗褐色，呈凹形，表明该组织器官功能衰退。

Ⅳ期：退化期，呈深黑色，呈深凹形，表明该组织器官失去功能，可能形成组织病变，注意肿瘤的形成。

（六）密度

眼膜密度是由纤维织构成的，纤维的密度反映了人体的健康状况和性格特征。人的精力主要表现在肌肉弹性、抗病能力、恢复能力以及肌肉组织的再生能力、应激能力和反应能力。当眼膜密度有变化时，纤维密度变得不均匀，显得凌乱，有的凹陷，有的闭锁，形成洞穴，表明身体不佳，眼膜纤维变成麻布袋样的疏松现象，如身体的免疫功能增强，眼膜纤维则会变得像绸布般的紧密。（图4-6）

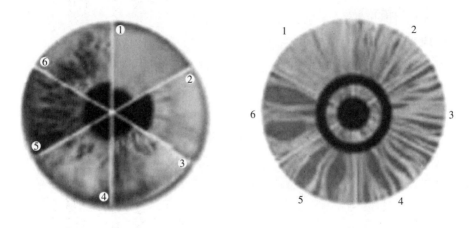

图4-6　眼膜密度

眼膜密度分为6个等级：

第一级：如丝绸般的紧密、光亮。

第二级：密度如棉布般，光度一般。

第三级：密度如粗布纤维，较疏松，无光泽。

第四级：密度如麻布般，颜色较暗。

第五级：密度疏松，浑浊，纤维扭曲，无光亮。

第六级：纤维结构疏松，抗病能力差，有先天性遗传缺陷存在，不易克服病魔。

眼膜的密度可以用来衡量人体的免疫力，它表现在肌肉之弹性、抗病力、复原力及其他组织的再生能力。当眼膜的密度有变化时，眼膜的纤维排列就不均匀，显得凌乱，有些凹陷，有些闭锁，形成一个洞穴，有时弯曲杂乱地混合在一起。眼膜的组织紧密，则表示身体健康；当眼膜纤维呈现分开或洞穴状时，则表示身体状况不佳。当人体免疫力不佳时，眼膜的纤维会呈现麻布袋样的疏松现象；当身体组织的免疫力强时，眼膜的纤维会像绸缎般的紧密。

五、人体 80 种器官解剖位置和常见未病现象对应图解

1. 五官反射区（图 4 −7）

健康的五官是美丽的象征。五官反射区也是亚健康现象最容易表现的区域。

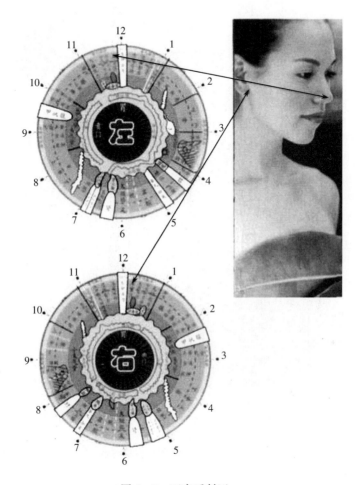

图 4 −7　五官反射区

【征象分析】

由于缺乏维生素 E 和锌，面部容易生粉刺等颗粒或色斑。

2. 额头反射区（图4-8）

额头是大脑所在区，人体的营养均衡、抵抗力的强弱、情绪的稳定，对额头都有影响，容易引起偏头痛和神经性头痛。

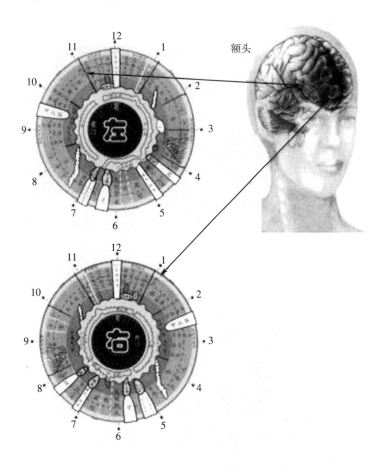

图4-8　额头反射区

【征象分析】

（1）斑块：前额有时疼痛，是由于受过外伤或脑神经病症所致。

（2）线条：肠道毒素的吸收，可引起头痛。

（3）坑洞：先天性营养不良，经常头目眩晕，耳鸣，记忆力下降，注意力不集中，睡眠差，后天性营养补充可以逐步改善症状。

3. 眼睛反射区（图 4 - 9）

光线通过角膜和睫状体，汇聚在视网膜上，产生倒置的图像。视网膜内侧部分的信号在脑的底部视交叉处到达对侧大脑，形成可视感觉。

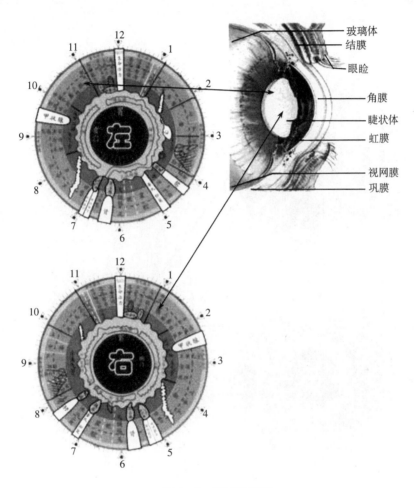

图 4 - 9　眼睛反射区

【征象分析】

视物清晰度下降，视力减退，迎风流泪，经常眼干、眼痛。

4. 耳反射区（图 4 - 10）

耳是人体的听觉器官，声波由鼓膜向内耳传导而产生听觉。神经性耳聋是由于损伤内耳结构或听神经，不能传导神经冲动所致。中耳炎会因为组织肿胀和黏稠液体的积累而产生暂时性耳聋。

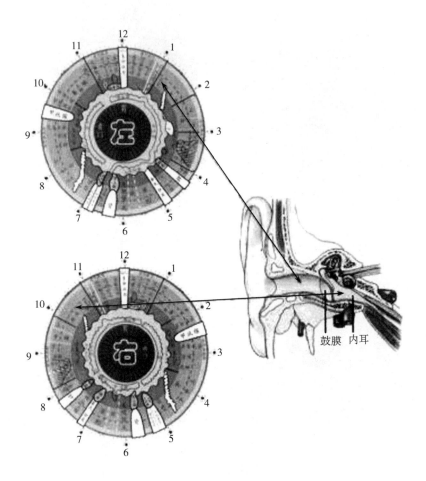

图 4 - 10　耳反射区

【征象分析】

（1）斑块：有时耳鸣，气力不足。

（2）线条：有毒素进入体内，导致听力减退，易患中耳炎。

（3）坑洞：先天性耳功能发育欠佳，听力下降。

5. 平衡眩晕中心反射区（图 4 - 11）

平衡眩晕中心不仅依赖于内耳的感觉器，也依赖于视觉，以及体内其他器官的感受器，尤其是关节周围的感受器，经小脑和大脑皮层处理过的信息，能够使身体应付加速和头颅的方向变化。

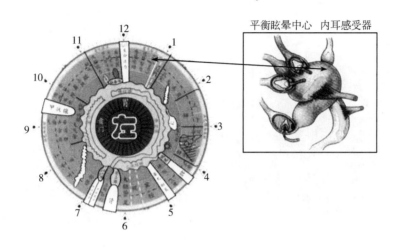

图 4 - 11　平衡眩晕中心反射区

【征象分析】

（1）斑块：腰部旋转能力偏低，有时会晕车、晕船。

（2）线条：头部旋转功能低下，易头晕。

（3）坑洞：腿关节旋转能力偏低，易劳累，运动能力差。

6. 鼻反射区（图 4 - 12）

鼻腔内壁有一层湿热的黏膜，能黏吸灰尘颗粒。鼻黏膜表面的纤毛能将灰尘颗粒向外运送，然后通过打喷嚏排出。一层类似的黏膜，也覆盖在咽喉和气管上，这些黏膜能将灰尘颗粒向上移到口咽部，然后被咽下。

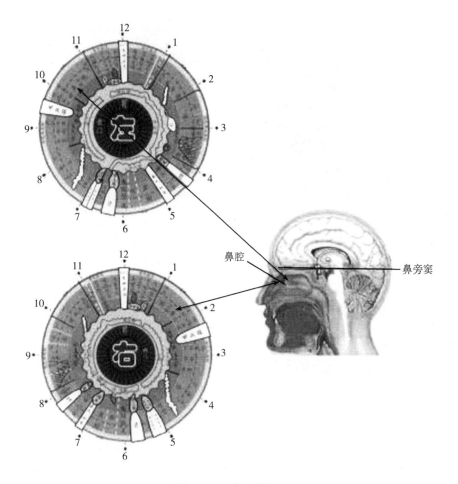

图 4 - 12　鼻反射区

【征象分析】

（1）斑块：有明显的鼻炎现象，呼吸系统功能下降，需要排除是否有鼻息肉现象。色重者需要进一步检查。

（2）线条：鼻塞流涕，嗅觉减退，打喷嚏，是明显的鼻炎现象。

（3）坑洞：免疫功能下降，与遗传有关。呼吸功能下降，易患鼻窦炎。

7. 声带反射区（图4-13）

声带在咽部气管的上方，是人体的发音器官。

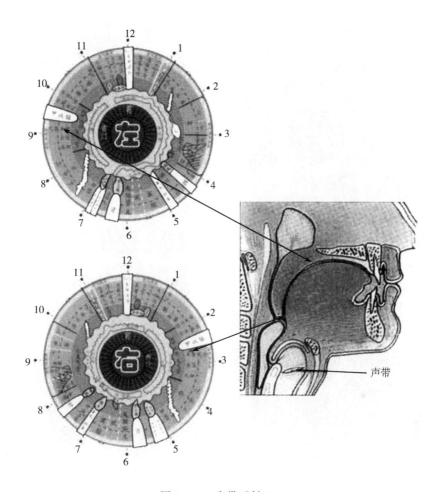

图4-13　声带反射区

【征象分析】

（1）浅度：声音嘶哑，咽不适，注意炎症的产生。

（2）中度：声音沙哑，咽喉干，声带有炎症。

（3）深度：说话、发音困难，防止声带小结的产生。

8. 乳突反射区（图 4 – 14）

乳突肌位于耳后并向肩部延伸，乳突肌发炎，可引起耳颈部疼痛。

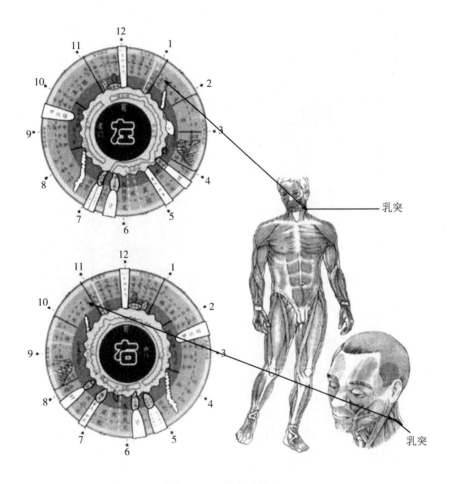

图 4 – 14 乳突反射区

【征象分析】

斑块或线条：耳后沟压痛，严重时红肿，是急性乳突炎的现象。

9. 上额反射区（图 4 – 15）

上额位于印堂穴处，脑血管紧张度增高，常引起剧烈头痛。

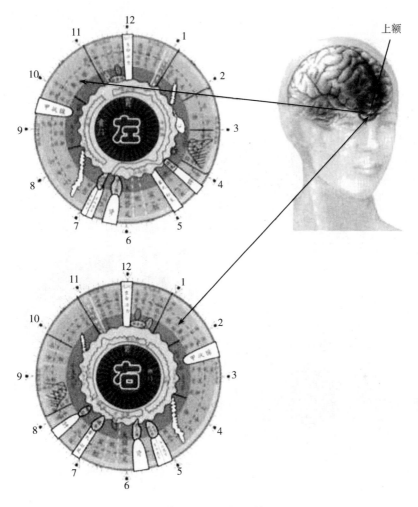

图 4 – 15　上额反射区

【征象分析】

（1）斑块：脑血管紧张度增高，可引起头痛。

（2）线条：肠道毒素过多或横结肠下坠，可引起头痛。

10. 下颚反射区（图 4 – 16）

下颚胃于舌头下方，接受由唾液腺（腮腺、颌下腺、舌下腺）生成的唾液。唾液含有淀粉酶，帮助咀嚼吞咽和消化食物。

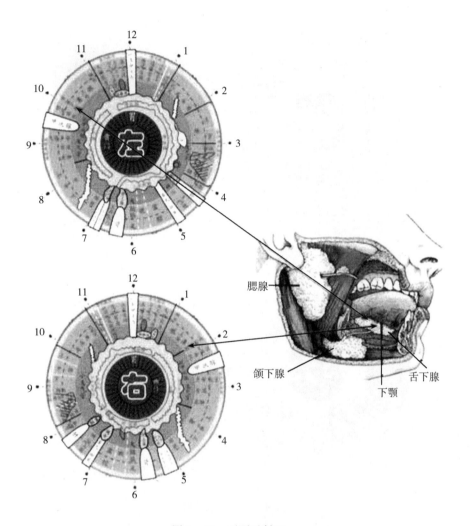

腮腺

颌下腺

舌下腺

下颚

图 4 – 16　下颚反射区

【征象分析】

（1）浅度：口舌蜕皮，发炎。因缺少 B 族维生素、过度劳累等因素所致。

（2）中度：缺乏 B 族维生素所致，易患口舌发炎、地图舌、鹅口疮等病症。

（3）深度：易患口舌发炎、地图舌、鹅口疮。男士易患阴囊炎，女士易患阴道炎。因缺乏 B 族维生素所致。

11. 扁桃体反射区（图 4 - 17）

扁桃体是人体口腔里的免疫卫士。

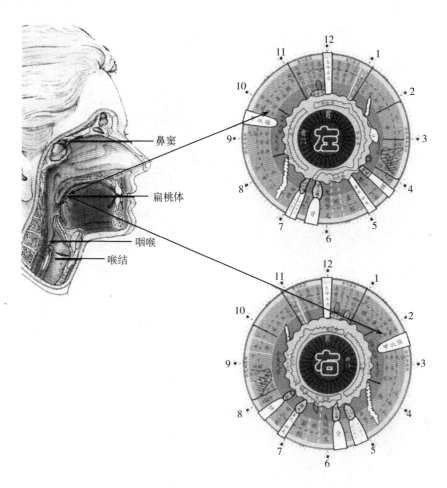

图 4 - 17　扁桃体反射区

【征象分析】

（1）斑块：咽干不适，咽喉疼痛，有毒素感染。

（2）线条：咽喉不适，细菌感染，食欲不振，吞咽不畅，咽炎、扁桃体炎现象。

（3）坑洞：咽干，咽部不适。

12. 口腔反射区（图 4 - 18）

口腔内有丰富的唾液分泌腺体，有娇嫩的黏膜，舌有敏感的味蕾，是人体营养吸收最迅速的器官。口腔疾病与抽烟、饮酒过量有很大的关系，注意饮食调理与营养保健尤为重要。

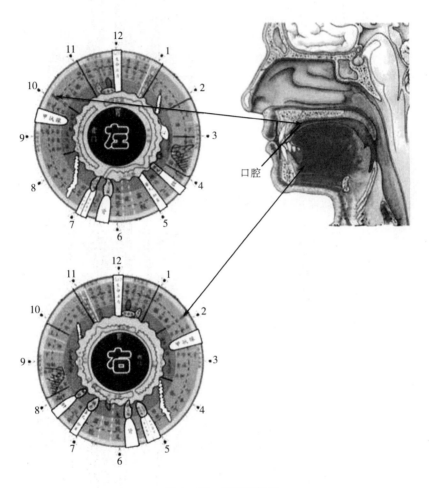

图 4 - 18　口腔反射区

【征象分析】

易患口舌发炎、地图舌、鹅口疮。男性易患阴囊炎，女士易患阴道炎。因缺乏 B 族维生素所致。

13. 延髓反射区（图 4 - 19）

延髓位于脑桥下方，主管人体颈椎、心脏、呼吸系统、唾液生成、汗液排泄等功能。肠道毒素最容易在延髓部位沉积，造成延髓主管的器官产生疾患。

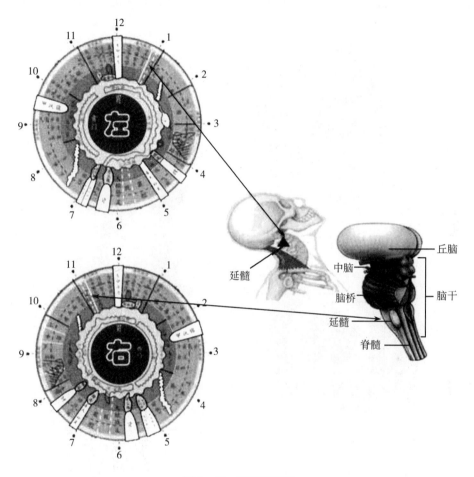

图 4 - 19　延髓反射区

【征象分析】

（1）斑块：毒素沉积于此部位，易引起颈痛、口干、心律不齐、皮肤排汗功能差等现象。

（2）线条：颈椎部剧痛，波及肩周部，摇头活动受限，系肠毒侵入所致。

（3）坑洞：先天性功能欠佳，容易患肩周炎、心律不齐、呼吸系统和皮肤排毒系统病症。

14. 颈椎反射区（图4-20）

颈椎是支撑人体头颅的主要支柱，是骨骼系统中的重要器官。在电脑前操作过久，或肠道毒素过多的人，容易引起颈椎疼痛，病情拖延过久，还会引起延髓疾患。

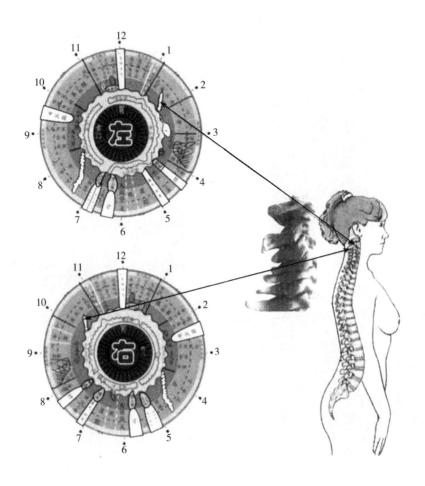

图4-20　颈椎反射区

【征象分析】

（1）斑块：表现为四肢无力、步态笨拙、颤抖，色重者严防引起肢体瘫痪和二便失禁。

（2）线条：颈部、肩部、上肢疼痛麻木，枕部痛，握力减弱及肌肉萎缩，防止颈椎移位而压迫神经根。

（3）坑洞：常见眩晕、头痛、耳鸣、听力下降、脑供血不足、缺钙等现象。

15. 自主神经反射区（图4－21）

自主神经系统分为三大部分：①交感神经和副交感神经；②感觉神经；③运动神经。自主神经环若带毒素，箭头指向的器官易患疾病。

骨头——骨质增生；肌肉——肌肉萎缩；心脏——心脏绞痛；关节——关节炎；膀胱——膀胱炎；大脑——引起头痛；延髓——引起颈椎痛；舌头——失去味觉等。

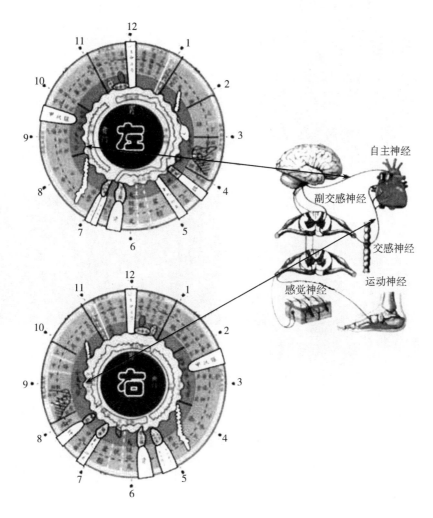

图4－21　自主神经反射区

【征象分析】

（1）清晰：个性明显，性子急，注意易患心脑血管疾病，肥胖人易患高血压。

（2）不清晰：形格温和，忍耐性强，易患忧郁焦虑症、失眠等。

（3）完整：性格平和，生命活力强，基本健康征象。

（4）不完整：需密切注意，在近一年内，有的内脏器官将会患病。

16. 中风点反射区（图4 - 22）

脑底两条大动脉和两条大脑后动脉组成一个动脉环，即脑底动脉环。从该处发出血管分支，向脑提供含氧血，如动脉血管堵塞会形成中风点，易引起中风。

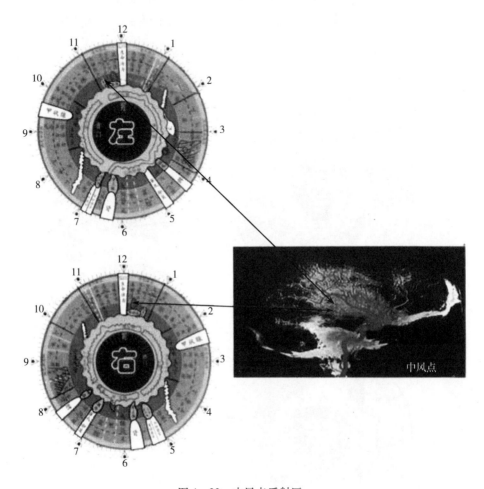

图4 - 22　中风点反射区

【征象分析】

（1）轻度：大脑血管轻度硬化，未来几年有脑中风的可能。

（2）中度：大脑血管明显硬化，未来一年有脑中风的可能。

（3）重度：大脑血管明显硬化，未来几个月在另一侧脑区有脑中风的可能。

17. 脑血管反射区（图 4 - 23）

脑血管硬化产生老化弧。老化弧发生在大脑部位，因大脑血管缺氧及营养不均衡，造成脑血管硬化所致。易引起血压不稳定，记忆力差，严重者发生中风或痴呆。

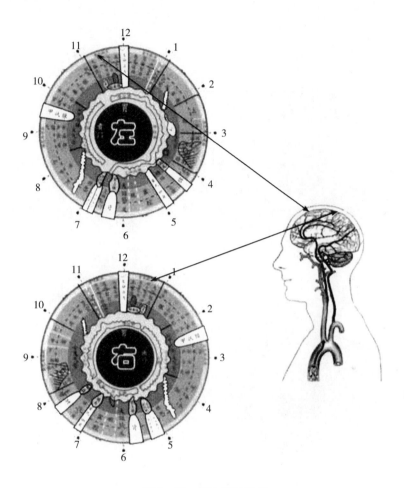

图 4 - 23　脑血管反射区

【征象分析】

（1）轻度：脑血管轻度硬化，脑供血不足，引起记忆力下降、失眠、头晕等现象。

（2）中度：脑血管明显硬化，脑供血不足，引起血压不稳定、头晕、失眠、记忆力差。

（3）重度：脑血管严重硬化，全身血管硬化，高血压者易患中风，低血压者易患老年痴呆症。

18. 生命活力反射区（图 4 – 24）

生命活力是指大脑主管人体的全身系统，有超出 120 亿个脑细胞和 500 亿个胶质细胞。它是知觉和人类思考、创造性思维等各种智力活动的中枢。保护大脑就是保护人的生命力。

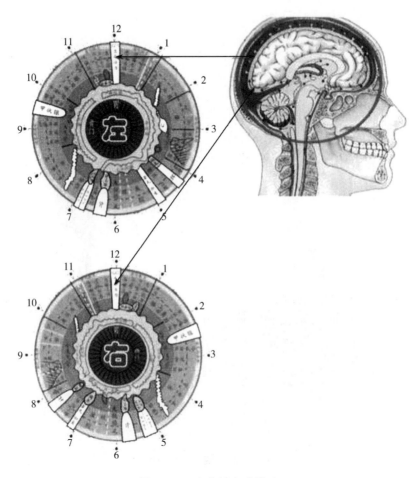

图 4 – 24　生命活力反射区

【征象分析】

头痛，头昏，记忆力下降，注意力不集中，睡眠不足。

19. 大脑能力反射区（图 4 - 25）

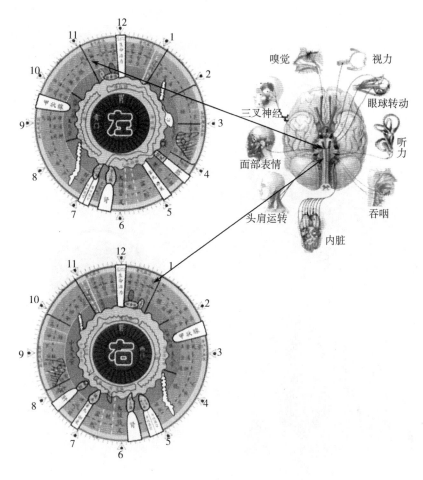

图 4 - 25　大脑能力反射区

【征象分析】

（1）斑块：易造成嗅觉不敏感、视力减退、听力下降、经常头晕等现象。

（2）线条：视力下降，吞咽不畅，内脏多种器官易患病。

（3）坑洞：免疫力、决策力下降，易造成嗅觉不敏感、听力或视力下降、经常头晕等现象。

20. 自我压力反射区（图 4 - 26）

自我压力过大，容易引起内分泌腺体功能紊乱，会导致多种疾病。在心态良好的状态下，内分泌腺体功能正常，因此，调整心态就能缓解自我压力。

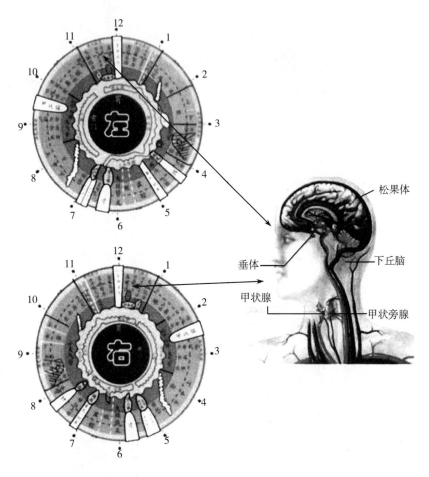

图 4 - 26　自我压力反射区

【征象分析】

此为情感、工作、生活压力积于一身的综合反应，心理上表现出正在承受压力。

21. 遗传智力反射区（图 4 - 27）

人的智力（智商）先天由父母遗传，后天与营养和环境有关。正常人的智商为 100 左右，低于 50 者为低能，51 ~ 68 介于低能与偏低之间，69 ~ 89 属于偏低，90 ~ 109 为中等偏上，120 ~ 129 为优秀，130 以上为特优。孕妇要保护好遗传智力。

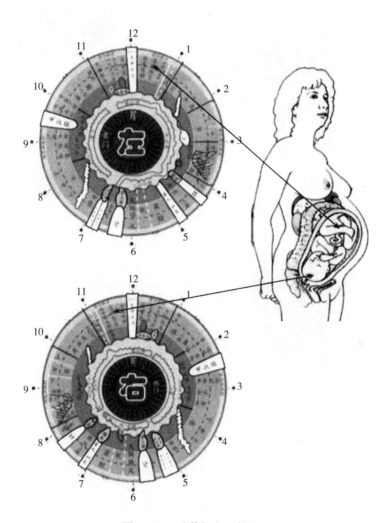

图 4 - 27　遗传智力反射区

【征象分析】

先天的遗传不足，可在后天营养保健中弥补。

22. 后天智力语言反射区（图 4 – 28）

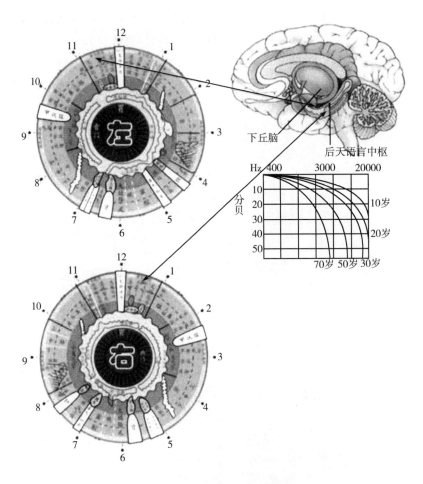

图 4 – 28　后天智力语言反射区

【征象分析】

后天智力语言与年龄、音量、音调的关系如上图所示。

音调、音质有"早老"现象，听力下降，与实际年龄有差异。

23. 感觉运动反射区（图4 – 29）

大脑皮质运动前区受到感觉运动神经元的刺激，编制一个中枢运动程序传给运动皮质，再依次把这些信息传给骨骼肌。

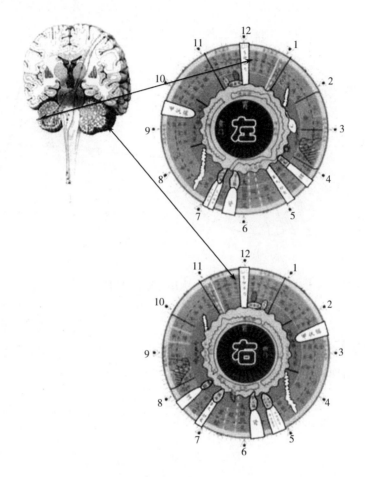

图4 – 29　感觉运动反射区

【征象分析】

感觉反应不灵敏，容易导致距离、温度判断失灵，多因缺钙所致。多半从手部开始起病，肢体无力，有麻木感，易患运动神经炎等病症。

24. 太阳神经丛反射区（图 4 - 30）

该神经丛的神经传导来自眼、面部、牙齿的感觉神经；运动神经纤维支配咀嚼肌。它是三叉神经（眼神经、上颌神经、下颌神经）的总管。

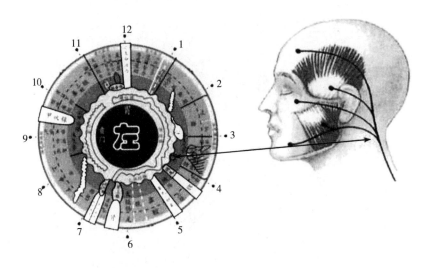

图 4 - 30　太阳神经丛反射区

【征象分析】

面部有时出现神经痛，易患三叉神经痛。

25. 性冲动大脑性感区（图4-31）

此区是人体性功能大脑指挥部。男性阳痿，女性性冷淡，均在大脑性感区有所表现。

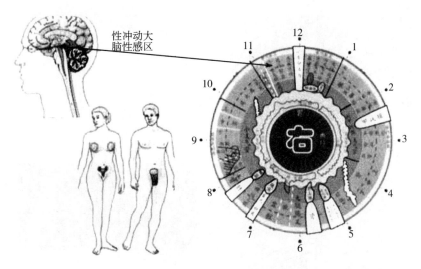

图4-31　性冲动大脑性感区

【征象分析】

（1）斑块：性冷淡或性功能下降，生殖系统易有病症。

（2）线条：肠道毒素过多，性功能受影响，性功能偏低。

（3）坑洞：大脑性指挥系统营养不良，性功能受影响，生殖器官易患病症，性功能严重低下。

26. 钠环反射区（图4-32）

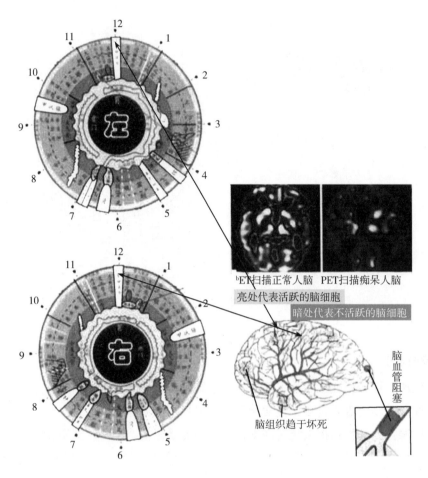

ᵇET扫描正常人脑　PET扫描痴呆人脑
亮处代表活跃的脑细胞
暗处代表不活跃的脑细胞

脑组织趋于坏死

脑血管阻塞

图4-32　钠环反射区

【征象分析】

钠环出现在第六区的动静脉区，像白云状，越变越厚的外环。有老化弧或全身血管硬化的人，食入过量的食盐、油炸食品或含防腐剂的食物，如罐头、香肠、腌制品、泡面，易形成动脉硬化症、高血压、骨质疏松、关节炎、体力衰退、记忆力差等现象。严重者会形成脑中风。

27. 脑垂体反射区（图4－33）

脑垂体位于下丘脑部位，它是人体内分泌腺的中枢系统，分泌的 HGH 是人体生长激素，直接关系人的生长程度、新陈代谢及衰老的进程，因此，保护脑垂体是抗衰老的重要举措。

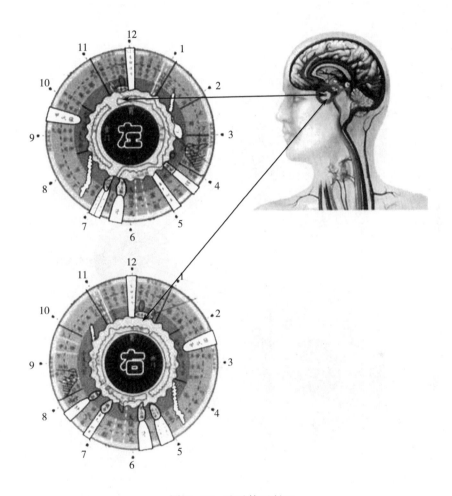

图4－33　脑垂体反射区

【征象分析】

人体生长激素分泌不足，多因污染所致。易出现早衰、记忆力下降、时常头晕、体力下降、免疫力差等现象。

28. 松果体反射区（图4-34）

松果体位于下丘脑部位，它是人体内分泌腺中重要的激素分泌器官，该器官分泌褪黑素，调节睡眠和觉醒等身体节奏，俗称人体"生物钟"调节器，也可影响人的性器官的发育和衰老的进程。

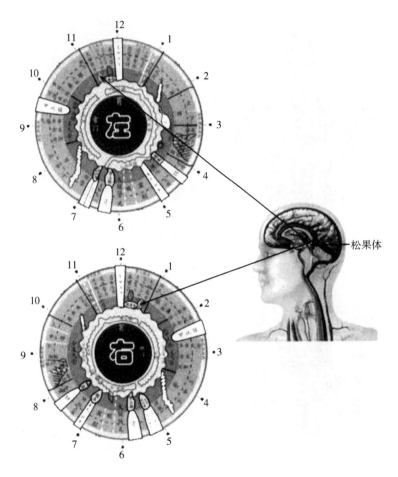

图4-34　松果体反射区

【征象分析】

（1）斑块：松果体毒素过多，导致褪黑素分泌不足，失眠多梦，精力不够。

（2）线条：肠道毒素进入松果体，导致睡眠不沉，多梦易醒，松果体功能低下。

（3）坑洞：松果体发育欠佳，导致褪黑素分泌不足，经常失眠。

29. 甲状腺反射区 （图4–35）

甲状腺是产生人体激素的器官，激素是一种复杂的化学物质。甲状腺产生甲状腺素，它能调节人体的新陈代谢，包括体重的维持、能量消耗和心率。与其他内分泌腺不同，甲状腺能储存本身产生的激素，甲状腺产生的病症有甲状腺功能亢进或减退。

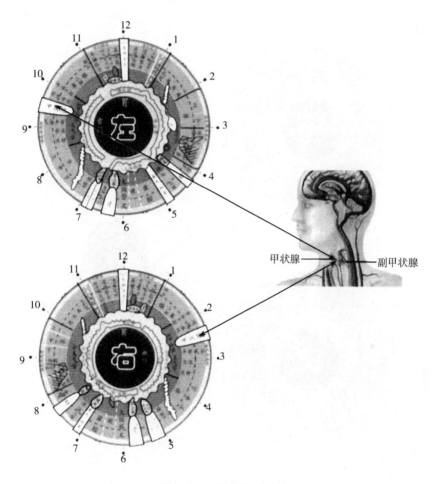

图4–35　甲状腺反射区

【征象分析】

甲状腺素分泌功能受影响，影响人体的能量消耗和心率，人易劳累。

30. 副甲状腺反射区（图4-36）

副甲状腺是产生人体激素的器官，又称甲状旁腺，由四个腺体组成，分泌的激素使骨钙释放，提高小肠的钙吸收功能，并减少肾脏对钙的排泄，以升高血钙的含量。凡补钙又不能吸收的人群，应重点检查副甲状腺是否有异常现象。

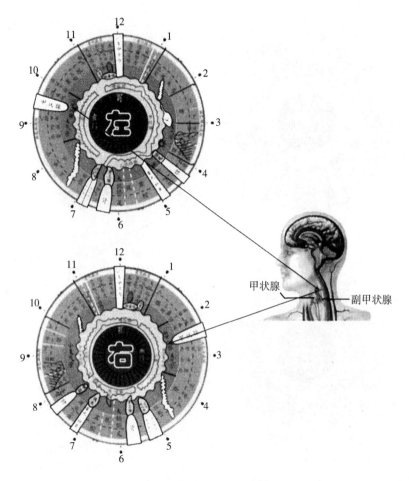

图4-36　副甲状腺反射区

【征象分析】

若征象分析功能不足，该反射区就会出现斑块、坑洞等现象，或坑洞里有黑色素。临床主要表现为手足抽搐、血钙降低、骨质疏松，易发生骨折，人易乏力，有的人颈部有结节，均属副甲状腺长期失调现象。尿毒症、慢性肾衰患者也会引起继发性副甲状腺功能失调。

31. 胸膜反射区（图4-37）

胸膜为胸腔的保护膜，容易患胸膜炎症，会导致大量的液体蓄积在两层胸膜之间的腔隙中，会出现呼吸困难、发烧、胸痛等症状。

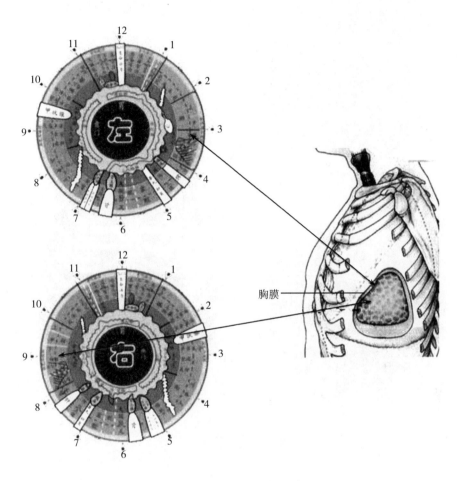

图4-37 胸膜反射区

【征象分析】

胸膜内层偶有隐痛感，胸闷不适，防止发生胸膜炎。

32. 胸腔反射区 （图 4 – 38）

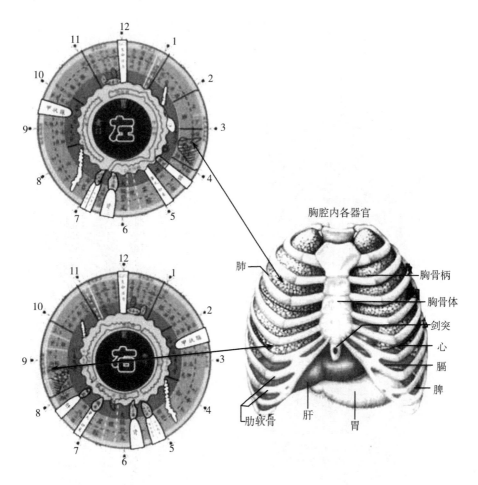

图 4 – 38　胸腔反射区

【征象分析】

（1）斑块：毒素沉积，色重者谨防患有胸腔器官肿瘤。

（2）线条：经常胸部闷痛，感觉不适，有时咳嗽，常有畏寒、发烧的感觉，毒素侵入胸腔器官，器官易有病症。

（3）坑洞：先天性器官功能低下，胸腔器官抗病能力较弱，常有胸闷、咳嗽等表浅病症。

33. 心脏反射区（图 4 – 39）

心脏的功能是通过血管将血液泵至全身各个部位，倘若停搏几秒钟，人就可能会丧失意识。所有器官与组织均需要有氧和血液的供应并及时排出废物，心脏能根据身体的需要迅速调整状态。

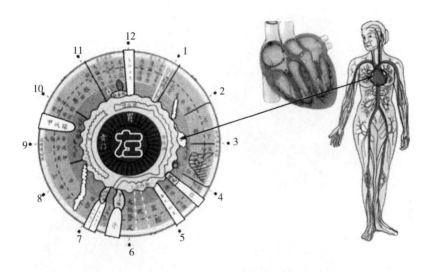

图 4 – 39　心脏反射区

【征象分析】

只看左眼眼膜的 3 点钟部位。

（1）箭头在自主神经环上：偶有心绞痛。

（2）自主神经环上齿状指向心脏：心悸、早搏现象。

（3）云雾：心脏反射区部位出现雾状或阳光放射线穿过心脏反射区，易出现头晕、胸闷、脑供血不足。

（4）斑块：是心肌梗死的前期现象。如阳光放射线穿过斑块，易引起肺心病。

（5）坑洞：在未填满毒素的情况下，出现阵发性心律不齐。如填满毒素，则易出现心力衰竭。阳光放射线穿过心脏部位的坑洞，提示先天性心脏病。

（6）心脏部位出现梨子形状，形状不规则，里边有云雾，为冠心病征象。

34. 气管反射区（图4-40）

气管是进入肺部的主要空气通道，分为左、右两大主支气管，空气经过主支气管进入左、右肺。

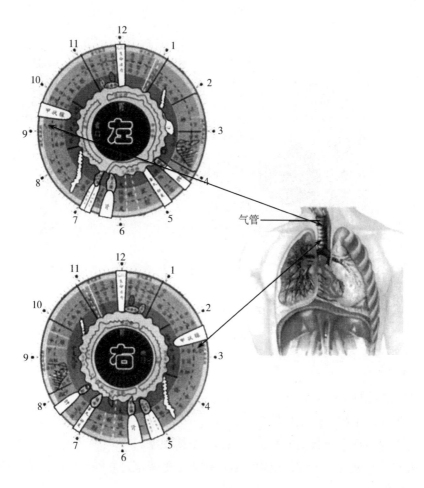

图4-40　气管反射区

【征象分析】

（1）斑块：咳喘不止，胸口闷痛难忍，经常头晕，慢性支气管炎现象。

（2）线条：可见喉痒、咳嗽、鼻塞、喷嚏、流清涕、恶寒、发热、头痛、肢体酸痛、器官感染症状。

（3）坑洞：经常性胸闷、咳嗽，抵抗力下降，易患上呼吸道感染。

35. 肺反射区（图4－41）

肺与循环系统一起完成气体交换和输送氧，肺组织的表面积约为人体表面积的40倍，空气污染、吸烟、被动吸烟，都会对肺部造成严重的损害。肺结核的发病率在全球仍占较高的比例。

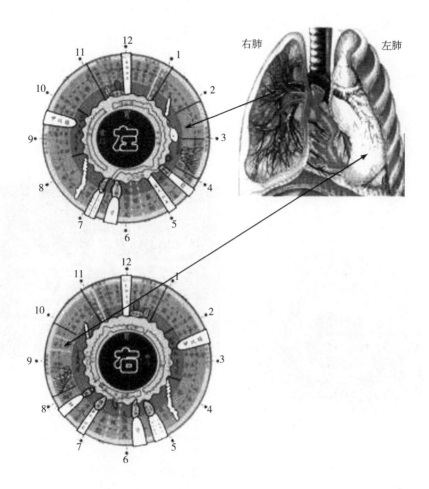

图4－41　肺反射区

【征象分析】

（1）斑块：毒素在肺部沉积，经常出现胸闷、咳喘。色重者，防止肺器官肿瘤的产生。

（2）线条：胸闷隐痛，常有畏寒、发热、咳嗽，系毒素侵犯肺部器官。

（3）坑洞：先天性器官功能低下，肺器官抗病能力较弱，易患病。

36. 支气管反射区（图4-42）

肺内部复杂的通气管道，像一棵倒置的树，气管为树干，小支气管为树干的各级分支。

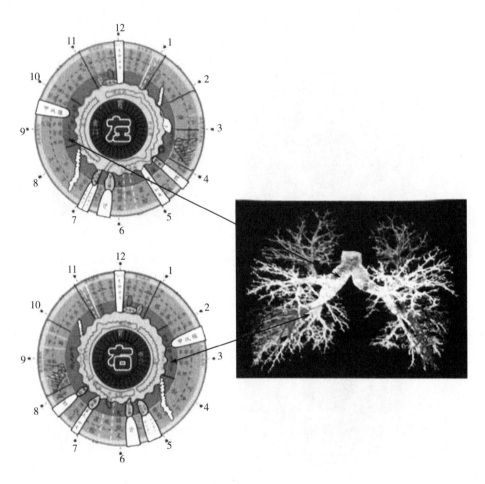

图4-42　支气管反射区

【征象分析】

（1）浅度：有时咳嗽，胸闷，头晕，食欲下降，是支气管炎早期现象。

（2）中度：咳嗽明显，有时胸口闷痛，头晕，食欲下降，是支气管炎现象。

（3）深度：咳嗽不止，胸口闷痛难忍，经常头晕，是慢性支气管炎现象。

37. 小支气管反射区（图 4 – 43）

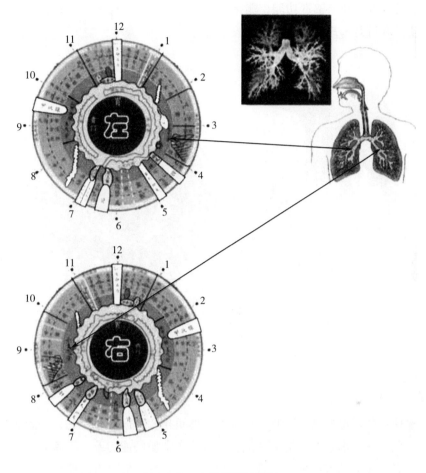

图 4 – 43　小支气管反射区

【征象分析】

（1）浅度：有时咳嗽，胸闷，头晕，食欲下降，是支气管炎早期症状。

（2）中度：咳嗽明显，有时胸口闷痛，头晕，食欲下降，为气管炎症状。

（3）深度：咳喘不止，胸口闷痛难忍，经常头晕，为慢性支气管炎现象。

38. 肝反射区（图4-44）

肝是人体最大且最重要的消化器官，像一座化学加工厂，制造胆固醇，生产蛋白质，储存糖原及维生素。肝有解毒功能，能排除血中毒素，产生的胆汁由胆囊储存，经十二指肠送到小肠，参与人体营养的消化和吸收全过程。

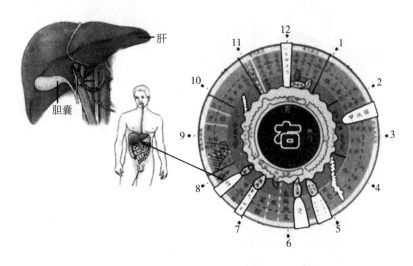

图4-44　肝反射区

【征象分析】

（1）斑块：肠道毒素进入肝脏，增加肝脏的负担，肝区有时隐痛，易患肝病。

（2）线条：肝脏毒素多，解毒功能差，合成蛋白质的能力差，易患肝病。

（3）坑洞：较多的毒素进入肝脏，增加肝脏的负担，肝区有时隐痛。

（4）黑雾：毒素进入肝脏，增加肝脏的负担，肝区有时隐痛。易携带肝炎病毒，须检查大、小三阳是否呈阳性。

（5）白雾：肝脏发育欠佳，先天性营养不良，抗病毒的能力差，须注重保健。

（6）串粒状：肝脏内脂肪组织过量，肝脏合成并摄取脂肪酸增加，有脂肪肝现象。

39. 胆反射区（图 4 - 45）

胆囊位于肝脏的下方，接受由肝脏分泌的胆汁并储存。随着胆囊的收缩，胆汁经过胆囊总管输送进入小肠，参与食物的消化和吸收。胆汁的主要成分有胆固醇、胆酸、胆色素、卵磷脂、黏蛋白、无机盐等，易患胆结石。

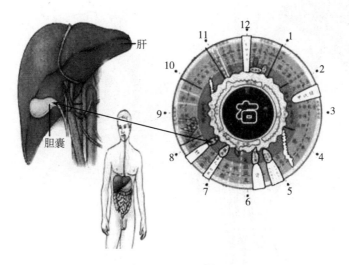

图 4 - 45　胆反射区

【征象分析】

（1）斑块：胆囊病症或肝胆综合征的征兆。

（2）线条：有引发胆囊炎的可能。

（3）袋状结晶：是胆结石的征兆。

40. 脾反射区（图 4 - 46）

脾是人体最大的淋巴器官，有些淋巴细胞在脾内成熟，并储存于体内。易发生脾胃不和，影响消化和吸收。

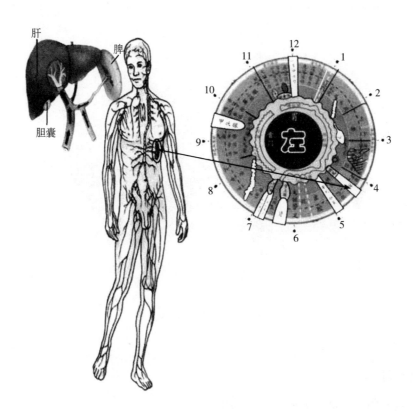

图 4 - 46　脾反射区

【征象分析】

脾胃不和，容易引起造血功能不良、免疫功能低下、消化功能差等现象。

41. 肾反射区（图 4 – 47）

肾生成足够的尿液以保持体内化学物质的平衡。在激素的影响下，肾控制着尿量、尿酸度和盐的浓度。尿液经肾形成后，储存于膀胱。

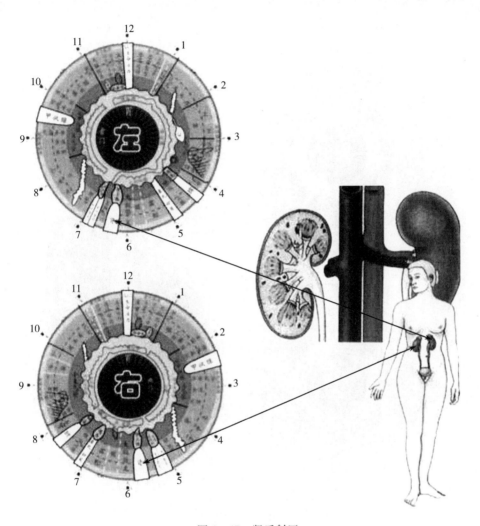

图 4 – 47　肾反射区

【征象分析】

（1）浅度：肾虚，体乏无力，面部易生斑，易导致虚弱体质。

（2）中度：肾阳不足，有时心悸，头晕，易感劳累，性功能下降，生殖能力低。

（3）深度：肾阴不足，体乏无力，睡眠不深，面部易生斑，易导致肝肾两亏。

42. 肾上腺反射区（图4-48）

肾上腺位于肾的上方，该腺体表层的皮质和深层的髓质分泌若干不同的激素，这些激素不仅调节矿物质的储留或丢失，还调节机体的应激反应、心率、血压、雄性激素、血糖代谢，以及对脂肪、蛋白质的利用。

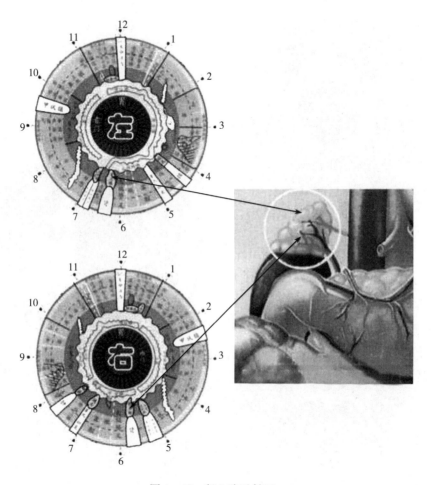

图4-48　肾上腺反射区

【征象分析】

（1）有斑块、线条、坑洞等现象。

（2）易引起内分泌代谢紊乱，体内激素不平衡，应激能力差。

（3）易引起高血压、糖尿病、心情烦躁、过度肥胖或过度消瘦等。

43. 横膈反射区（图4-49）

横膈位于上腹，穹隆状的膈将胸腔与腹腔分隔开。横膈也是主要的呼吸肌。

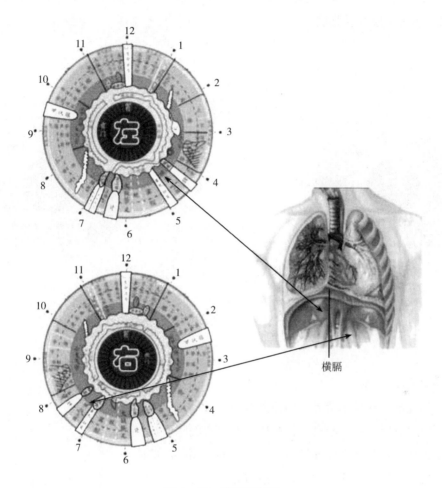

图4-49　横膈反射区

【征象分析】

呼吸时偶感肋间隐痛，做剧烈运动时感觉更为明显，注意隐性炎症。

44. 胃反射区（图 4 - 50）

胃是消化道最宽的部位，食物进入胃部，当通过由括约肌构成的幽门后，食物即经十二指肠进入小肠，在小肠进行化学分解，由肠黏膜吸收营养。胃壁由四层结构组成：浆膜层、肌层、黏膜下层及黏膜层。

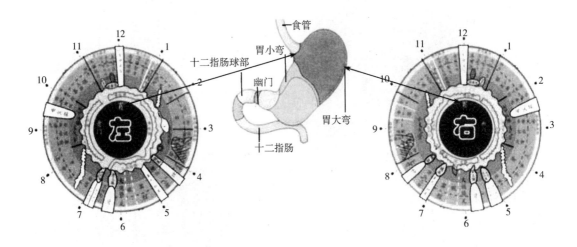

图 4 - 50　胃反射区

【征象分析】

（1）不规则：常见于营养不均衡人群。

（2）白线：胃酸高，嗳气，饱胀感，有时胃脘隐痛。

（3）黄线：胃酸低，萎缩性胃炎现象，属胃癌高发群体。

（4）齿状：胃黏膜脱落现象，易患胃穿孔。

（5）皱折：糜烂性胃炎现象，经常胃脘隐痛。

（6）黄 + 白：浅表性胃炎现象，有明显胃脘痛现象。

（7）黄线环向外浸润，同时伴有淋巴环出现，是胃癌的征兆。

（8）胃部有凹凸感，易生肿瘤。

（9）胃上有黑三角出现，提示胃切除或受外伤。

（10）胃环过小，是胃萎缩现象，多因中毒引起，如农药、吗啡、酒精、安眠药、酸性体质（糖尿病患者）。

（11）胃环过大，近视眼人群睡眠不足，一大一小，头部有外伤，脑部有疾患，如脑出血、脑梗死前兆。

（12）椭圆形袋状，常见胃下垂人群。

45. 食道反射区（图 4 - 51）

食道是食物进入胃和肠道的主要通道，食物经过的时间为 2 ~ 3 秒，如过冷或过硬，或刺激性强的食物，会引起食道损伤。食道癌是常见的肿瘤之一，多见于 40 岁以上的男性。

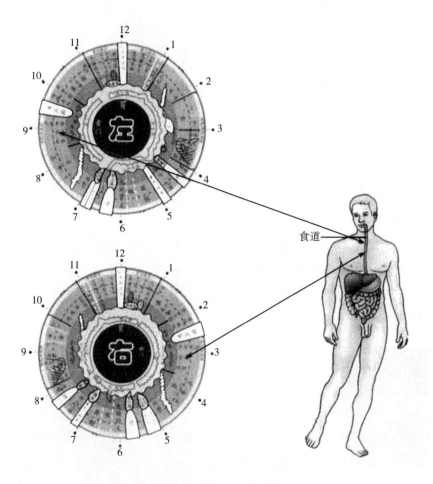

图 4 - 51　食道反射区

【征象分析】

吞咽困难，食道有时有痛感，伴有胸闷，应防止发生占位性病变。

46. 贲门反射区（图 4 - 52）

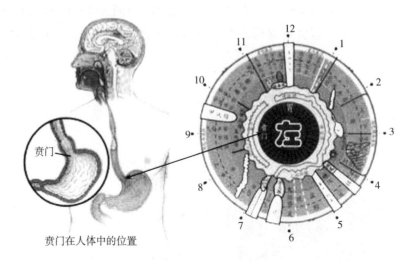

贲门在人体中的位置

图 4 - 52　贲门反射区

【征象分析】

（1）轻度斑块：感觉在咽喉底部有胀满受压或阻塞等不适感，与贲门功能失调有关。

（2）中度斑块：有可能发生吞咽困难或胸骨后疼痛。

（3）重度斑块：慢性复发性呕吐，有反复发作性嗳气，需排除贲门肿瘤。

47. 幽门反射区（图 4 - 53）

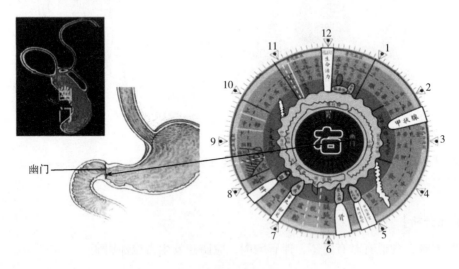

幽门

注：左上图为幽门感菌显微镜放大效果

图 4 - 53　幽门反射区

【征象分析】

有时有隐痛感，易被幽门螺杆菌感染。

48. 小肠反射区（图4-54）

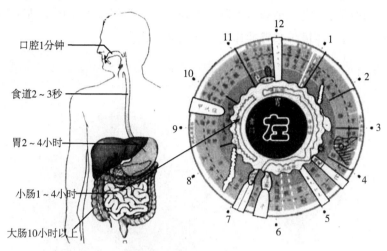

图4-54 小肠反射区

【征象分析】

（1）黄色：小肠酸性化，影响小肠的吸收功能。

（2）黑色：小肠内有毒素，小肠的吸收功能低下。

（3）乳白色：小肠有慢性炎症或肠粘连，易造成肠道功能紊乱。

49. 十二指肠反射区（图4-55）

十二指肠短而呈C形，接受来自肝、胰的分泌液。食物首先被胰液、胆汁及小肠的分泌物分解，然后被吸收利用。

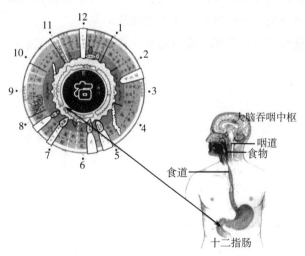

图4-55 十二指肠反射区

【征象分析】

（1）黄色：局部酸性化，易患溃疡。

（2）黑色：毒素过多，有时隐痛，是十二指肠溃疡早期症状。

（3）斑块：毒素过多，有时疼痛明显，是十二指肠功能退化现象。

50. 盲肠反射区（图4-56）

盲肠位于下腹部右下侧，小肠与大肠接口处的回盲瓣部位。经小肠消化和吸收后的食物残渣，形成粪便后，经盲肠起缓冲作用，从大肠排出。

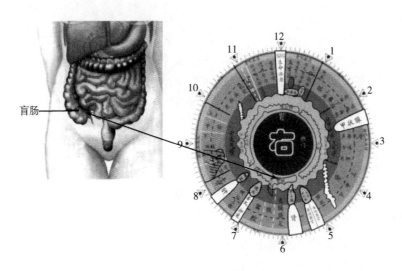

图4-56　盲肠反射区

【征象分析】

（1）黑色：由于宿便滞留，肠道毒素过多，影响其他器官的功能。

（2）黄色：肠道环境过于酸性化，是酸性体质的基础。

（3）憩室：因便秘而引起的肠道变异现象，是引发憩室的基础。

51. 阑尾反射区（图4-57）

阑尾位于下腹部右下侧，小肠与大肠接口处的盲肠部位。它是人体内最小的免疫器官，能够预报下腹部产生炎症。阑尾自身最容易感染发炎。

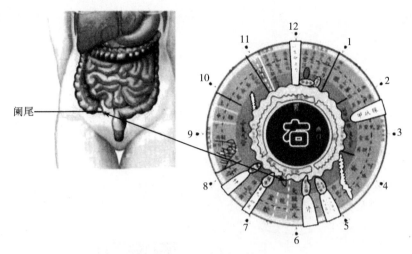

图4-57 阑尾反射区

【征象分析】

（1）斑块：右下腹隐痛，毒素进入阑尾，谨防慢性阑尾炎的产生。

（2）线条：右下腹的阑尾部位明显隐痛，肠道毒素进入阑尾，谨防发生急性阑尾炎。

52. 升结肠反射区（图4-58）

升结肠是粪便由小肠进入大肠的第一道关口。

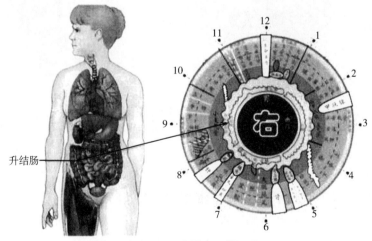

图4-58 升结肠反射区

【征象分析】

（1）黄色：肠道环境过于酸性化，是酸性体质的基础。

（2）黑色：由于宿便滞留，肠道毒素过多，影响其他器官的功能。

（3）憩室：因便秘而引起的肠道变异现象，是引发肠癌的诱因。

53. 横结肠反射区（图4-59）

横结肠是人体肠道中最容易下坠的部位，是毒素最易聚集的地方，是肠癌的好发部位。

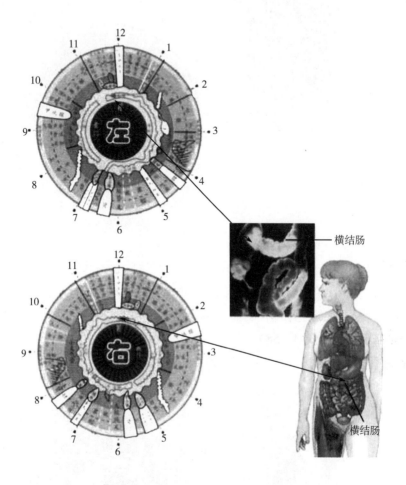

图4-59 横结肠反射区

【征象分析】

（1）黄色：肠道环境过于酸性化，是酸性体质的基础。

（2）黑色：由于宿便滞留，肠道毒素过多，影响其他器官的功能。

（3）憩室：因便秘而引起的肠道变异现象，易诱发肠癌。

（4）下坠：易滞留宿便，会造成女性子宫脱垂或青少年疝气。

54. 降结肠反射区（图4-60）

位于下腹部左下侧，是大肠的主要排便通道，上段连接横结肠，下段连接乙状结肠。对于便秘人群，降结肠容易发生憩室。

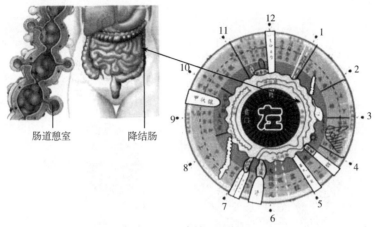

图4-60　降结肠反射区

【征象分析】

（1）黄色：肠道环境过于酸性化，是酸性体质的基础。

（2）黑色：由于宿便滞留，肠道毒素过多，影响其他器官的功能。

（3）憩室：因便秘而引起的肠道变异现象，是引发肠癌的诱因。

55. 乙状结肠反射区（图4-61）

乙状结肠位于下腹部左下侧，是大肠的主要排便通道，上段连接降结肠，下段连接直肠。各种肠道疾病，尤其是细菌性疾病，对乙状结肠有很大的危害。

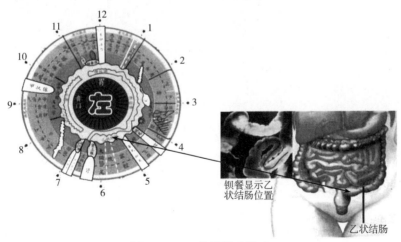

图4-61　乙状结肠反射区

【征象分析】

（1）黄色：肠道环境过于酸性化，是酸性体质的基础。

（2）黑色：由于缩便滞留，肠道毒素过多，影响其他器官的功能。

（3）憩室：因便秘而引起的肠道变异现象，是引发肠癌的基础。

56. 直肠、肛门反射区（图4－62）

肛门括约肌收缩，促进粪便排出体外。

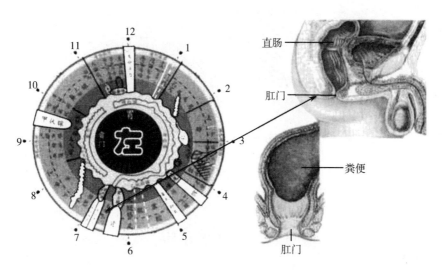

图4－62　直肠、肛门反射区

【征象分析】

直肠肛门处有隐性炎症，肛门易出血，肛门部位易患肛裂、痔疮、肛门周围脓肿、肛瘘等肛肠科疾患。

57. 肠道反射区（图 4 – 63）

肠道毒素的吸收过程：钠、氯、水和毒素吸收入血液和淋巴，便于粪便变干。碳酸氢钠及钾由结肠排出，以替换被吸收的钠和氯，毒素被吸收得越多，粪便也越干结。

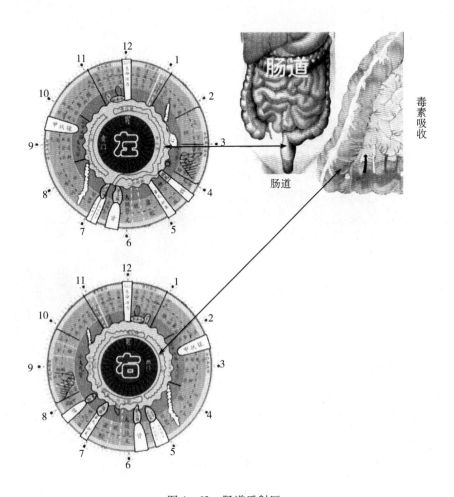

图 4 – 63　肠道反射区

【征象分析】

（1）黑色：宿便易造成肠毒沉积，会导致其他器官患病。

（2）黄色：肠道酸性化，破坏人体的酸碱平衡，手术后易造成肠粘连。

（3）收缩：便秘易造成肠道毒素再吸收。

（4）腹泻：大便溏稀，多因肠道菌类失调或肠功能紊乱所致。

58. 胰头反射区（图4-64）

胰腺的内分泌组织胰岛分泌胰岛素并直接进入血液循环，分泌量与血糖有密切的关系。胰腺的外分泌组织分泌胰蛋白酶，进入小肠参与人体的消化功能。

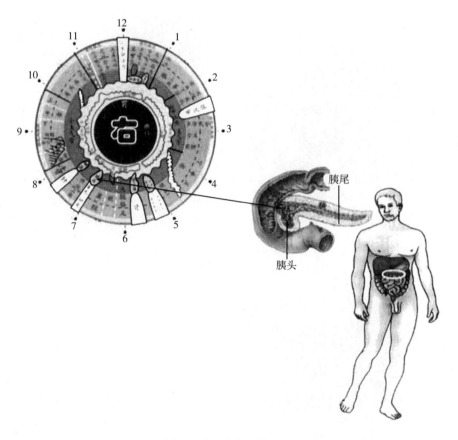

图4-64　胰头反射区

【征象分析】

有斑块、线条者表现为多饮、多食、多尿，同时伴有神疲无力、盗汗、心烦、失眠、皮肤干燥、大便干结，小便清长等，需注意检查，严防糖尿病的发生。斑块色泽严重者，需防胰头癌的发生。

59. 胰尾反射区（图 4 – 65）

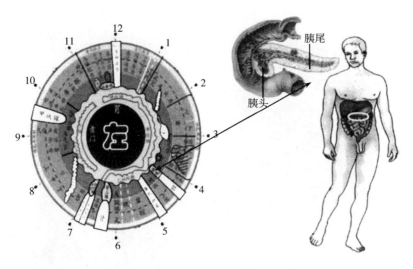

图 4 – 65　胰尾反射区

【征象分析】

　　受毒素的影响，该器官分泌腺液的功能欠佳，对消化和吸收有影响，容易引起消化不良。

60. 淋巴反射区（图 4 - 66）

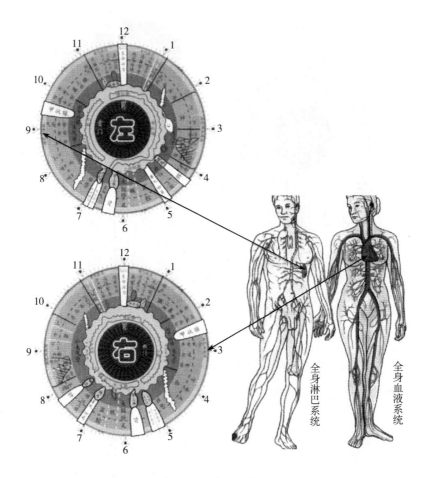

图 4 - 66　淋巴反射区

【征象分析】

（1）玫瑰环：免疫功能严重低下，重病患者或大病之前均有此现象。

（2）蜂窝孔：为体内淋巴系统毒素过多的表现，易造成抵抗力低下，易患季节性疾病。

（3）黑云雾：血液中毒素过多的反应，其毒素回倾而造成器官功能低下。

（4）白云雾：脑血管硬化形成老化弧。

61. 膀胱反射区（图 4 - 67）

膀胱是储存尿液的器官，正常人每天排尿 3 ~ 4 次。膀胱炎早期表现为尿急、尿频。50 ~ 70 岁的男人，膀胱癌的发病率较高。抽烟和受严重污染的人群，此病的发病率会增加。

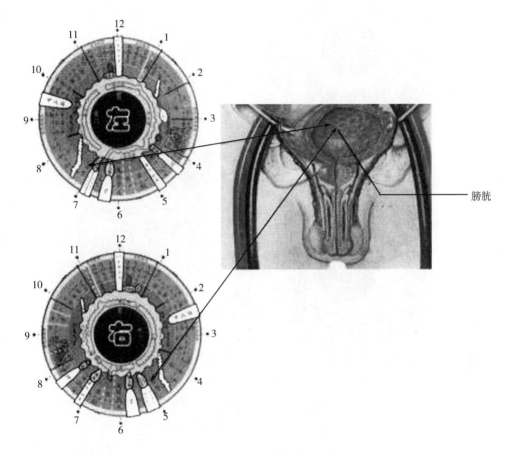

图 4 - 67　膀胱反射区

【征象分析】

（1）斑块：尿频、尿急，有时有隐痛感觉，是慢性炎症早期。色重者需做检查，排除膀胱肿瘤。

（2）线条：尿频、尿急，色重，有时痛感明显，偶有血尿，是膀胱炎症现象。

（3）坑洞：尿频、尿急，色重，有灼痛感，偶有血尿，属膀胱病象，与遗传有关。

62. 男性器官反射区（图 4 – 68）

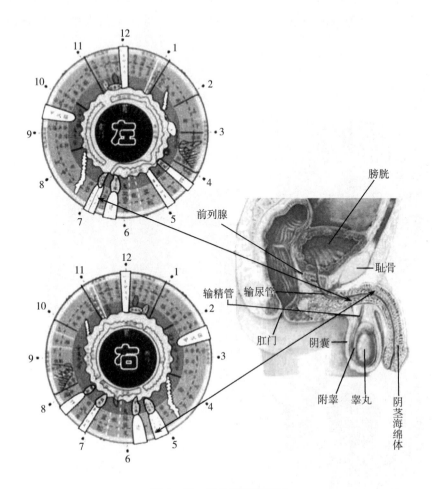

图 4 – 68　男性器官反射区

【征象分析】

（1）斑块：毒素聚集较多，易患炎症、性冷淡或性能力下降，影响生殖能力。

（2）线条：肠道毒素放射到该器官，易患性冷淡或性能力下降，影响性功能。

（3）坑洞：先天性营养不良，免疫力下降，缺锌和精氨酸，易患性冷淡，性能力下降。

63. 睾丸反射区（图4-69）

睾丸是生成雄性激素和精子的器官，此器官的毒素沉积过多，易造成睾丸萎缩，影响睾酮的产生，会形成阳痿，严重者可患睾丸肿瘤等多种疾病。

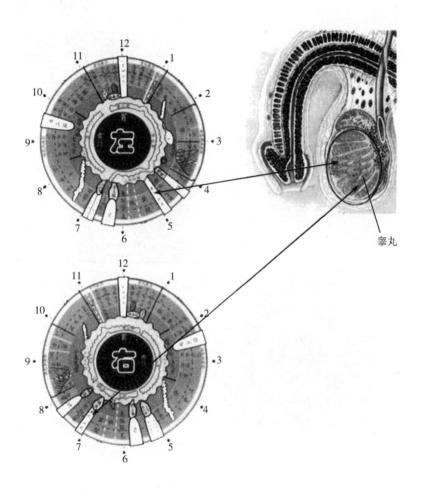

图4-69　睾丸反射区

【征象分析】

（1）斑块：有毒素沉积，易萎缩，偶有隐痛，精子成活率低，性功能下降，色重者需防病变。

（2）线条：肠道毒素进入该器官，易萎缩，局部偶有隐痛，影响精子的产生，易发生病变。

（3）坑洞：先天性营养不良，缺少精氨酸，毒素容易沉积，精子产生量少，性功能下降。

64. 前列腺反射区（图 4 - 70）

年过 50 的男性，大约 1/3 的人患有前列腺肥大或增生，使尿道变形，从而阻碍尿液流过，使膀胱不能彻底排空而引起尿频。

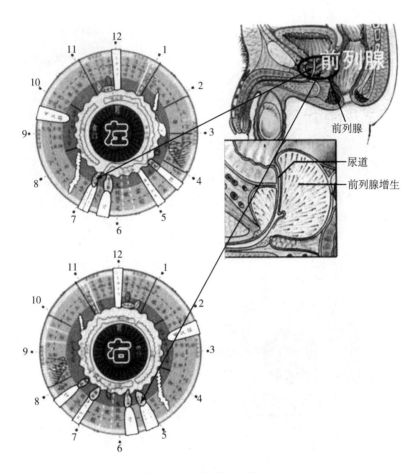

图 4 - 70　前列腺反射区

【征象分析】

（1）斑块：小便淋沥不净，尿液混浊，痛感明显，有时下腹隐痛，有前列腺炎病症。

（2）线条：排尿困难，小便频数，小腹坠胀，尿失禁或夜间遗尿，精神倦怠，前列腺肥大。

（3）坑洞：常因年老肾气渐衰，中气虚弱，阴阳失调，排尿频数，前列腺功能下降所致。

65. 女性器官反射区（图 4 - 71）

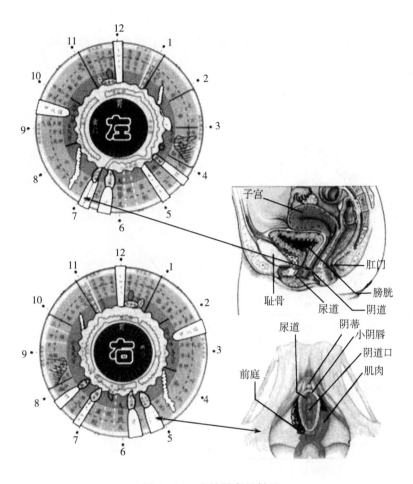

图 4 - 71　女性器官反射区

【征象分析】

（1）斑块：妇科毒素沉积过多，色重者易患肿瘤。

（2）线条：毒素沉积，应注重排毒，否则易引起阴道炎症，严重者可引起器官疾病。

（3）坑洞：妇科发育欠佳，易患月经不调、痛经等。

66. 卵巢反射区（图4-72）

卵巢位于女性下腹部的子宫两侧，卵巢产生雌激素和黄体酮。这些激素有刺激女性产生卵子的作用，还会影响女性的第二性征，如乳房、月经、喉结、音质、肤质等。因此，卵巢有"女性第二心脏"的美称，保养卵巢对每一位女性来说尤为重要。

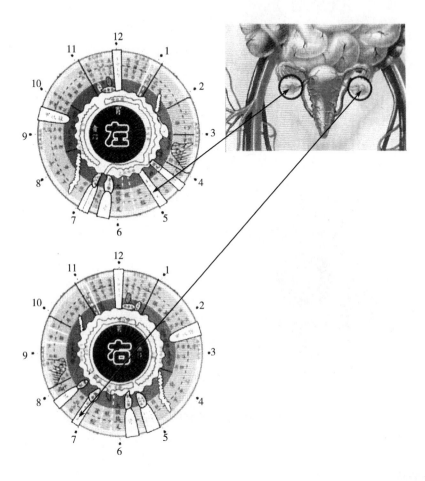

图4-72　卵巢反射区

【征象分析】

（1）斑块：卵巢毒素多，小腹下方隐痛，有包块感觉，易生卵巢肿瘤。

（2）线条：有较多毒素在卵巢沉积，对卵巢的功能有影响，有明显的妇科炎症。

（3）坑洞：子宫发育不良，雌性激素分泌不足，对生育有不良影响，有明显的妇科病症，与遗传有关。

67. 子宫反射区（图4-73）

子宫是女性重要的生殖器官，胎儿在子宫内生长发育、分娩，子宫容易沉积毒素。子宫也是女性重要的排毒器官，若保养不当，易患多种妇科疾病，如宫颈炎、子宫肌瘤、宫颈癌等。

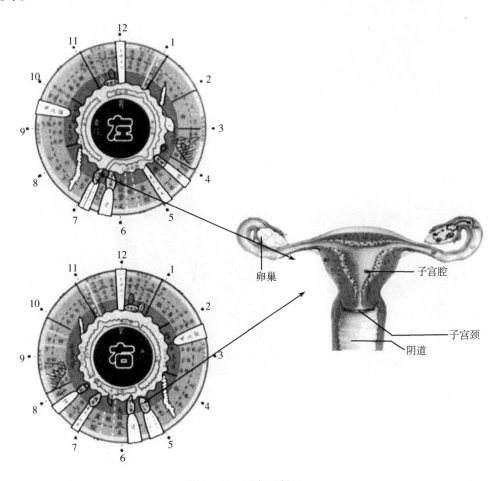

图4-73　子宫反射区

【征象分析】

（1）轻度：排毒不畅，毒素滞留过多，应加强子宫的排毒功能。

（2）中度：毒素过多，导致小腹有痛感，分泌物有异味，是炎症早期现象。

（3）深度：分泌物异味重，小腹痛感明显，提示子宫有炎症。

68. 乳房反射区（图4-74）

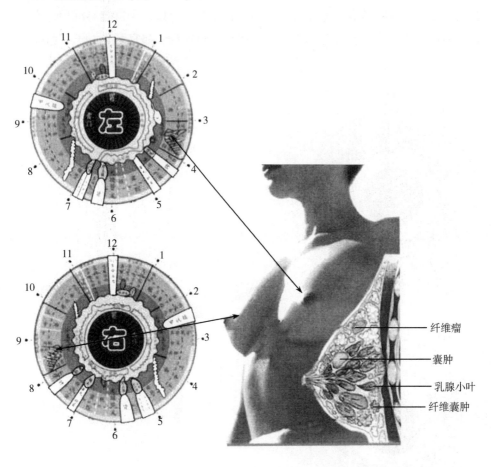

图4-74　乳房反射区

【征象分析】

（1）斑块：体内毒素在乳房沉积过多，色重者应密切关注乳房，谨防乳房肿瘤的产生。

（2）线条：肠道毒素进入乳腺，乳腺有明显的周期性肿胀感及小叶增生现象。

（3）坑洞：先天性发育欠佳，应调整雌激素水平，防止产生囊肿。

69. 肋骨反射区 (图 4 – 75)

肋骨是保护胸腔器官的骨骼系统。

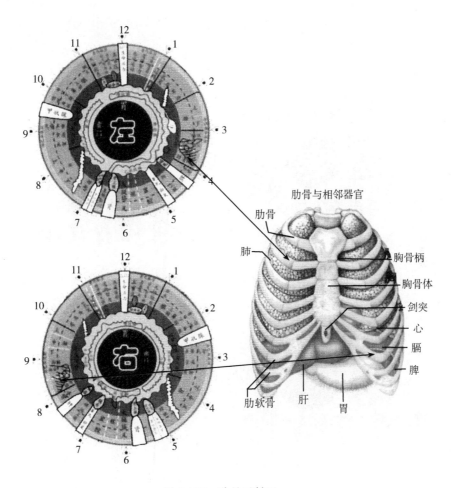

图 4 – 75 肋骨反射区

【征象分析】

（1）斑块：毒素沉积，缺钙导致骨质疏松，经常骨痛，活动受限。

（2）线条：严重缺钙导致骨质疏松，活动受阻。

（3）坑洞：先天性缺钙导致经常骨痛，骨质疏松，活动受阻。

70. 肩反射区（图 4 - 76）

肩部肌肉较浅，骨骼负担重，一旦严重缺钙或受风寒后可引起无菌性炎症，即肩周炎。

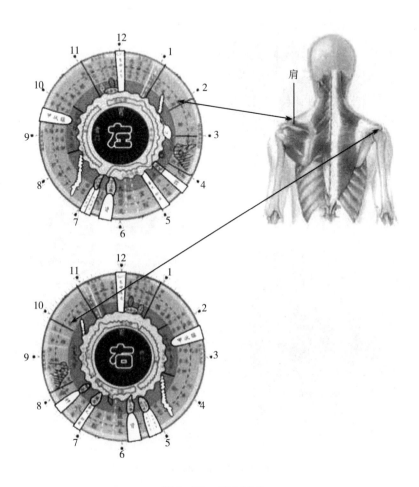

图 4 - 76　肩反射区

【征象分析】

缺钙导致经常酸痛，骨质疏松，肢体无力，活动受限，肩关节周围有炎症。

71. 背反射区（图 4 – 77）

背部肌肉强状而又柔韧，支撑头和躯干，有 33 块环状的椎骨连接成脊柱。位于椎骨之间的是强健的椎间盘，椎间盘每平方厘米能承受数百千克的重量。脊柱周围有强壮的韧带和肌肉，有助于稳定椎骨，并控制脊柱运动。

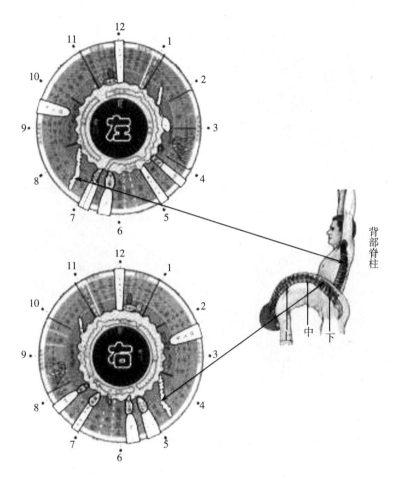

图 4 – 77　背反射区

【征象分析】

（1）斑块：风寒入内，背部疼痛明显，时轻时重，长期缺钙导致局部易患无菌性炎症。

（2）线条：毒素入内，背部疼痛明显，刺痛或灼痛感，缺钙导致局部易患无菌性炎症。

（3）坑洞：先天性功能差，背部病痛明显，有压痛，严重缺钙导致腰椎易发生病变。

72. 肩胛反射区（图4-78）

成人有206块大小不等、形状不同的骨头，肩胛骨是人体的附属骨骼。

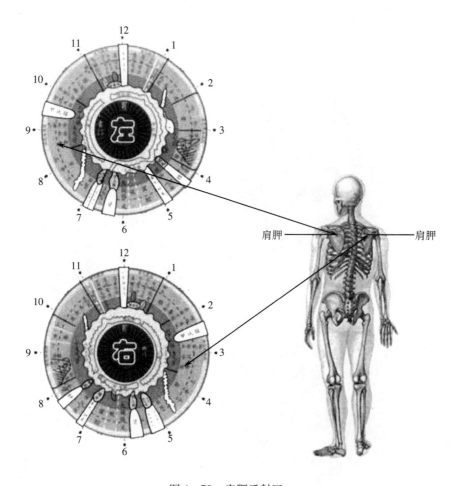

图4-78 肩胛反射区

【征象分析】

风寒入内，肩胛部位疼痛明显，长期缺钙导致局部易患无菌性炎症。

73. 髋反射区（图 4 – 79）

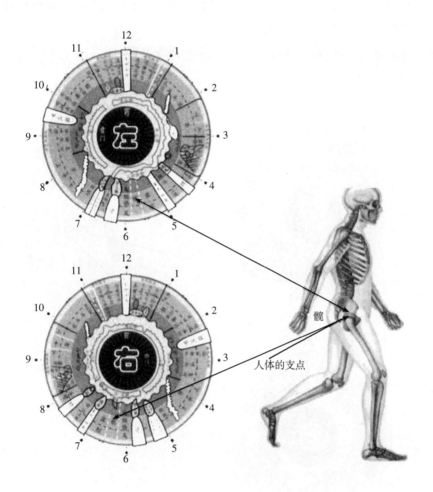

图 4 – 79　髋反射区

【征象分析】

严重缺钙，经常疼痛，骨质疏松，走路无力，活动受阻，关节有炎症。

74. 盆腔反射区 （图 4 - 80）

女性生殖器位于由两侧盆骨围成的宽大的盆腔内。由于子宫在怀孕期会随着胎儿的生长而增大，因此女性的盆腔比男性更宽、更浅。

男性的盆腔里有乙状结肠、直肠、小肠和生殖器等器官。

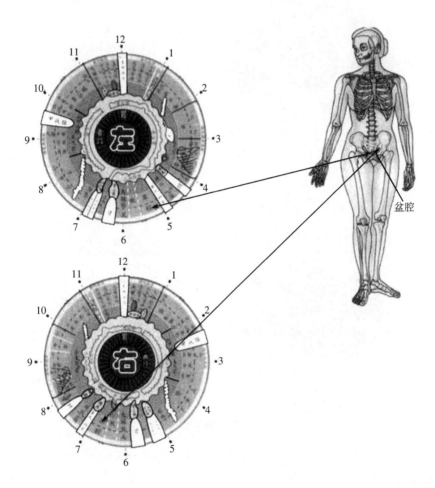

图 4 - 80　盆腔反射区

【征象分析】

容易缺钙，骨质疏松，小腹隐痛，活动受阻，易患盆腔炎症。

75. 皮肤反射区（图4-81）

皮肤是机体外部的保护层，是身体内最大的器官之一，可以自我修复，并含有多种感受器，如能感受轻微的触觉。皮肤对调节体温起重要作用。皮肤外表随情绪波动及健康状况而有所变化。

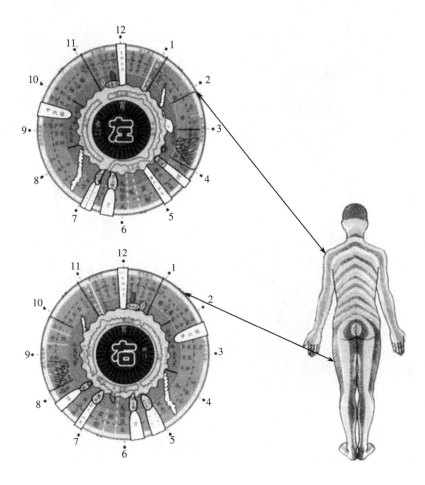

图4-81　皮肤反射区

【征象分析】

（1）黑色：毒素在皮肤聚集，排毒功能差。

（2）黄色：酸性化现象，会同时出现不同程度的酸性体质。

（3）淡黄色：皮肤抗病力下降，往往是皮肤病的早期现象。

（4）苍白：贫血征象，常有头晕、头昏感觉。

（5）黑雾：排毒功能差，脏器功能低下。

（6）蓝+白：皮肤毛细血管循环障碍，排毒功能差。

76. 手臂反射区（图4－82）

手臂肌肉血管丰富，手臂的力量反映出全身的力量。

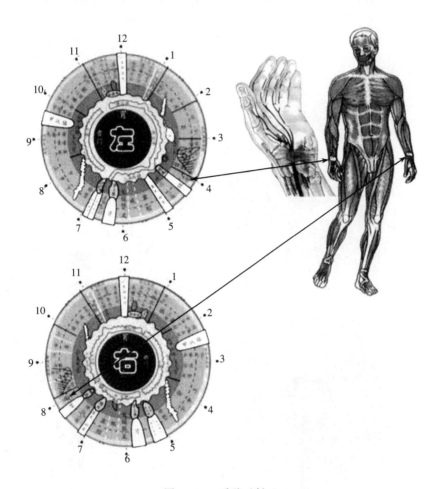

图4－82 手臂反射区

【征象分析】

受毒素和外伤的影响，手臂肌肉无力，经常隐痛。

77. 酸性体质反射区（图4－83）

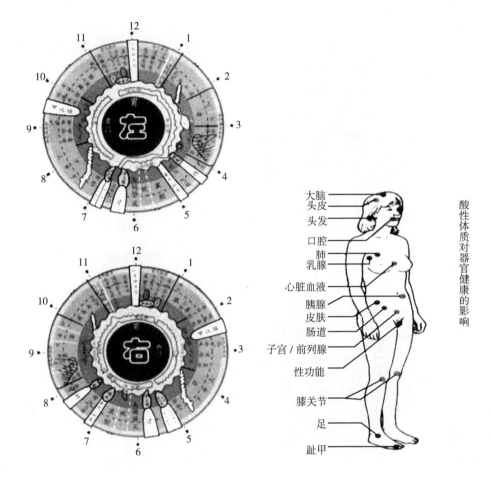

图4－83　酸性体质反射区

【征象分析】

此反射区出现在虹膜的三环以外，六、七环以内的区域。呈现黄色、金黄色，在蓝眼睛种族中呈现白色。健康的血液呈弱碱性，pH值在7.35～7.45之间。酸性体质的形成原因是精神压力、睡眠欠缺、酸性饮食，这是慢性代谢性疾病和肿瘤生长的条件。酸性体质者还易发生过敏或关节疼痛等。

78. 大腿反射区 （图 4 - 84）

大腿、膝、足是支撑人体的骨骼系统。

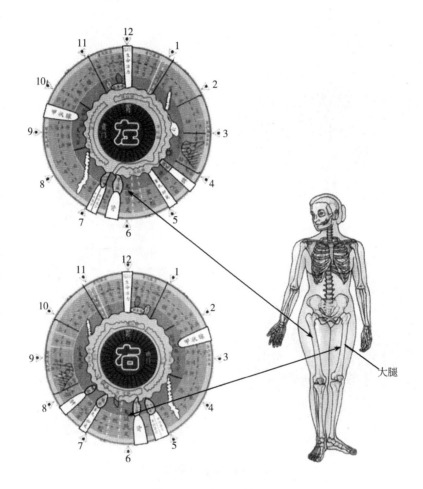

图 4 - 84　大腿反射区

【征象分析】

（1）斑块：长期缺钙导致经常骨骼疼痛，阴天加重，走路无力，易患关节炎症。

（2）线条：肠道毒素所致，阴天加重，走路无力，关节有炎症。若出现白线条，为骨折征象。

（3）坑洞：长期缺钙导致骨质疏松，易造成骨质增生，引起关节疼痛。

79. 膝反射区（图 4 - 85）

膝关节是人体最大的关节，靠滑膜关节连接。韧带起到稳定作用。膝有不随意的刺激可预见的反应，由此反映脊髓神经通路的动能。

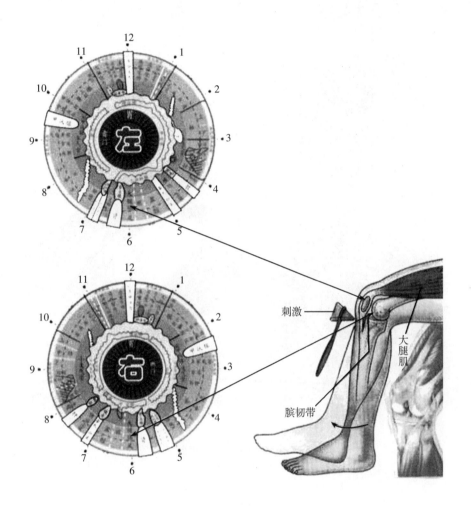

图 4 - 85　膝反射区

【征象分析】

（1）斑块：钙吸收功能低下，经常疼痛，走路无力，易引起关节炎症。

（2）线条：毒素过多，缺钙，经常疼痛，阴天加重，走路无力，关节有炎症。

（3）坑洞：长期缺钙，经常疼痛，骨质疏松，走路无力，活动受阻，关节有炎症。

80. 足反射区（图 4 - 86）

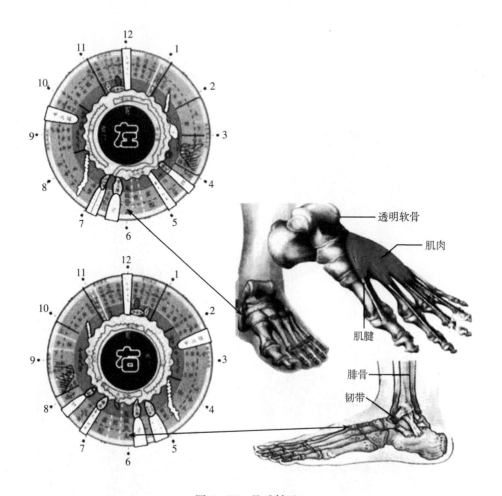

图 4 - 86　足反射区

【征象分析】

（1）浅度：缺钙，经常疼痛，走路无力，易引起关节炎症。

（2）中度：长期缺钙，经常疼痛，阴天加重，走路无力，关节有炎症。

（3）深度：严重缺钙，经常疼痛，骨质疏松，走路无力，活动受阻，关节有炎症。

第三节　手　　诊

　　关于手诊学，古今中外的著作很多，中医经典《黄帝内经》就有论述，古希腊亚里士多德就著成《手相术》一书，希波克拉底也使用手诊来帮助诊断疾病。中国工程院院士、中国显微外科、断肢再造技术领头人之一顾玉动教授谈及人手和大脑的关系时说："手既是脑之母，又是脑之子。"心理是脑的机能反应，人的心理是客观现实在人脑中的主观印象。人的感觉、记忆、思维、情感和意志，都是人脑对客观世界的反应。因此，手是研究心理性疾病最直接且最好的学科。

万病之源是生物电磁场的紊乱，顺势医学是研究生物电磁场的科学，顺势产品实质上是含有微观粒子的生物电磁场，即用来修复、平衡紊乱的生物电磁场，因此，顺势医学是目前心理性疾病治疗的唯一药物。

目前，能够用手诊诊断的疾病约有200种，近百种疾病的诊断率达90%。该项技术易学习、易实践、易被人接受，诊断过程无痛苦、无损伤，经济简便，值得推广。

一、手掌的九位分区与主要脏器位置对应图（图4-87、图4-88）

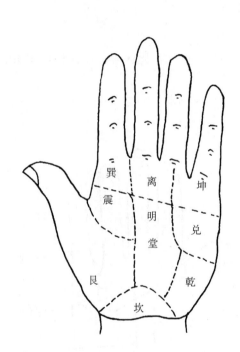

图4-87 手掌的九位分区图

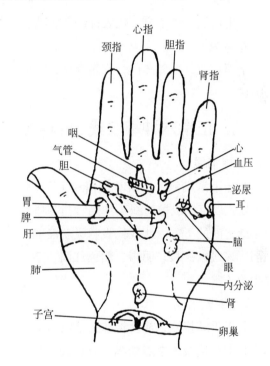

图4-88 主要脏器位置对应图

1. 巽位

食指下方。此为胆道系统反射区。

2. 离位

中指和无名指下，情感线上方。此为心功能反射区。

3. 坤位

小手指下方，情感线上方。此为泌尿生殖系统反射区。

4. 兑位

情感线到手腕1/2处，桡侧为无名指和小指的分界线与手腕线的垂线。此为大、小肠反射区。

5. 乾位

在兑位的下方直到手腕线，桡侧为无名指和小指的分界线与手腕线的垂线。此为内分泌功能反射区。

6. 坎位

位于掌根部，腕横纹的上方。此为泌尿生殖系统功能反射区。

7. 艮位

在大拇指掌褶纹之下，上端为拇指根部与脑线的平行线，与生命线的交界处。此为脾胃功能反射区。

8. 震位

在生命线的内下方，代表神经系统功能反射区。

9. 明堂

下邻坎位，上邻离位，尺侧为兑、乾位，桡侧为艮、震位。此区为心血管和心理功能反射区。

二、正常六种掌纹线 (图 4 - 89)

1. 感情线

起于手掌尺侧，小指掌指褶纹 1.5 ~ 2cm 处，以直线或抛物线延伸到食指与中指指缝之间的下方。此线代表呼吸功能的强弱，该线以深长、明晰、颜色红润、杂纹少为正常。

2. 脑线

起于手掌桡侧，从食指掌指褶纹与拇指掌指褶纹连线的中点处起，以直线或抛物线延伸至无名指中线。此线又称智力线，该线主要提示心脑的健康状况及智力的高低。脑线以清晰不断、颜色红润为正常。

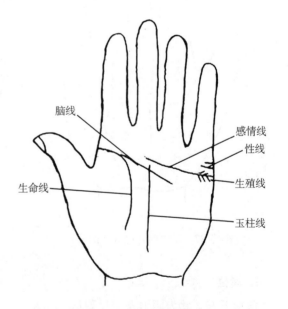

图 4 - 89　正常掌纹线

3. 生命线

起于手掌桡侧，从食指掌指褶纹与拇指掌指褶纹连线的中点处起（多数人与脑线相交），以弧形或抛物线延伸至腕横纹，弧度不超过中指中线。此线反映人的体质、精力、能力、健康状况及疾病情况。该线以清晰不断、颜色红润为正常。生命线包围的区域称为交感神经区，如果这个部位大而丰满，颜色鲜红，表示其交感神经兴奋度高。生命线的起点与感情线联结到四指根部的区域，为副交感神经区，如果这个区域隆起、扩大，则表示副交感神经兴奋。

4. 玉柱线

起于坎位，向下通过掌心，直达中指下方。该线以细而浅、笔直向下、明晰不断、颜色红润为正常。此线在"做官"人中发现，所以称为玉柱线。该线出现并非健康之兆，其线越长（连到中指下），健康状况越差。有些中老年人出现玉柱线，表示有心血管方面的病变。

5. 性线

在小指掌指褶纹与感情线之间的 2～3 条平直、清晰而不断的掌纹，颜色浅红为佳。

6. 生殖线

在感情线的起始部，呈根须状的掌纹。

三、八种异常掌纹

1. "十"字状纹（图 4 - 90）

这是由气管炎形成的"十"字纹，两条短线或一长一短相互交叉或垂直，而正"十"字状纹比斜"十"字状纹意义更大，在纹线中央出现比单独出现意义更大。"十"字状纹反映的身体状况：脏器功能失调，或某些脏器有炎症，处于疾病早期或提示疾病已经好转，即将痊愈。

2. 三角形样纹（图 4 - 91）

三角形样纹是由三条短的褶纹构成，形似"△"形的纹。三角形样纹表明其病情比"井"字形纹轻，比"十"字状纹重。

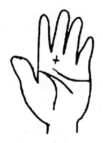
图 4 - 90　"十"字状纹

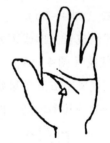
图 4 - 91　三角形样纹

3. "井"字状纹（图 4 - 92）

由四条短的褶纹构成"井"字形。"井"字状纹与慢性炎症有关。

4. "米"字状纹（图 4 - 93）

由三四条短纹组成"米"字状纹。"米"字状纹表明脏器存在气滞血瘀的现象。

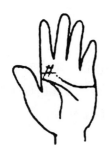

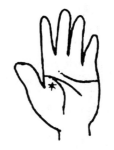

图 4 - 92　"井"字状纹　　　　　　　图 4 - 93　"米"字状纹

5. 环形纹（图 4 - 94）

掌纹如环，环中心有杂纹，较为少见。环形纹与外伤有关。

6. 岛形纹（图 4 - 95）

岛形纹越小越有意义，一般提示肿瘤或炎性肿块。

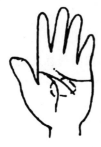

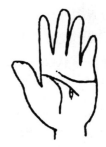

图 4 - 94　环形纹　　　　　　　　图 4 - 95　岛形纹

7. 方格状纹（图 4 - 96）

由四条短线组成长方形或正方形的纹。方格状纹出现于疤痕人群。

8. 五角星状纹（图 4 - 97）

由多条褶纹交叉组成五角星状纹，比较少见。如出现在脑线尾端，多提示缺血性脑血管意外，出现偏瘫的几率较高。但愈后情况较好，死亡率低。

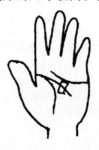

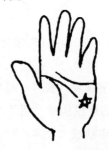

图 4 - 96　方格状纹　　　　　　　图 4 - 97　五角星状纹

【附：各种异常掌纹】

十　十字纹：炎症

\#　叉字纹：肿块、心绞痛

＊　米字纹：重度炎症

口　口字纹：手术、空洞

交叉纹：血流受阻、疼痛

Y　Y字纹：肾功能弱

对角三角形纹：隐性冠心病

棱形纹：血管瘤

●●黑点纹：血癌

○○○　连状纹：眼疾、听力障碍

○　桃状纹：癌症

树叶纹、麦穗纹：炎症

△　三角纹：外伤

岛纹：肿瘤、肌瘤

丰字纹：精神忧郁

月亮纹：女性不孕症

弧形纹：骨质增生

四、十种病理掌纹线

1. 太阳线

太阳线是位于无名指下的竖线，多与血压的高低有关。太阳线穿过感情线，并有血脂丘增高的人，多有高血压；太阳线未穿过感情线，血脂丘平坦的人，多有血压偏低。（图4-98）

（1）太阳线旁出现"米"字纹，或"十"字纹，提示高血压伴心肌供血不足。（图4-99）

（2）太阳线过感情线，交感区扩大，提示高血压。（图4-100）

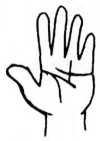
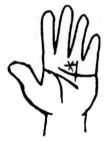
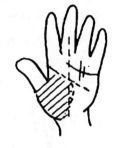

图4-98　太阳线　　　　图4-99　太阳线旁"米"字纹　　　　图4-100　交感区扩大

（3）太阳线未过感情线，交感区缩小，提示低血压。（图4-101）

（4）太阳线旁有血脂丘隆起，提示高血压伴高血脂。（图4-102）

2. 肝线

肝线提示肝脏免疫功能的强弱。起于小指掌指褶纹与感情线中间，向无名指下延伸的一条横线，也称酒线。此线多提示过量饮酒或药物中毒而致肝功能损害。（图4-103）

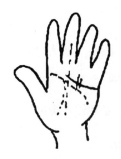

图 4 - 101 交感区缩小

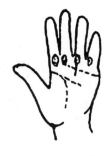

图 4 - 102 血脂丘隆起

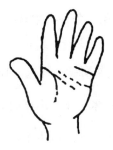

图 4 - 103 肝线

（1）肝线延长至中指下的感情线上，提示此人患有关节炎、痛风。（图 4 - 104）

（2）肝线上有岛纹，提示此人有过量饮酒而致肝损伤史。（图 4 - 105）

（3）肝线上有数条干扰线，提示此人有肝炎病史。（图 4 - 106）

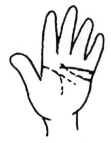

图 4 - 104 肝线碰感情线

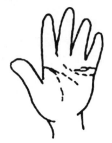

图 4 - 105 肝线有岛纹

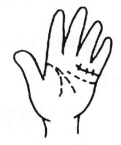

图 4 - 106 肝线上有干扰线

3. 通贯掌

与脑线起点相同，为一条深粗横线，直达手掌尺侧，称为通贯掌。该线出现，感情线消失，生命线存在，称为猿猴纹。此线提示人体特征的遗传倾向极强，人的体质、智力、寿命、疾病的遗传特征，均与父母接近。（图 4 - 107）

（1）贯通掌呈链状，提示此人易患头痛。（图 4 - 108）

（2）在无名指下有小岛纹符号，提示此人易患心脏、脑及视力方面的问题。（图 4 - 109）

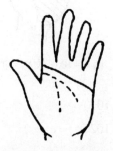

图 4 - 107 通贯掌

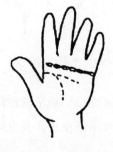

图 4 - 108 贯通掌呈链状

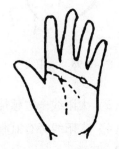

图 4 - 109 贯通掌有岛纹

4. 悉尼线

此为脑线的变异,一直延伸到手掌尺侧,称为悉尼线。1970 年在澳大利亚悉尼发现一种特异的掌纹,这种掌纹在先天性风疹、白血病和先天愚型患者中多见,故叫"悉尼"线。肝癌、牛皮癣及糖尿病患者中亦可见到。提示免疫性疾病与肿瘤倾向。

(1)悉尼线末端有不规则岛纹,提示此人应注意肿瘤的可能。(图 4 - 110)

(2)悉尼线末端有小叉纹或呈羽毛状,提示此人易患过敏性紫癜,或幼儿时期有发烧等病史。(图 4 - 111)

5. 健康线

健康线是起于坎位(以不接触生命线为原则),斜向小指方向(以不接触感情线为准)的一条斜线。一般无此线者为好。该线是观察疾病的发生、发展的一条重要的线,所以称为健康线。有健康线反而不健康,特别是肝、肾功能较差或慢性呼吸系统疾病患者,常出现明显的健康线。提示免疫功能的强弱。(图 4 - 112)

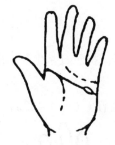
图 4 - 110 悉尼线有岛纹

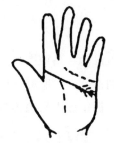
图 4 - 111 悉尼线有分叉

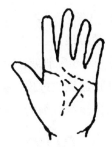
图 4 - 112 健康线

(1)健康线上出现岛纹,多提示肝脏的健康状况较差。(图 4 - 113)

(2)健康线过感情线,提示有呼吸系统疾病。(图 4 - 114)

(3)健康线过生命线,提示有免疫系统疾病,并有可能危及生命。(图 4 - 115)

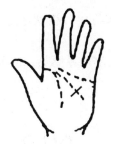
图 4 - 113 健康线出现岛纹

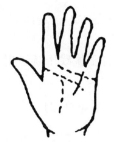
图 4 - 114 健康线过感情线

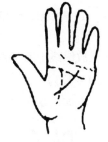
图 4 - 115 健康线过生命线

6. 过敏线

过敏线起于食指与中指指缝间,以弧形延伸至无名指与小指指缝间。该线又称金星线,有此线的人多为过敏体质。(图 4 - 116)

(1)过敏线中央有小岛纹,提示此人易患甲亢。(图 4 - 117)

（2）过敏线上有方形纹符号，提示此人有脑内伤史。（图4-118）

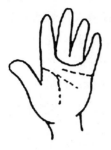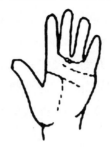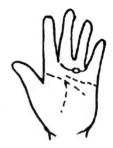

图4-116　过敏线　　　　图4-117　过敏线有岛纹　　　　图4-118　过敏线上有方形纹

（3）过敏线有两条，提示此人为过敏体质，以日光性皮炎较为多见。（图4-119）

7. 土星线

在中指掌指褶纹下，有一条弧形连线，称为土星线。提示此人有情绪变化，具有性格孤僻症。（图4-120）

8. 放纵线

位于小鱼际肌处，腕横纹上1~2cm的一条短横线，称为放纵线。提示日常生活不规律。

（1）放纵线过长，提示营养过剩，此人多肥胖。（图4-121）

（2）放纵线细弱，或呈断续状，提示此人易患多梦、失眠、盗汗。（图4-122）

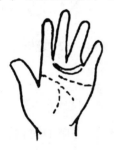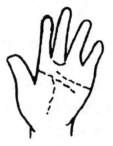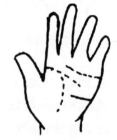

图4-119　过敏线有两条　　　　图4-120　土星线　　　　图4-121　放纵线过长

（3）放纵线上有岛纹出现，或有干扰线干扰，提示此人易患泌尿系感染，应节制房事。（图4-123）

（4）有两三条方纵线，提示此人易患糖尿病。（图4-124）

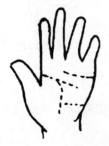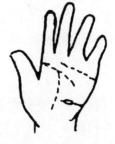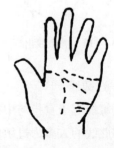

图4-122　放纵线断续　　　　图4-123　放纵线有岛纹　　　　图4-124　有三条放纵线

（5）放纵线穿过肾区，提示糖尿病影响了肾功能。（图 4 – 125）

（6）放纵线呈网状纹，提示女性月经不调，男性易滑精、肾虚腰痛。（图 4 – 126）

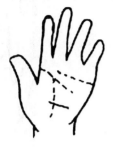
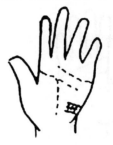

图 4 – 125　放纵线穿肾区　　　　　　　　图 4 – 126　放纵线呈网状

9. 干扰线

干扰线提示身体的健康状况，横切各主线或辅线的不正常线，位置不定。此线又称障碍线。如掌纹出现大量的干扰线，则提示近期经常饮食不规律、熬夜或工作压力较大。（图 4 – 127）

10. 便秘线

位于脑线的后 1/3 处，有向尺侧发出的掌纹，称便秘线。（图 4 – 128）

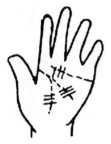
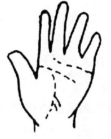

图 4 – 127　干扰线　　　　　　　　　　　图 4 – 128　便秘线

五、掌纹线的疾病信号

（一）感情线

多提示消化、呼吸系统功能的强弱。

1. 感情线过长，多有植物性神经功能紊乱。（图 4 – 129）

2. 感情线在中指下突然流入食指与中指缝内，提示自幼患胃病。（图 4 – 130）

3. 感情线分为两支，一支直达食指的掌指关节处，另一支流入食指与中指缝内，提示胃功能差，消化和吸收功能弱。（图 4 – 131）

4. 感情线起始端有较大的岛纹，提示听神经异常。（图 4 – 132）

5. 感情线末端出现较小的岛纹或大量杂乱的羽毛状纹时，提示有咽炎或鼻炎。（图 4 – 133）

6. 感情线在无名指下发生畸断，提示肝功能较差，或早年患过严重的疾病，引起肝脏免疫功能改变。（图4－134）

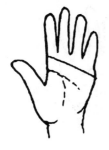

图4－129　感情线过长

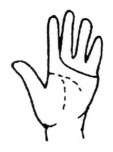

图4－130　感情线流入食指
与中指缝内

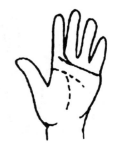

图4－131　感情线分支

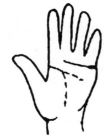

图4－132　感情线有岛纹

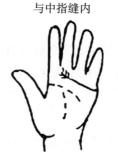

图4－133　感情线末端有羽毛状纹

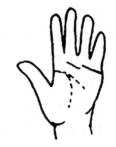

图4－134　感情线畸断

7. 感情线在无名指下有较小的岛纹，提示眼及视神经异常，或有乳腺增生。（图4－135）

8. 感情线在无名指下被两条竖线切断者，提示血压不稳定。若在竖线两旁有脂肪隆起，多患有高脂血症。（图4－136）

9. 在感情线上，从无名指到中指，多反映呼吸系统功能的强弱，分支多而乱，或有数条线切过，多有慢性支气管炎或支气管扩张症，或过去患过慢性支气管炎或支气管扩张症，现已愈。（图4－136）

10. 感情线起点出现根须状褶纹，此为生殖线，女性无此线者，提示宫冷而引起不孕症。男性无此线者，提示精子成活率低下、无精，易患不育症。（图4－137）

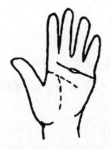

图4－135　感情线上有岛纹

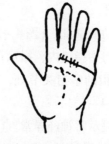

图4－136　感情线的切线

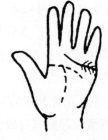

图4－137　感情线上有须状褶纹

（二）脑线

1. 脑线极短，此人易患头痛、眩晕。在一些偏瘫病人中，常可见到此掌纹。（图4-138）

2. 脑线平直而长，提示此人固执、易怒，易患头痛、脑血管疾病。（图4-139）

3. 脑线中央有较大岛纹，提示此人患有眩晕、梅尼埃病。（图4-140）

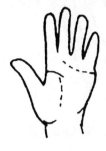 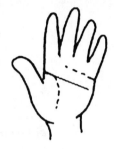 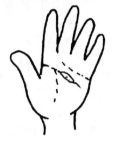

图4-138　脑线极短　　　　图4-139　脑线平直　　　　图4-140　脑线中央有大岛纹

4. 脑线中断，或在中断处有副线连承，提示此人有头部受伤史而引起头痛。（图4-141）

5. 脑线末端侧生出一条支线，该支线上行至小指或无名指方向，提示此人患有颈椎增生。（图4-142）

6. 脑线上侧的颈椎增生病理纹若有两条，提示此人有淋巴结炎或淋巴结核。（图4-143）

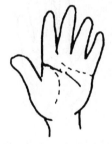 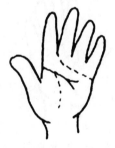 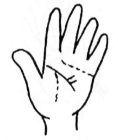

图4-141　脑线中断　　　　图4-142　脑线末端分支　　　　图4-143　脑线上侧有两条分支

7. 脑线上有几条干扰线或分叉纹，提示此人易患头痛。（图4-144）

8. 脑线上有"十""米"字纹，提示此人易患顽固性头痛。（图4-145）

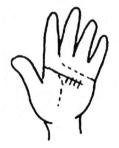 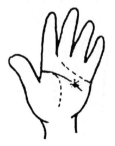

图4-144　脑线上有干扰线　　　　　图4-145　脑线上有"米"字纹

9. 脑线附着生命线而行，提示此人易患胃病、头痛、神经衰弱。（图 4-146）

10. 脑线起始端同生命线分开距离大，提示此人情绪易波动、急性子。女性常常受白带过多的困扰，男性阴囊易潮湿。（图 4-147）

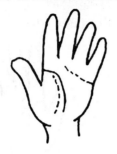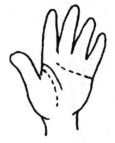

图 4-146 脑线附着生命线　　　　图 4-147 脑线起始端同生命线分开

（三）生命线

1. 生命线起点偏高，提示此人肝火旺，易动怒，易患肝胆类疾病。（图 4-148）

2. 生命线起点偏低，使酸区变小，提示此人可能有先天性低血压。（图 4-149）

3. 生命线过短，走到全程的一半突然中断，其末端有分叉纹，提示此人有家族性脑出血史。（图 4-150）

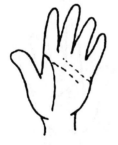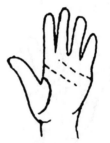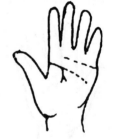

图 4-148 生命线起点高　　图 4-149 生命线起点低　　图 4-150 生命线过短

4. 生命线中央有大岛纹符号，提示此人易患乳腺、胃肠和肺部等恶性肿瘤。（图 4-151）

5. 生命线末端有明显大岛纹，提示此人患有腰腿痛，男性易患前列腺疾病，女性易患附件炎。（图 4-152）

6. 双手生命线中央突然变细弱，提示此人有突发心肌梗死的可能。（图 4-153）

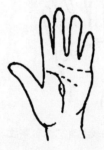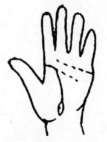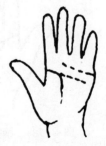

图 4-151 生命线中央有大岛纹　　图 4-152 生命线末端有大岛纹　　图 4-153 生命线突然变细

7. 生命线大拇指内侧有细长副线，提示此人易患慢性腹泻、结肠炎。（图4-154）

8. 生命线末端有狭长岛纹相切，提示有卵巢囊肿。（图4-155）

9. 生命线末端两侧生有扫把样数条支线，提示此人有盆腔炎。（图4-156）

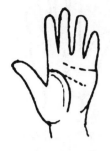 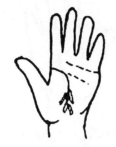 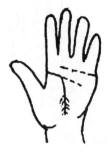

图4-154　生命线有副线　　图4-155　生命线末端有长岛纹　　图4-156　生命线末端有条纹

10. 生命线末端（坎位处）有一三角形符号，提示此人有慢性疝气病史。（图4-157）

11. 生命线末端有一鸡蛋形的岛纹，提示此人易患大肠癌、直肠癌。（图4-158）

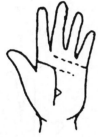 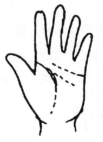

图4-157　生命线末端有三角形纹　　　　图4-158　生命线末端有鸡蛋形岛纹

12. 生命线上端有一"米"字纹，提示此人有心绞痛病史。（图4-159）

13. 生命线上端有一串小岛形符号，提示此人易患呼吸道疾病。（图4-160）

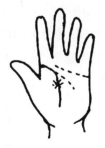 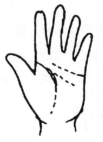

图4-159　生命线上端有"米"字纹　　　　图4-160　生命线上端有小岛形纹

（四）玉柱线

1. 玉柱线过长（到中指下），表示此人有慢性病，主要是心功能减退，中老年人有心血管方面的疾病。（图4-161）

2. 玉柱线起始部出现小岛纹，此人易患痔疮，消化和吸收功能差。（图4-162）

3. 玉柱线上出现大量的干扰线，提示此人常会出现胸闷、气短。（图4-163）

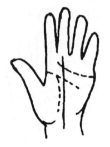 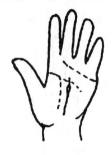 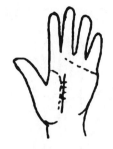

图4-161 玉柱线过长   图4-162 玉柱线上   图4-163 玉柱线上
                       出现小岛纹   出现干扰线

（五）性线

此线表示性功能的强弱。

1. 若无性线，女性多见不孕症、月经不调、子宫发育不良；男性多见少精、无精、阳痿等症。（图4-164）

2. 性线过长，延伸至无名指指缝，提示女性易难产。（图4-165）

3. 性线下垂并过感情线，提示易患腰痛。（图4-166）

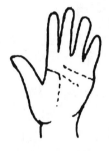 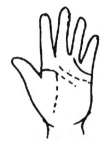 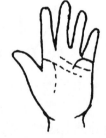

图4-164 无性线   图4-165 性线过长   图4-166 性线下垂并过感情线

4. 性线被干扰线穿过，提示易患抑郁，夫妻性生活不协调。（图4-167）

5. 性线前端有分叉纹，提示此人有夫妻分居史或性生活有障碍。（图4-168）

6. 性线前端有小岛纹，提示性生活障碍。（图4-169）

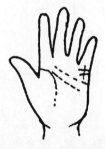 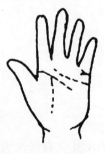 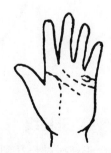

图4-167 性线被干扰线穿过   图4-168 性线前端有分叉纹   图4-169 性线前端有岛纹

7. 只有一条孤单的性线，并延长到小指中垂线，提示此人有先天性不育症。（图4－170）

8. 性线呈小链状，男性提示性功能弱，女性提示性冷淡。（图4－171）

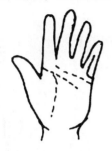
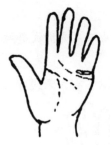

图4－170　性线延长到小指　　　　　图4－171　性线呈链状

（六）生殖线

生殖线在感情线起始端，呈根须状的掌纹。若无生殖线，表示生殖功能弱。（图4－172）

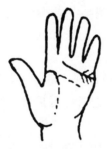

图4－172　生殖线呈根须状

六、掌纹诊断常见病

1. 头痛

①出现通贯掌，提示顽固性头痛。（图4－173）

②脑线上出现"米"字纹符号，提示习惯性头痛。（图4－174）

③脑线与生命线之间有明显的贯桥线，提示顽固性头痛。（图4－175）

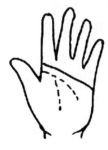
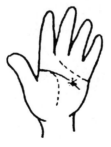
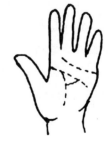

图4－173　通贯掌　　　　　图4－174　脑线有　　　　　图4－175　脑线与生命线

　　　　　　　　　　　　　　　"米"字纹　　　　　　　　之间有贯桥线

④脑线过长，又结伴生命线而行，提示易患抑郁症、胃病、头痛。（图4－176）

2. 眩晕

①手掌三大主线均浅，提示低血压，易发生眩晕。

②脑线中央有一光滑大岛纹，提示易患眩晕。（图4－177）

3. 高血压

①在无名指下有太阳线穿过感情线。（图4－178）

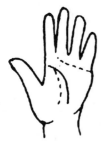 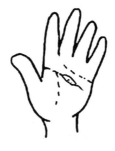 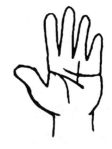

图4－176　脑线结伴　　　　图4－177　脑线中央　　　　图4－178　太阳线
　　生命线而行　　　　　　　有大岛纹　　　　　　　穿过感情线

②离位纹理散乱，有"米"字纹出现。（图4－179）

③生命线起点高，脑线平直，交感神经区扩大，离位出现"米"字纹。（图4－180）

4. 低血压

①无名指下有两条一长一短的太阳线穿过感情线，提示血压不稳。（图4－181）

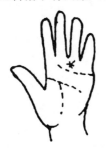 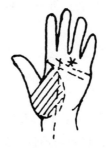 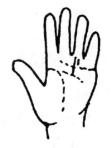

图4－179　离位有"米"字纹　　　图4－180　交感神经区扩大　　　图4－181　太阳线穿过感情线

②生命线起点低，太阳线有"井"字纹符号，提示低血压。（图4－182）

5. 脑血管意外

①生命线短，末端分叉，提示有家族性脑出血病史，如双手都有此纹，临床意义更大。（图4－183）

②脑线平直走向，生命线突然中断，在中断处形成"△"或"米"字形纹。（图4－184）

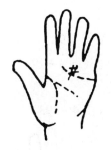

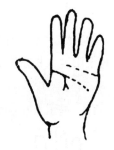

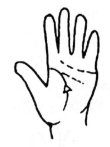

图4-182 太阳线有
"井"字纹

图4-183 生命线过短，
末端分叉

图4-184 生命线中断
处形成"△"形纹

③有几条忽粗忽细的放纵线，提示易患突发性脑血管意外。（图4-185）

6. 冠心病

①感情线和脑线之间有"十"字状纹，脑线末端形成"米"字状纹。（图4-186）

②脑线上出现岛纹。（图4-187）

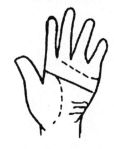

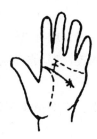

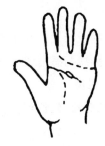

图4-185 有几条忽粗
忽细的放纵线

图4-186 "十"字纹和
"米"字纹

图4-187 脑线上有
岛纹

③感情线呈锁链状，无名指下近感情线处出现"米"字状纹。（图4-188）

④感情线近中指部位出现岛纹，提示患者有心肌梗死的可能。（图4-189）

⑤生命线上有细长岛纹，或有干扰线切过，提示有冠心病的可能。（图4-190）

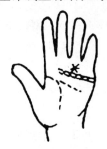

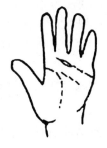

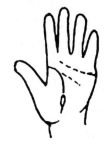

图4-188 感情线呈链状和
"米"字纹

图4-189 感情线上有
岛纹

图4-190 生命线上有
岛纹

7. 颈椎病

①脑线末端生出一条走向小指方向的支线，提示有颈椎病。（图4－191）

②无名指下的感情线上有几条长的太阳线，提示有颈椎增生症。（图4－192）

8. 脑肿瘤

①脑线从生命线中指下方生出，平直，提示有患脑瘤的倾向。（图4－193）

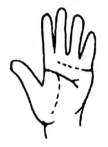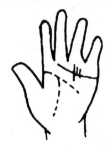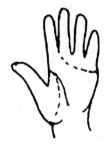

图4－191　脑线末端　　　　图4－192　感情线上有　　　　图4－193　脑线自
　　　出现支线　　　　　　　　　太阳线　　　　　　　　生命线生出

②脑线特短，或呈链状，提示头痛，或有患脑瘤的倾向。（图4－194）

③脑线与感情线末端以贯桥线相连，提示有患脑瘤的倾向。（图4－195）

9. 鼻炎

①感情线延长到食、中指指缝下，末端呈鱼刺状或羽毛状，提示患有鼻炎。（图4－196）

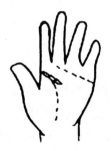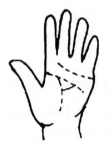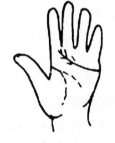

图4－194　脑线特短，　　　　图4－195　脑线与生命线　　　　图4－196　感情线末端
　　　呈链状　　　　　　　　　之间有贯桥线　　　　　　　　呈羽毛状

②食、中指指缝掌侧出现方形纹或异样纹，提示患有鼻炎。（图4－197）

10. 近视

①有几条太阳线，无名指下的感情线上有一个小岛纹，脑线中央有一小岛纹，提示近视或视神经障碍。（图4－198）

②太阳线上有小岛纹，提示近视。（图4－199）

③双手感情线末端均有方形纹符号作终结，右手拇指甲中央有黑色斑块，提示鼻癌。（图4－200）

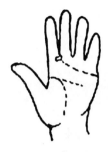
图 4 - 197　方形纹

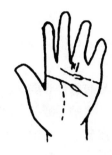
图 4 - 198　无名指下的感情线上
有小岛纹，脑线中央有一小岛纹

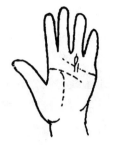
图 4 - 199　太阳线上
有小岛纹

11. 耳鸣

①脑线末端上方有一条短平线，提示耳鸣。（图 4 - 201）

②在小指下方，感情线上有一小岛纹，提示耳鸣。（图 4 - 202）

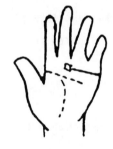
图 4 - 200　感情线末端
有方形纹作终结

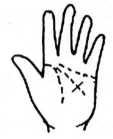
图 4 - 201　脑线末端上方
有短平线

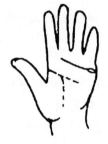
图 4 - 202　感情线起点
有小岛纹

12. 腰痛

①生命线末端有大岛纹，提示腰痛。（图 4 - 203）

②性线延长至掌心方向，提示腰痛。（图 4 - 204）

③斜干扰线跨越双手生命线，提示此人易患腰痛。（图 4 - 205）

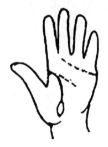
图 4 - 203　生命线上
有大岛纹

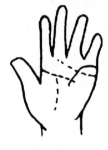
图 4 - 204　性线延长

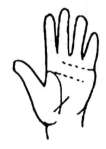
图 4 - 205　斜干扰线跨越
双手生命线

13. 甲亢

过敏线中央有一小岛纹，提示甲亢。（图4－206）

14. 失眠

①脑线过浅，提示记忆力减退，易患神经衰弱。

②脑线断续状，提示失眠、头痛、大脑易疲劳。（图4－207）

③脑线附着生命线上行，提示易患胃病、失眠、神经衰弱。（图4－208）

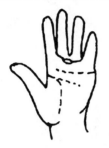 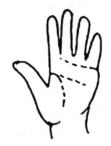 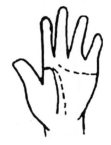

图4－206　过敏线　　　　图4－207　脑线呈断续状　　　图4－208　脑线附着
　　有小岛纹　　　　　　　　　　　　　　　　　　　　　生命线上行

④脑线末端有三角纹，提示脱发、神经衰弱。（图4－209）

15. 食道癌

在中指下方的感情线上有方形纹符号，而且靠方形纹的桡侧有数条短的干扰线，或方形符号处呈黑褐色，提示易患食道癌。（图4－210）

16. 肺结核

生命线中央有一大岛纹符号，提示有遗传性肺结核家族史。（图4－211）

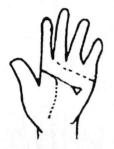 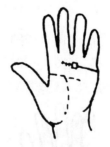 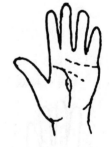

图4－209　脑线末端　　　图4－210　感情线上　　　　图4－211　生命线
　　有三角纹　　　　　　　　有方形纹　　　　　　　　中央有大岛纹

17. 感冒

感冒伴有肺炎或支气管炎时，感情线纹理增多，并在乾、兑位有杂乱纹理出现。（图4－212）

18. 支气管炎

①中指下的感情线上有干扰线，提示慢性支气管炎。（图4－213）

②无名指下的太阳线呈"丰"字状纹，提示慢性支气管炎。（图4-214）

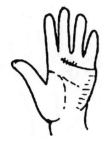 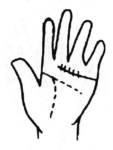 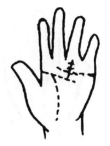

图4-212 感情线纹理 增多，乾、兑位有杂乱纹理

图4-213 感情线上 有干扰线

图4-214 太阳线呈 "丰"字状纹

19. 肺癌

①感情线上有数条干扰线，又有悉尼线，其中一条干扰线穿过三条主力线，走入大拇指掌面内，提示肺癌先兆。（图4-215）

②健康线变粗，穿过生命线并向小指方向前行，提示肺癌先兆。（图4-216）

20. 乳腺增生

一侧或双侧手掌无名指下，感情线与脑线之间有叶状岛纹，相切上下两大线，提示乳腺增生。（图4-217）

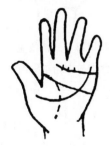 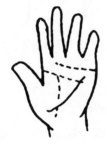 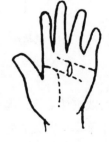

图4-215 干扰线穿过 三条主力线

图4-216 健康线 穿过生命线

图4-217 感情线与脑线 之间有叶状岛纹

21. 乳腺癌

双手掌的健康线上有大岛纹或大"米"字纹符号，提示乳腺癌。（图4-218）

22. 胃下垂

玉柱线顶端有大岛纹，提示胃下垂。（图4-219）

23. 慢性胃炎

①生命线中央有一条横的干扰线，双手掌震位有一较浅的横凹沟，提示慢性胃炎、消化不良。（图4-220）

②中指下的感情线上有小方纹，或有小竖干扰线，提示胃溃疡、慢性胃炎。（图4-221）

③食指指甲有浅的横沟，或小指指甲有条状纵纹，提示慢性胃炎。（图 4 – 222）

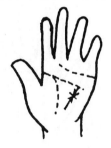 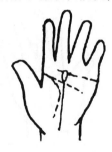 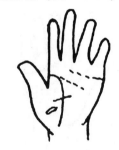

图 4 – 218　健康线上有　　　　图 4 – 219　玉柱线顶　　　　图 4 – 220　生命线中央
"米"字纹　　　　　　　　　端有大岛纹　　　　　　　有干扰线，震位有横凹沟

24. 胃及十二指肠溃疡

①感情线流入食指与中指指缝内，提示长期消化功能差。（图 4 – 223）

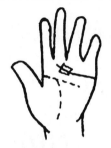 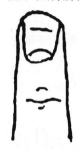 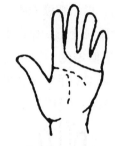

图 4 – 221　感情线上　　　　图 4 – 222　食指指甲有横沟　　　图 4 – 223　感情线流入
有小方纹　　　　　　　　　　　　　　　　　　　　　　　食指与中指指缝内

②脑线突然上行，提示此人易患胃病。（图 4 – 224）
③手掌掌面各关节处青色血管显露，提示胃肠功能障碍。

25. 胃癌

食指指甲月眉过大，月眉边缘呈大锯齿状，提示胃有恶变先兆。（图 4 – 225）

26. 胆囊炎、胆石症

①右手食指下巽位有方形纹或"十"字纹，提示胆囊炎。（图 4 – 226）

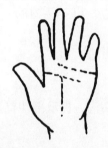 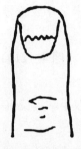 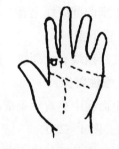

图 4 – 224　脑线突然上行　　　图 4 – 225　食指指甲月眉　　　图 4 – 226　巽区有方形纹和
过大，呈大锯齿状　　　　　　　　"十"字纹

②食指下巽位有"米"字纹、方形纹、"十"字纹或"井"字纹,提示胆石症。(图4－227)

27. 慢性肝炎

①有浅的肝线,肝线上有许多干扰线,提示有慢性肝炎史。(图4－228)

②生命线有朱砂点,全掌面有红、白、紫三种色点,提示肝功能障碍。

③有肝线,食指指甲有横沟,提示有慢性肝炎史。(图4－229)

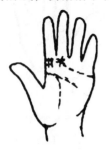 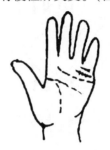 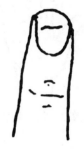

图4－227 巽区有"米"　图4－228 肝线上有　图4－229 食指指甲
字纹和"井"字纹　　　 干扰线　　　　　　 有横沟

28. 肝损伤

有明显的肝线,肝线上有岛纹,提示此人过量饮酒或患过肝病,导致肝功能减退。(图4－230)

29. 肝硬化、肝癌

①生命线只走到全程的一半,提示有家族性肝硬化史。(图4－231)

②健康线同变异的肝线合成一条线,提示肝脏恶性病变先兆。(图4－232)

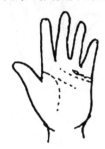 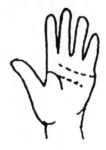 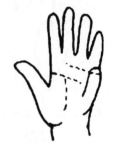

图4－230 肝线上有岛纹　图4－231 生命线走到　图4－232 健康线同
　　　　　　　　　　　 全程的一半　　　　 肝线合为一条线

③右手食指下巽位发黑,或有方形纹,提示肝癌先兆。中指与无名指指缝下的掌面皮肤变厚,呈褐色,提示肝脏恶性病变。(图4－233)

④手掌明堂位靠生命线处有硬结,提示肝病,发黑提示肝脏恶性病变。十指指背均出现静脉怒张,提示慢性肝病,警惕转变成肝癌。

30. 泌尿系结石

①生命线短，约占全线长度的2/3，提示易患肾及尿路结石。（图4-234）

②双手掌坤位或艮位处有"米"字纹、三角形纹、小方形纹，提示前列腺结石。（图4-235）

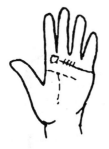
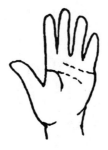
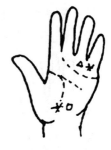

图4-233　巽宫有方形纹　　图4-234　生命线短　　图4-235　双手掌坤位或艮位处有
"米"字纹、三角纹、小方形纹

31. 前列腺疾病

①男性生命线末端形成大岛纹，提示腰痛、前列腺疾病。（图4-236）

②性线末端有方形纹、岛纹，提示肾病、慢性前列腺炎或前列腺增生。（图4-237）

32. 膀胱炎

①生命线末端分叉，叉上又有小支线，提示急性膀胱炎或妇科炎症。（图4-238）

②小指指甲面有链状条纹，提示慢性膀胱炎。

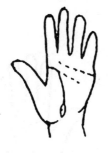
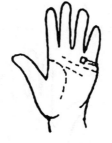
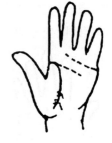

图4-236　生命线末端　　图4-237　性线末端　　图4-238　生命线
有大岛纹　　　　　　有方形纹　　　　　　末端分叉

33. 闭经

①震位塌陷，伴有"米"字纹，提示闭经。（图4-239）

②生命线末端有岛纹、"米"字纹或"口"样方格纹，提示闭经。（图4-240）

③腕横纹呈锁链状或断裂，提示闭经。（图4-241）

34. 痛经

①脑线延长到兑位，提示痛经。（图4-242）

②生命线末端有"米"字纹、"十"字纹或岛纹，或有断裂，提示痛经。（图4-243）

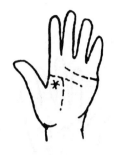 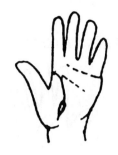 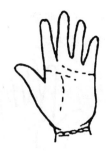

图4-239 震位有"米"字纹　　图4-240 生命线末端有岛纹　　图4-241 腕横纹呈链状

35. 更年期综合征

①生命线下端尺侧有"△"形样纹，提示更年期综合征。（图4-244）

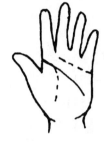 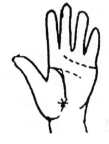 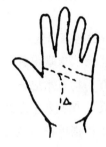

图4-242 脑线延长　　　　图4-243 生命线末端　　　图4-244 生命线下端尺侧
　　　到兑位　　　　　　　　有"米"字纹　　　　　　　有三角形纹

②脑线上有很多杂纹，形成大"△"形纹，提示更年期综合征。（图4-245）

③脑线末端形成岛纹，提示更年期综合征。（图4-246）

④食指第二指节上有"米"字纹，提示更年期综合征。（图4-247）

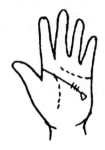 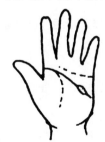 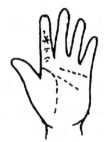

图4-245 脑线上有三角形纹　　图4-246 脑线末端形成岛纹　　图4-247 食指上有"米"字纹

36. 盆腔炎

生命线末端两侧有支线，呈扫把状，提示盆腔炎。（图4-248）

37. 卵巢囊肿

生命线末端或生命线支线上同时形成几个长小岛纹，提示卵巢囊肿。（图4-249）

38. 子宫肌瘤

生命线末端上出现方形纹，多提示子宫内膜增生。（图4－250）

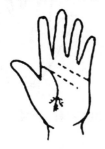 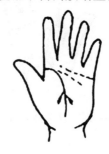 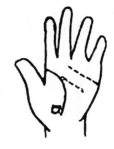

图4－248　生命线末端　　　图4－249　生命线末端　　　图4－250　生命线末端
　　　　呈扫把状　　　　　　　　　形成小岛纹　　　　　　　　有方形纹

39. 妇科癌恶变

①生命线末端出现岛纹符号，提示宫颈癌、卵巢癌。（图4－251）

②双手均有悉尼线，并且有岛纹出现，提示妇科癌恶变。（图4－252）

③女性双手掌生命线末端出现大岛纹，提示妇科癌恶变。（图4－253）

④十指指甲根白色月眉处有黑色条状线并走向甲沟，提示妇科癌恶变。

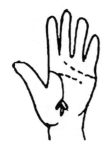 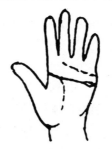 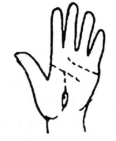

图4－251　生命线末端有岛纹　　　图4－252　悉尼线出现岛纹　　　图4－253　生命线出现大岛纹

40. 脂肪肝

①全掌丰满而红，布满红白相间的斑点，巽位有小岛纹，脑线与生命线之夹角处鼓起，提示脂肪肝。（图4－254）

②稍肥胖者的手掌有一条笔直的放纵线，提示营养过剩。（图4－255）

41. 糖尿病

①在乾位有2~3条放纵线，提示糖尿病。（图4－256）

②十指指腹红于掌色，提示糖尿病。（图4－257）

42. 高脂血症

①五指根部脂肪堆积，提示高脂血症。（图4－258）

②乾位和艮位有脂肪丘隆起，提示高脂血症。（图4－259）

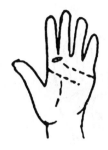　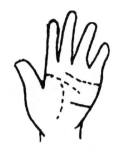　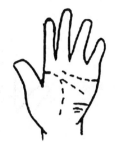

图 4 - 254　巽位有小岛纹　　　图 4 - 255　有一条笔直的放纵线　　　图 4 - 256　有三条放纵线

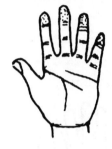　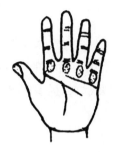　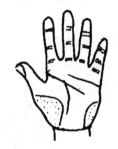

图 4 - 257　十指指腹变红　　　图 4 - 258　五指根部脂肪堆积　　　图 4 - 259　乾位和艮位有
脂肪丘隆起

43. 乏力

①生命线下端有细长岛纹，提示乏力。（图 4 - 260）

②通贯掌呈间断性，提示体力差、乏力。（图 4 - 261）

③双手大拇指呈细腰状，提示乏力。

44. 日光性皮炎

双手有过敏线，提示体质过敏。（图 4 - 262）

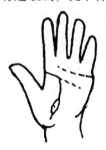　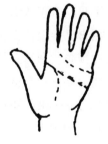　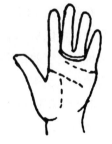

图 4 - 260　生命线下端有细长岛纹　　　图 4 - 261　通贯掌呈间断性　　　图 4 - 262　过敏线

45. 关节炎

生命线末端有大叉纹，肝线延至中指下并过感情线，提示关节炎、腿痛。（图 4 - 263）

46. 阳痿、早泄

生命线上靠拇指内侧生出支线，支线两侧又生小支线，或支线上有小岛纹，提示阳

痿。（图4-264）

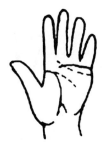

图4-263　生命线有大叉纹

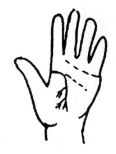

图4-264　生命线分支有小岛纹

47. 性功能障碍

①性线前端有分叉，同时被干扰线干扰，提示性功能障碍。（图4-265）

②青年人双手有众多横"Y"字异型线纹，提示房事过度。（图4-266）

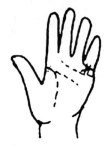

图4-265　性线前端有分叉

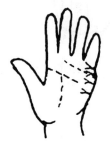

图4-266　横"Y"字异型线纹

第四节　基因诊断

在后基因组时代，科技给了我们真正认识自己的机会，我们可以知道生命过程是怎样编写的，可以从一定程度上预测自己会患什么病，可以预测未来自己是胖还是瘦，可以对未来可能发生的疾病进性针对性预防。预防必须预知，要预知只有进行基因检测，才能做到有的放矢，否则，对人力、物力都是一个极大的浪费。

我们把基因检测作为顺势医学的诊断手断，就是要加强预测医学在疾病预防中的作用。通过基因检测，揭示个人的生理特征及其发展趋势，从而可以针对性预防和医学干预，大大减少预防医学中的盲目性，也将大大降低预防费用，减少人力和物力资源的浪费。

一、基因的分子结构

什么是基因？基因是核苷酸上具有特定功能的碱基对的信息表达，是携带有遗传信息的功能片断。简而言之，基因是生命的基本因子；基因是人类生老病死之因；基因是健康、亮丽、长寿之因；基因是生命的操纵者和调控者。基因是生命之源，生命之本，基因主宰生命。生命的存在和灭亡的形势是由基因决定的，人的长相、身高、体重、肤色、性格等均与基因有关。

（一）核酸（Nucleic Acid）的分子结构

核酸是一种高分子的化合物，它是单核苷酸的多聚体，由以下三部分组成：

1. 碱基（图 4 - 267）

单环的嘧啶碱（Pyrimidine）有胞嘧啶（Cytosine）、胸腺嘧啶（Thymine）和尿嘧啶（Uracll），分别用大写字母 C、T、U 来代替。双环的嘌呤碱（Purine）有腺嘌呤（Adenine）和鸟嘌呤（Guanine），用 G、A 代替。

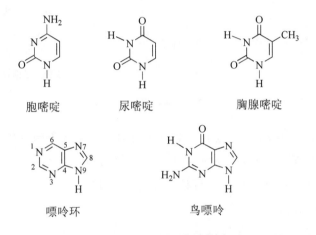

胞嘧啶　　　　　尿嘧啶　　　　　胸腺嘧啶

嘌呤环　　　　　鸟嘌呤

图 4 - 267　五种碱基对

2. 五碳糖

五碳糖又叫戊糖，戊糖和碱基生成核苷。（图 4 - 268、图 4 - 269）

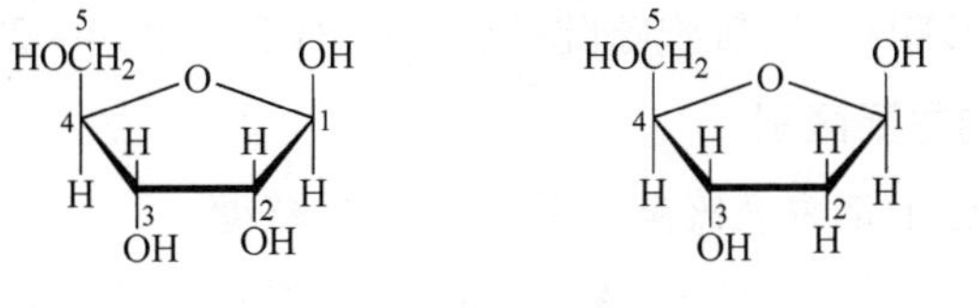

图 4 - 268　戊糖和脱氧戊糖

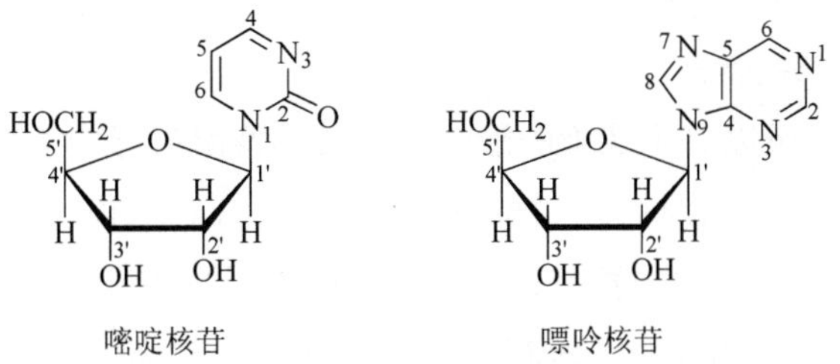

嘧啶核苷　　　　　嘌呤核苷

图 4 - 269　核苷

3. 磷酸

核苷磷酸化形成单核苷酸，单核苷酸聚合成多核苷酸，又叫核酸。（图 4 - 270、图 4 - 271）

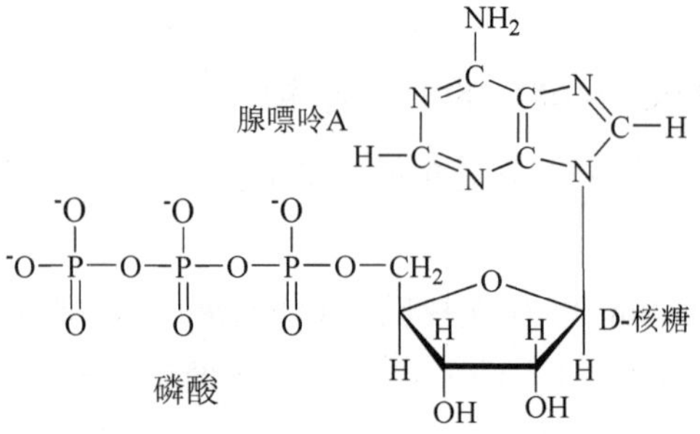

图 4 - 270　核苷酸

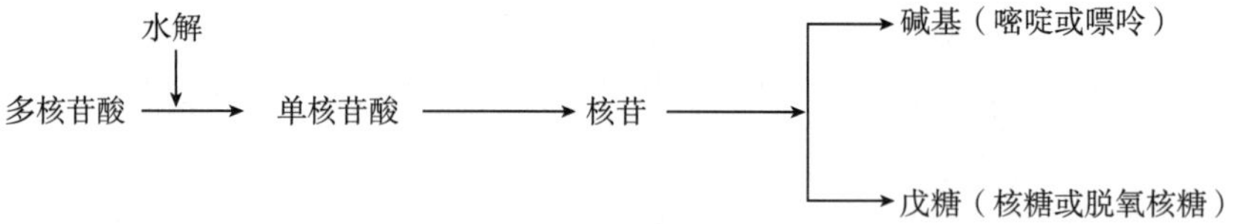

图 4 - 271　核甘酸水解示意图

基因检测就是确定 DNA 双股链上每个独立结构的单元（单核苷酸）的碱基顺序，简称为测序。测序经常被称为破译，或叫解码。四个字母 C、T、G、A 所代表的碱基共有 30 亿个，其排列顺序中蕴藏着各种各样的遗传信息和生命密码。

（二）两种核酸

即脱氧核糖核酸（DNA）和核糖核酸（RNA）。

1. DNA 和 RNA 的分子结构

每个 DNA 分子一般有上万个这两种核苷酸对，但是，它们在分子链内排列的位置和方向只有以下四种形式：即脱氧腺嘌呤核苷酸（dATP）、脱氧胸腺嘧啶核苷酸（dTTP）、脱氧鸟嘌呤核苷酸（dGTP）、脱氧胞嘧啶核苷（dCTP）。（图 4 - 272、图 4 - 273）

2. DNA 和 RNA 的主要区别

（1）DNA 含的糖分子是脱氧核糖，RNA 含的是核糖。

（2）DNA 含有的碱基是腺嘌呤（A）、胞嘧啶（C）、鸟嘌呤（G）和胸腺嘧啶（T）；RNA 含有的碱基前三个与 DNA 完全相同，只有最后一个胸腺嘧啶被尿嘧啶（U）所代替。

（3）DNA 通常是双链，RNA 主要为单链；DNA 的分子链一般较长，而 RNA 的分子链较短。

3. DNA 的双螺旋结构特点

（1）两条多核苷酸链以右手螺旋的形式，旋转的情况就好像一根大麻花，或者确切地说，就好像攀登铁塔时的"旋梯"一样，螺旋上升，直到塔顶。从塔顶到地面的一条直线，就是 DNA 的双螺旋的抽象中轴。这条双螺旋的直径是 2nm，螺距为 3.4nm，每绕一圈有 10 个碱基对，所以，每相邻两个碱基之间的距离为 0.34nm。（图 4 - 274）

（2）DNA 分子由两条相互平行但走向相反的脱氧多核苷酸链，围绕同一中心轴，以

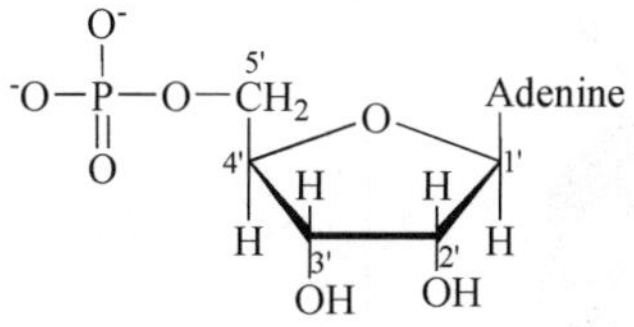

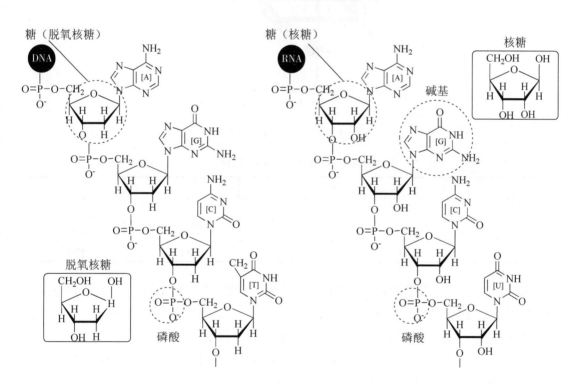

脱氧腺嘌呤核苷酸（dATP） 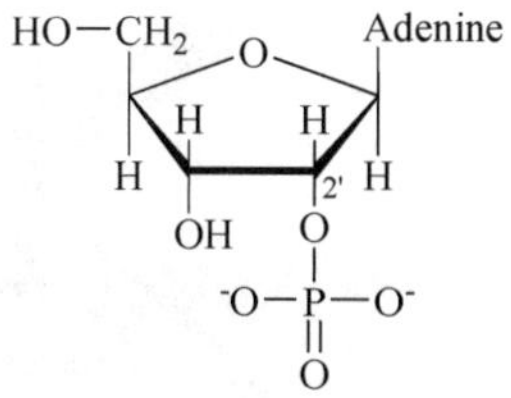　　脱氧尿嘌呤核苷酸（dGTP）

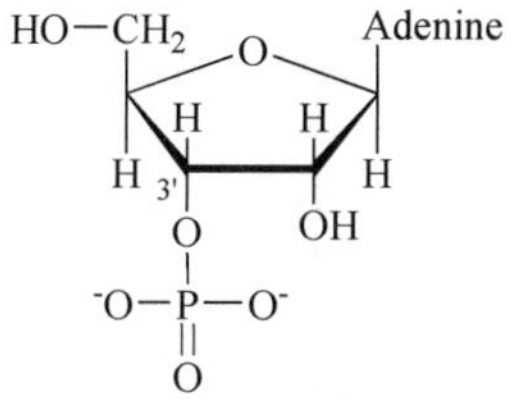

脱氧胸腺嘧啶核苷酸（dTTP） 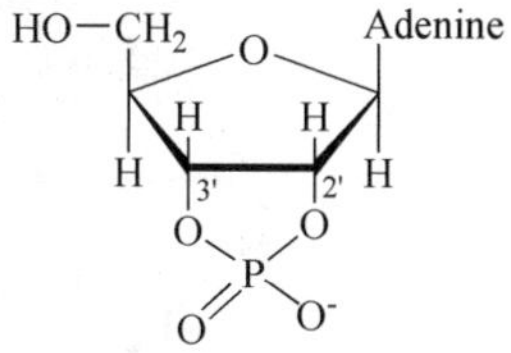　　脱氧胞嘧啶核苷酸（dCTP）

图4-272　四种核苷酸

图4-273　DNA和RNA的分子结构

右手螺旋方式构成一个双螺旋形态，两条多核苷酸链走向为反向平行，即一条链磷酸二酯键为5'-3'方向，而另一条为3'-5'方向，二者刚好相反。

（3）碱基一方面与脱氧核糖相联系，另一方面通过氢键与它互补的碱基相联系，结构是A-T和C-G。（表4-1、图4-275）

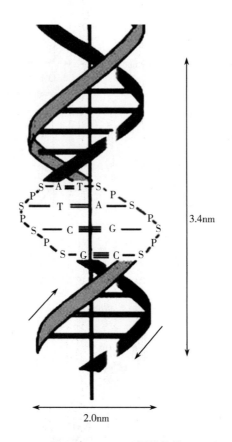

3.4nm

2.0nm

图 4 - 274　DNA 螺旋结构

表 4 - 1　DNA 与 RNA 比较

核酸种类	碱基		核糖	磷酸
	嘌呤	嘧啶		
DNA	A - G	C - T	脱氧核糖	磷酸
RNA	A - G	C - U	核糖	磷酸

　　每个 DNA 分子一般有上万个这两种核苷酸对，其碱基顺序是一定的，并且通常保持不变，这样才能保持该物种遗传特性的稳定。只有在特殊的条件下，改变其碱基顺序或位置或以碱基类似物代替某一碱基时，才出现遗传的变异（突变）。

　　这就是 1953 年，沃森（Watsn J. D.）和克里克（Crick F. H. C.）提出 DNA 双螺旋结构，因此而获得诺贝尔奖，沃森和克里克开创了分子医学的新时代。

二、基因的致病机理

1. 来自父母一方的有害基因

　　基因都是成对的，由父母双方各贡献一个。如果一个基因产生的效应比其配对的基因更强，这个基因就叫做显性基因。如果这个显性基因有缺陷，那么，具有这一基因的父方

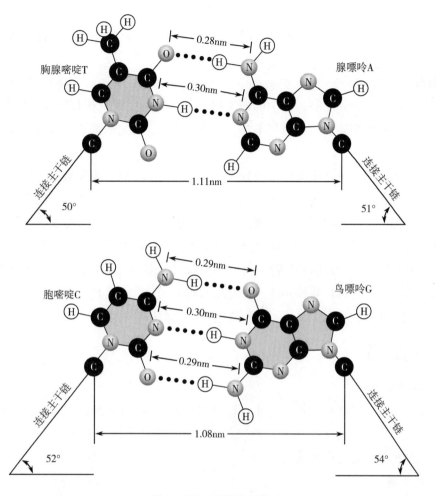

图 4 - 275 互补的碱基对

或母方就可能患有某种遗传性疾病，根据孟德尔定律，有 50% 的可能将这个有缺陷的基因传递给子女。

2. 易位

当两条不同的染色体发生断裂后，即一条染色体的片段重新接到另一条染色体的片段上，这叫易位，或叫重排。易位所导致的健康问题各不相同，具体取决于所累及的那两条染色体。例如唐纳综合征，这是 21 号染色体和另一条染色体（14 号染色体最为常见）之间的易位所致。唐纳综合征又叫三体综合征，或称先天愚型，或 Down 综合征，属常染色体畸变，是小儿染色体病中最常见的一种，活婴中的发生率为 1/（600 ~ 800），母亲年龄越大，本病的发病率越高。60% 的患儿在胎儿早期即夭折流产。三体综合征包含一系列的遗传病，其中最具代表性的第 21 对染色体的三体现象，会导致包括学习障碍、智能障碍和残疾等高度畸形。

3. 缺失

染色体小片段会因为突变或遗传异常而出现缺失，多个连续基因发生缺失可能导致多种遗传病。

4. 倒置

染色体可能发生两处断裂，其中间断游离出来，反向接到原核苷酸链上，形成倒置。这种倒置可能不影响健康，但可能与不育、习惯性流产、出生缺陷及智力低下有关。

5. 断裂

染色体发生自然易位或由于环境刺激所导致的染色体易位与癌症有关。易位使染色体交换后重新并接，导致两个毫不相干的两个基因的片段相互接触，并发生融和。这种基因融合会产生致癌蛋白，致癌蛋白反过来激活特定细胞，导致这些细胞生长失控，由此而成为癌细胞。最常见的是 9 号、22 号染色体之间的易位，可使患髓样淋巴细胞白血病；11 号和 22 号染色体易位，可使患乳腺癌的风险升高；3 号和 8 号染色体易位，易患肾癌。

基因检测，就会告诉你要特别注意特定癌的病史，并寻求遗传咨询。建议你做染色体分析。启动相应的监控机制，从而可以抢先治疗，挽救患者的生命。

三、基因病

1. 单基因病

由单个基因引起的疾病，迄今为止，已确定有 8500 种以上的遗传性疾病或遗传性状由单基因所致。其中，50% 以上是显性遗传，36% 是隐性遗传，不到 10% 与 X 染色体有关。单基因遗传是按孟德尔方式进行的。

2. 多基因病

由多个基因相互作用所致。常见疾病中的高血压、冠心病、脑血管疾病、糖尿病、肝病、肾病、免疫性疾病、癌症等慢性病都是多基因病。多基因病的发生、发展与外界环境因素密切相关，因此这些与疾病相关的基因称为易感基因。基因检测就是找出这些易感基因。

3. 染色体病

染色体数目和结构异常所引起的疾病称为染色体病。通常分为常染色体病和性染色体病两大类。常染色体病由常染色体异常引起，临床表现为先天性智力低下、发育滞后及多发畸形。性染色体病由性染色体异常引起，临床表现为性发育不全、智力低下、多发畸形等。在自然流产的胎儿中，20% ～50% 是由染色体异常所致的；在新生儿中，染色体异常的发生率是 0.5% ～1%。染色体病患者通常缺乏生活自理能力，部分患者在幼年即夭折。

4. 体细胞遗传病

体细胞遗传病由控制细胞生长的基因发生突变累积所导致的疾病，故又称累积性遗传病。肿瘤即为体细胞遗传病的一种，有些先天性畸形也属于这一种病。

四、基因检测

人体所有基因的总和称为人类基因组。DNA 是人类基因的物质基础，由决定遗传基因的 4 种碱基组成，这 4 种碱基简称为 A、T、C、G，整个人类基因组总共有 30 亿个碱基。人类基因组计划就是测定人体染色体上的核苷酸或破解这 30 亿个碱基对顺序。

（一）为什么要进行基因检测

1. 预知未来健康状况

（1）对儿童进行基因检测，可预知未来的健康状况，选择合适的职业。

（2）通过基因检测，以提早发现个体是否携带某些易感基因型，以便选择科学的生活方式，采取针对性的预防措施。

（3）通过基因检测，预知未来的健康状况，对家庭经济进行安排，也是对妻儿老小的负责。

（4）预知未来健康状况，选择适当的人寿保险。

2. 预测后代遗传病的发生

根据孟德尔遗传学定律进行预测。

（1）性染色体遗传：父母中患病一方有一个缺陷基因，有 50% 的几率传给子代。根据检测结果，如父系带有一个 x 缺陷基因，传给女儿，应生男不生女；如带有 y 缺陷基因，传男不传女。男性 YX，女性 XX，YX 为正常基因，yx 为缺陷基因。

（2）常染色体遗传：父母双方各有一个缺陷基因，有 75% 的几率传给子代。

3. 预防疾病的发生

作为一种全新的健康理念，基因检测对预防和延缓疾病的发生，延长人类寿命，提高生活质量有着十分重要的作用。对个体的疾病易感基因进行检测，可以全面了解自身的基因遗传背景。美国大肠癌的发病率较高，通过基因检测，对家族性肠癌实行预防性切除，发病率下降 90%。乳腺癌的发病率也下降 70%。此外，还可以通过改变生活方式和饮食结构来阻止或延缓疾病的发生，定期进行有针对性的检查，做到早发现、早治疗，尽可能地提高治疗效果。

4. 解除不必要的精神负担

有的人因父母、亲人患有癌症，怀疑自己也会得癌症，精神压力大，可进行基因检测，如有易感基因，可针对性预防。如为阴性，可解除精神负担。

5. 个性化治疗

同一种药物治疗同一种疾病，有的有效，有的无效，有的副作用大，有的副作用小，这是由于基因差异造成的。通过基因检测，找出基因的差异，医生就能根据每个人的基因特征来选择药物和剂量。

6. 主动规划健康人生

预测医学的出现，应当归功于近年来取得突破性进展的人类基因组学。这项计划被称为生物界的"登月计划"。基因检测将全面测出人类基因结构，找出与疾病相关的基因，积累了巨大的人类基因数据库。人类不仅可以通过基因检测来预测疾病，而且可以通过基因诱导来治疗疾病。

缺陷基因就好像埋在人体内的定时炸弹，在一定条件下可能被"引爆"，形成疾病。如能及早检测到这些定时炸弹，我们就可以及时采取措施，进行医学干预，或及早改变生活习惯，避开可能"引爆"缺陷基因的条件，从而可以预防疾病的发生。我们可以根据自身的基因表达，为自己定制一个健康规划。那时，人们不再是被动的治疗疾病，而是主动根据自身情况规划自己的人生。

（二）检测方法

1. 疾病的发生

疾病的发生是有它的内因和外因的。内因指基因，占 40%，内因是变化的根据；外因指环境，占 60%，外因是变化的条件，外因通过内因起作用。

2. 基因检测

与引起疾病相对应的基因，叫易感基因。有易感基因的患病率是无易感基因的数千倍。基因检测就是在电子显微镜下，使用高性能的电子计算机寻找易感基因。

现代医学是建立在细胞学基础上的，只有细胞、组织、器官发生病变，X 线、B 超、核磁共振才能显示出来。基因检测是分子生物学的检测技术，基因检测出来的易感基因，是在未发病阶段，因此，基因检测是预测性的检查。

"基因受损是万病之源"，易感基因的检测，可以提前到胚胎期，出生之后可以预测什么时间得什么病。这对规划人生具有重要意义。

3. 避免死亡的措施

在死亡的病例中，误诊和无知占很大的比例。①误诊占 40%，包括自误和医误，自误大于医误。王均瑶，38 岁的年轻企业家，拥有 35 亿的资产。死前两个月，胃痛，自以为是胃病，自服马丁宁，当查出是胃癌时，已属晚期，无法手术。②无知占 60%。1992 年，世界卫生组织（WHO）总干事中岛宏博士说："很多人不是死于疾病，而是死于无知。"中岛宏又说："只要采取预防措施，就能减少一半死亡。"他呼吁："不要死于愚昧，不要死于无知。因为许多疾病是可以预防的，是可以避免的。"

陈晓旭、马华、梅艳芳、王均瑶、傅彪等等这些功成名就的人为什么都在人生的巅峰时期离开了我们？这不得不让我们深思，是他们不去保养？是他们没钱治病？显而易见，并不是这些答案，那到底是什么原因呢？我认为他们每天都在保养，每天也都在伤害着自己的健康，人的体质是不同的，他们从来不知道该吃什么不该吃什么，该用什么保健品不该用什么，该养成什么好的生活习惯和心理习惯。归根结底是他们对自己还不够了解，对于自己将来得什么病预测不到，只能等到有了病以后才去被动的治疗。要是能根据自己的体质采取有效的预防措施，我想他们不至于死亡，或者将生命延续几年应该不成问题。据科学统计，抽烟的人平均寿命比不抽烟的人少 8～12 年，因用错药物或保健品致病甚至致死的人，全球每年有 750 万。如果他们能早点利用现代的基因检测技术预测自己的疾病风险，我想他们现在不会是活在我们的记忆里了。

人的一生有两本书：一本是人体说明书，即基因检测报告；另一本是死亡通知书。没有人体说明书，就会拿到死亡通知书。

五、检测项目

（一）基因检测方法

基因检测，就是取被检测者的口腔黏膜，经提取和扩增其基因信息后，通过基因芯片对被检测者细胞中的 DNA 分子等基因信息做检测，分析他所含有的各种疾病易感基因的情况，从而使人们能及时了解自己的基因信息，预测身体患疾病的风险，促使人们改善自己的生活环境和生活习惯，让生活更健康。基因检测还可以在身体没有患病的情况下，找到隐藏在体内的"基因地雷"。基因检测是 21 世纪预防医学最伟大的发明之一，可以诊断疾病，也可以用于疾病风险的预测。

基因是生命的密码，记录和传递着生物体的遗传信息，决定了生物体的生、老、病、死等生命现象。现代生物学家普遍认为：人类的所有疾病都与基因相关，以前有很多疾病不能预防，是因为我们读不懂基因密码。当代生命科学研究发现，人的健康与基因存在着客观、密切、广泛的联系。找到使人致病的基因，就能预知可能发生的疾病并预防它。

从广义上讲，基因检测是使用从组织或者外周血中获得的个体遗传物质，通过科学手段，对其进行分子水平或者生化水平上的多态性分析，以确定不同遗传物质的多态性与个体的遗传疾病、疾病易感性或者表型差异之间的关系。同时，也可以对携带有不同遗传物质的个体给出关于疾病诊断、治疗、预后、生活习惯等个体化的意见和建议。

目前世界上流行的基因检测有多种名称：Gene test（s）、Genetic test（s）、Gene testing 等。Genetic test（s）的检测对象包括多种遗传物质（DNA、RNA、染色体、蛋白质和其他一些代谢物）；而 Gene test 一般专指以 DNA 为对象的基因检测。

以 DNA 为对象的基因检测主要针对 DNA 上的 SNP（单核苷酸多态性）、碱基的插入缺失、小卫星片段的重复多态等基因多态类型。其中，由于 SNP 在整个基因组中的大量存在，成为目前基因检测的热点多态类型。

基因检测是从血液或从其他体液和细胞检测一个人的 DNA 的技术。基因检测可以诊断疾病，也可以用于疾病风险的预测。疾病诊断是用基因检测技术检测引起遗传性疾病的突变基因。目前应用最广泛的基因检测是新生儿遗传性疾病的检测、遗传疾病的诊断和某些常见病的辅助诊断，现有 1000 多种疾病可以通过基因技术作出诊断。

（二）基因检测内容

1. D 类检测

（1）免疫相关性疾病：Graves 病、桥本甲状腺炎、哮喘、过敏性鼻炎、克罗恩病、类风湿性关节炎、系统性红斑狼疮、Vogt – Koyanagi – Harada 综合征。

（2）血液性疾病：急性淋巴细胞白血病、慢性粒细胞白血病、再生障碍性贫血。

（3）肝脏疾病：慢性乙肝、慢性重型肝炎、自身免疫性肝炎、肝炎后肝硬化、原发性胆汁性肝硬化、1 型糖尿病、HIV 感染和艾滋病发病。

（4）肾脏疾病：尿毒症、IgA 肾病、非 IgA 系膜增生性肾炎、抗肾小球基底膜肾炎、激素敏感型肾病、肾癌。

（5）实体肿瘤：食管癌、膀胱癌、大肠癌。

（6）其他：牙周炎、骨关节结核、发作性睡病。

2. E 类检测

心脑血管疾病：原发性高血压、高血脂、冠心病、动脉硬化、脑卒中、房颤、老年痴呆症。

3. F 类检测

糖尿病及其并发症：2 型糖尿病、糖尿病心血管并发症、糖尿病肾病、糖尿病眼病。

4. G 类检测

男性肿瘤：前列腺癌、肺癌、肝癌、喉癌、食管癌、胃癌、大肠癌、膀胱癌、鼻咽癌、白血病。

5. H 类检测

女性肿瘤：乳腺癌、卵巢癌、食管癌、鼻咽癌、肺癌、肝癌、胃癌、大肠癌、喉癌、膀胱癌、白血病。

6. 其他检测

美丽一号 M1——健康美容基因检测；美丽二号 M2——肥胖易感基因检测；精英系列 VIP 综合检测；超越系列 VIP 综合检测；巅峰系列 VIP 综合检测。

（三）基因检测服务

1. 被检测者只需用专用器具在口腔内采取一点口腔脱落细胞，放进检测公司专用的保护盒内即可。

2. 全国各地区服务中心将血样用特快专递的方式寄到上海复旦生物科技。

3. 上海复旦生物科技将在 15 个工作日内完成对血样的基因检测。

4. 检测完后，上海复旦生物科技为被检测者提供证书、光碟及芯片，以特快专递方式寄给被检者。

5. 每个被检测者的证书上将有检测结果及有关建议等。

6. 所有被检测者均自动成为检测公司的会员，享受后续服务。首先是基因检测咨询，私密状态下解释基因检测报告，提供健康咨询。其次是推荐相关保健服务，包括导医、介绍保健品。

7. 其他后续服务有健康管理、基因保健品、基因药品（口服胰岛素）、基因保存等。

（四）脱落细胞采集方法

1. 口腔清洁

用清水漱口 1～2 次。

2. 采前准备

从盒内取出 1 号管（平底），轻甩一下，上下摇动，使生理盐水全部沉积在管底。拧开盖子，将管立于桌上备用。

3. 刮取细胞

取出口腔黏膜刮勺，伸进口腔，将刮勺的头部带齿部分贴在一侧口腔内侧，即位于上、下牙齿之间的部位，稍用力（相当于刷牙的力气），按前后方向在口腔黏膜上刮 10 余次，再用刮勺头部的另一侧（无须转动刮勺），刮取另一侧的口腔黏膜，刮取 10 余次。（图 4－276）

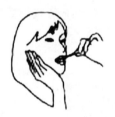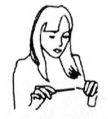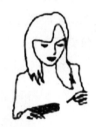

图 4－276　脱落细胞采集

4. 收集细胞

将刮勺迅速浸入到 1 号管的生理盐水中搅动，将黏膜细胞洗到水中。将刮勺提离水面，停留片刻并抖动刮勺，使勺上的水全部滴入管中。此时可见生理盐水溶液由清变浊。

5. 固定细胞

取出 2 号管，轻甩一下，使溶液全部沉积在管底。将 1 号管的溶液全部倒入 2 号管中，盖上并拧紧 2 号管的螺旋盖，上下用力摇 10 次。（图 4－277）

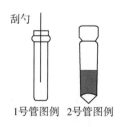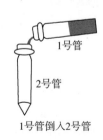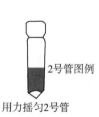

图 4－277　采集方法

6. 邮寄样品

将 2 号管置入自封袋中，并将自封袋封紧，送交检测。

7. 注意事项

（1）1号管中的溶液为无毒无害的生理盐水。口腔黏膜刮勺不必清洗，可以直接再次使用，也可以用清水洗涤后再使用。

（2）勿将口腔黏膜刮勺浸到2号管（尖底管）中。若发生此类事情，请用清水反复洗涤口腔黏膜刮勺，然后方可使用。切勿让口腔黏膜接触到2号管内的溶液。

第五节　光波共振扫描仪

光波共振扫描仪是根据量子力学物质基本粒子产生的波粒二象性原理，设计出光子发射装置，它与人体生物电磁场所发出的能量波形成共振，从而测定出人体微弱生物电磁场的变化。该仪器英文名叫 Oberon 系统，译为欧宝龙。（图4-278）

Oberon 系统是由德国电脑科学家，根据前苏联国防科技的医学物理学家与心理物理学家经由人体试验所建立的庞大的讯息波数据库整合而完成的。该系统已获得德国、俄罗斯、法国和美国专利，并通过 CEMARK、ISO13485 认证。欧宝龙在台湾已获得"行政院"卫生署第一等级医疗器材许可证。

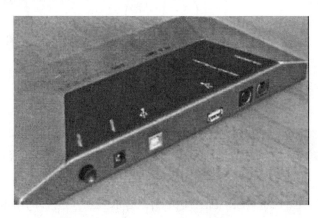

图4-278　Oberon 系统主机

一、原理

1. 波粒二象性

物质是由微观粒子构成的，按照普朗克和爱因斯坦的理论，不论是物质还是能量都由同样的基本粒子组成，包括光子、量子等。这些基本粒子本身都是以波动的方式不断地运动着，所以同时具有粒子和波的特性。爱因斯坦曾说："生命皆振荡。"基本粒子是物质，同时也是能量，光、热、电、磁等能量同样具有物质的性质。

2. 非线性系统

线性系统，能用数学公式来表达，而非线性系统则不能用公式来表达。在生命体中，许多表现都属于非线性系统，例如，生物体中的生命活动与生物化学反应要受许多因素的影响，不能用传统的线性理论加以解释。

生命体都是由分子构成的，而分子是由基本粒子构成，基本粒子都能产生电场和磁场，称为生物电磁场。相同种类细胞的生物电磁场可形成共振，而由该细胞构成的组织都具有其独特的生物电磁场，也就是有其独特的振动频谱。细胞之间的信息就是通过振动来传递和交换的。

如果这些共振频率受到外来因素的干扰，细胞之间的信息传递和交换就会受到影响，产生异常的磁场波动。若细胞自我调控机制无法消除，这些病理性的磁场波动，就会导致体内一直存在这些异常波动信息，干扰正常的生理活动，造成功能上的异常，长期累积就会形成疾病。这就是疾病的共性。

非线性分析系统欧宝龙是一种光子共振设备，可发射微幅的光波能量，与人体各器官、组织、细胞及分子的生物电磁场所发出的能量波形成共振。

Oberon 系统能预设人体细胞的生物电子活动状态，利用此作为背景值，将共振响应出来的生理或病理性信息波，传回至 Oberon 主机，经电脑分析、解读后呈现出基因碱基对、DNA 螺旋结构、细胞、组织、器官及全身的实时功能状态。

二、检测方法

Oberon 系统可发送光波能量，通过神经元的传递，可提高机体内分子的能量，使体内的生物电磁场发生改变，进入亚稳定状态。然后，Oberon 系统再接收亚稳定状态发射的光谱，与原本的体内生物电磁场比较，得出信息差别。（图 4 - 279）

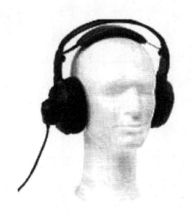

图 4 - 279　Oberon 系统检测方法

计算机系统中储存着各个器官和细胞独特的振荡频谱，可在计算机屏幕上以曲线图显示出来。

按下选择系统键，会提示九个器官图案，分别代表解剖学的九个系统，选择特定的系统后，延伸后的窗口只能出现该系统的器官（图 4 - 280）。超微结构可进入病灶"放大深入"（图 4 - 281）。

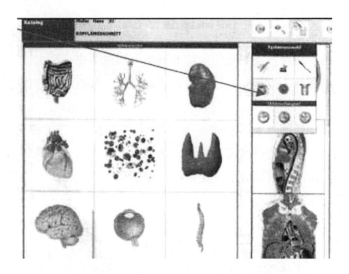

图 4 – 280　Oberon 显示九个系统器官

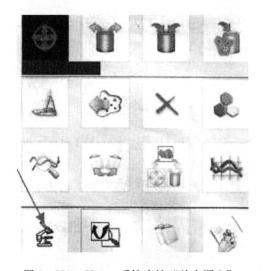

图 4 – 281　Oberon 系统病灶 "放大深入"

Oberon 系统内存中，储存有各种病变的特有频率，其中包括年龄、性别及其他变量的所有变化阶段。Oberon 系统获得共振波响应信息之后，会与健康组织、病变组织的光谱进行对比，找出最接近的病变原因和疾病的发展走向，最终作出虚拟诊断和判读参考数据。

三、细胞熵值的测定

熵是对系统有秩序运动的衡量，或者说是描述一个系统混乱程度的指标。熵值越高，混乱程度越严重。生物体为了维持生命现象正常有序，会尽量降低其熵值。一个健康的个体或细胞，熵值是比较低的；如果细胞功能不正常，无力维持有序、平衡的生理活动，熵值就会升高。

生物分子受到 Oberon 系统发出的光波能量刺激之后，能量暂时提高，形成亚稳定状态，然后由亚稳定状态又回到稳定状态，这时会放出能量，此能量会改变共振型态，形成特殊的光谱。侦测这些光谱特性，就可测量其熵值。

Oberon 系统检测结果，会以不同的光谱颜色代表测定的熵值，色调有浅黄（最低熵值）、黄色、橘色、红色、咖啡色、黑色（最高熵值），标记在计算机仿真的器官组织图形上。（图 4－282）

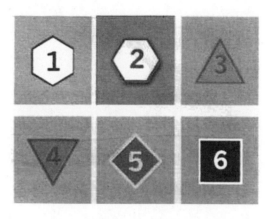

图 4－282　熵值

四、光波共振扫描仪在顺势医学上的应用价值

Oberon 系统主要有以下四个方面的应用价值。

（一）诊断分析

1. Oberon 系统的应用，可揭示一个重要的科学真理，即万病之源起于生物电磁场的紊乱。

2. 西方医学是建立在细胞学基础上的，因此称为细胞医学。医生看不到的，就不承认有病。占人口 75% 的亚健康患者，现代西方医学无法作出诊断，Oberon 系统对器官、细胞熵值的测定，可以早期发现这些亚健康患者，可做到早期预防，未病先治。

3. 顺势疗法非常重视心理疾病的诊断和治疗，但顺势疗法的诊断靠问诊，无客观的依据，Oberon 系统可清楚地显示大脑海马回的熵值，可作为诊断心理疾病的客观依据。

（二）治疗功能

疾病的发生是由于生物电磁场受到干扰而发生紊乱，Oberon 系统可应用相反的磁场波动振荡来消除不和谐的磁场振荡波，从而修正器官和细胞的病理缺陷。

（三）药物选择

1. Oberon 系统储存有正常器官和细胞光谱及各种疾病的病变光谱，它可检测出使用的药物光谱，适用于个性化用药。

2. 为研制新药提供了依据。

(四) 科学研究

顺势疗法的一个世界性的科技谜团是：药物"稀释度越高，疗效越好"。Oberon 系统投入使用，有望在科学实验上有一个重大的突破。

第五章　顺势制药

顺势疗法的优点有以下几点：

1. 顺势药物的组成包括植物、动物、微生物、矿物等，涉及人类医学、兽医学和农学。这对我国来说，生物制品所、中药厂、兽药厂、一般药厂将成为一个新的投资热点和开发领域，有着极大的商业和就业机会。

2. 顺势药物节约原料。例如，1g 原料可以供给数万到数千万人使用，而且一次用药作用期长，不用经常给药，特别适合我国中草药资源缺乏的国情，便于大批量生产。

3. 由于顺势药物含量极低，甚至是实验室也检测不出来药用成分的含量，所以非常安全且没有任何毒副作用，特别适合妇女和儿童用药，符合对药物安全有效的最基本和最高的要求。药物成本低，可以完成老百姓少花钱也能治病的心愿。

4. 顺势疗法产品属于食品范畴，审批简单、容易。它属于柜台药物，不用处方，在一般健康食品店即可买到。在欧洲和美国已经有规范的顺势疗法（人和动物）药典，所以，生产方法和过程有明确的规定和要求，产品进入国际市场审批容易，便于全球推广，占领国际市场份额。

5. 顺势医学具有完整的医学体系，需要系统的理论学习，需要成立正规的顺势疗法大学、医学院、研究所及正规的顺势疗法医院和网络诊所，需要培养和造就大量顺势疗法专业的科研、生产和实践人才。这对我国现有的医学教育和医学临床是一个大补充和发展机遇。

6. 顺势药物生产的全部过程和工艺没有任何污染，对生态环境没有任何影响，生产方法简单，便于掌握；投资小，产出大；属于能够成功顺利引进、迅速普及推广的新型生物医学科学项目。

7. 顺势疗法诊断疾病和处方是应用成功的电脑软件进行的，利用宽带技术实现在全球快速远程诊断疾病和销售产品，对我国旧的医疗体制必定产生冲击，对我国医学发展是一次革命和创新。

8. 顺势疗法是西方传统医学，它有系统的理论、规范的生产工艺和大量的临床成功案例，可以为我们提供宝贵的借鉴和参考。它与中医理论"碰撞"之后，一定会产生有别于中、西传统医学的崭新理论和实践，一定会为人类的健康作出更大的贡献。

第一节　顺势药物的表达方式

一、计量单位

液体：溶液、酊剂稀释应以容积进行计量。

固体：固体或不溶解的物质应以重量公制进行计量。

二、药力计量单位

为保证药力的一致性，指定干燥原始物质作为计算药方的单位。

1. 制备酊剂最好使用新鲜材料，因为新鲜材料中所含的水分，是一种溶剂，并非药物材料的一部分，水分则可被视为酊剂或赋形剂的一部分。干燥原始物质的重量（而不是新鲜材料的重量），可作为药力计算起点。

2. 酸或其液体物质含有水分，也应从溶液、溶剂所含水分中加以扣除，并以无水物质作为药力单位。

3. 稀释度越高，其疗效越好。稀释度可作为药力单位。

三、溶剂、赋形剂和稀释剂

1. 溶剂（媒）

（1）酒精：酒精是用于提取最易溶物质的有效药物。浓酒精（Strong Alcohol）含92.3%（重量）或94.9%（容量）的乙醇（C_2H_5OH 分子量46.07）。

（2）水：纯净水（Purifiedwater）必须符合美国药典纯净度的测试要求。

（3）甘油：是多元醇，含有95% $C_3H_5(OH)_3$。甘油必须符合美国药典同一性和纯净度测试要求。

2. 赋形剂

乳糖是制备粉剂最佳的赋形剂。乳糖和蔗糖用于制作粒剂和片剂。

（1）乳糖（Lactose）（$C_{11}H_{22}O_{11}$ 分子量342.30）必须符合美国药典同一性和纯净度测试要求。

（2）蔗糖（Sucrose）（$C_{12}H_{22}O_{11}$ 分子量342.30）必须符合美国药典同一性和纯净度测试要求。

3. 稀释剂

酒精（Dispensing Alcohol）含有不少于70%（容积百分比例）的乙醇。常备酒精应用于制备酊剂稀释剂，其浓度易为蔗糖和乳糖所吸收，因此，特别适用于药疗时最后的液体稀释。

第二节　顺势药物的药源和采集

按美国顺势疗法药典规定制备的药用物质（药物）可来源于生物（植物和动物）或化学物质（微量元素）。

一、生物物质

（一）动物物质

动物物质应从完美的健康品中取得，并在纯净和无掺杂的状态中制备，不混合其他任何物质。

动物物质在制成酊剂（或研磨时）及研磨前，除非在专论中另有规定，其保存应注意避光、密封和防湿。

（二）植物物质

植物物质来源于没有化肥、农药污染的新鲜的野生植物。

植物物质包括整株植物的叶、全草、芽、花、茎、皮、木质、根、果实。

1. 整株植物（花盛开时期包括根部）

在阳光充足、开花期间采集，最好选择洁净标本；如不可能，标本应用摇动、轻擦或涮拭等方法予以清洁，不要接触很多水。

2. 叶子和地上部分（叶、全草，在花盛开期不带根的植物）

在即将开花季节前采集。

3. 花和花冠（不超过茎部 15cm 的花序）

开花时于气候干燥时采集。

4. 茎

在叶发育后采集。

5. 树脂、树皮

在叶发育、开花之时或其前后采集。非树脂、树皮则在深秋时采集。

6. 木质

在早春汁液增多前采集。

7. 根和支根、根茎（地下茎带根或不带根视标本而定）

地下部分（带球茎、块茎、根状茎的根视标本而定）采集方法如下：一年生植物由于种子成熟后即告枯死，因此这些部分应在秋季及早挖掘；二年生植物的这些部分应在春季采掘；多年生植物的这些部分，则在发育成为木质纤维前，在第二年或第三年采集，这些部分清洁时不要使用过多的水分，尽可能于新鲜时使用。根或其他地下部分如购自市场的，则对其是否有霉菌、湿度以及木化现象等仔细检查。

8. 果实

一旦成熟，即行采集，很少例外。多汁浆果可用以制备酊剂，应在其新鲜完整时立即使用，只有干燥种子和果实可置密封良好的容器内加以保存。

二、微量元素

微量元素虽然在人体中的需求量很低，但其作用却非常大。①人体必需微量元素有 8 种，包括碘、锌、硒、铜、钼、铬、钴及铁。②人体可能必需的微量元素有 5 种，包括锰、硅、硼、钒及镍。③具有潜在的毒性，但在低剂量时可能是人体必需的微量元素，包括氟、铅、镉、汞、砷、铝及锡，共 7 种。

微量元素一般使用 6X 或 3C，甚至更微量。

第三节　药物采集后的处理

一、新鲜、多汁药物的处理

1. 新采集的整株植物、花以及在新鲜状态下使用的根，应置于阴凉处，且尽快制成酊剂。

2. 如不能立即制成酊剂，这些物质则应避免变干。为此，应将其保存在冰箱内，或置于寒冷处，但应避免冰冻。

3. 这些物质不应浸入水中，只能适度喷淋，这样不致将其天然汁水萃取或稀释，因部分天然汁水在配制标准制剂时应视为药剂的一部分。

4. 植物的含水量若高于85%，如蘑菇等多汁植物，或果实（如柑橘、柠檬），或新鲜根部（如萝卜），不能用于制备1/10酊剂，因为这些酊剂的酒精含量不够大，所以不能储存。因此，这些物质的酊剂药物含量应为1/20。

二、干燥药物的一般处理

有气味的物质应彻底隔离在紧盖的水箱或容器中，以免这些药物的特殊气味传给其他物质。此外，还应注意避光、防热和防湿。

干的原始物质作为计算酊剂浓度的起点。药物的浓度单位：原始材料蒸发后的残存物可作为浓度单位。酊剂可用1份以重量计的干的原始材料，置于10份以容积计量的完全溶液。

第四节　母酊的制取

顺势疗法所用的药物，大都制成酊剂（或稀释）形式。酊剂，也称作"母酊剂"，系用各种动物或植物物质制成，这些物质全部或部分溶解于各种浓度的酒精中。其中，植物物质包括所有植物或植物的各个部分，如树皮、根、木质、果实、芽、花、种子、树脂、树胶和香胶。

一、植物物质酊剂的萃取

由于大部分酊剂由植物或其部分所制成，因此，其处理需加以特别说明。酊剂必须具有均匀的浓度，这一点特别重要。由于不同的季节和不同的生长情况以及采集后的不同处理，同一品种所含水分不同，但不应相差太多。

（一）浸渍

1. 适用范围

（1）在处理萃取药物需时较长的大量药物材料时，此操作方法较为适用。

（2）在处理胶质和黏质物质时，或处理一些具有黏汁的物质而使用酒精时，可采用此操作方法。

2. 浸渍方法

待水的容量测定后，将材料置于浸渍缸或大口瓶中，加入所需的溶剂。这种缸或瓶子应仔细盖严或密封，以防止蒸发，并置于暗室中。

3. 浸渍时间

浸渍过程持续 2～4 周较为安全。然后，轻轻倒出洁净的液体并压渣滓。

（二）加温

1. 适用范围

药物材料萃取时间较长，温度略微上升，可使复杂的多糖分解为简单的单糖或双糖。

2. 加温方法

（1）将材料置入浸渍缸或大口瓶内，加入所需数量的溶剂，需仔细盖严或密封，以防蒸发。

（2）加温到 37℃，应将此温度保持 1 小时，加以搅动，冷却后，这缸或瓶应置于常温暗室中。

3. 加温时间

摇晃，渗滤过程需 2～4 周较为安全。然后，滗出清液并压除渣滓。

（三）泡制

所有用这种附加方法制备的酊剂以及用这些酊剂制备的各种稀释液，均应在说明顺势疗法功效前，在标签上的药物名称项内注明"泡制"字样。

1. 适用范围

适用于处理含有芳香性的干燥植物药材，如具有较高浓度的脱水链烃的物质。

2. 泡制方法

（1）干燥材料经仔细称量后，酒精和水的数量按上述规定进行计算。将材料和酒精置于一合适的容器内，并盖上盖 15 分钟。

（2）加热至沸点，将整个材料保持在沸点达 5 分钟之久。冷却后，容器应盖严，并置于常温暗室内。

3. 泡制时间

隔一定的间隔时间便加以摇晃，其后的渗滤过程需持续 2～4 周较为安全。然后，滗出清液并压除渣滓。

（四）煎制

用这种附加方法制备的酊剂以及用这些酊剂制备的稀释液，均应在说明顺势疗法功效前，在标签上的药物名称项内注明"煎制"字样。

1. 适用范围

适用于处理纤维性药材，如根、皮和木质物质。

2. 煎制方法

（1）仔细称重干燥材料后，将材料和溶剂置于一盖严的容器中，使其过夜。

（2）加热材料，在回流冷凝器中，使其保持在沸点，经 30 分钟冷却后，容器应盖严并置于暗室和常温下。

3. 煎制时间

隔一适当的间隔时间便摇动一下，萃取所需时间以及药物物质的溶液均是可变的，下一步渗滤工序断续 2～4 小时较安全，此后，滗出清液并压除渣滓。

（五）过滤

1. 适用范围

适用于萃取已分离到相当精（纯）度的干燥物质。

2. 过滤方法

（1）该过滤器应具备管塞，或其他能控制流经此器的液流，在管塞上端塞入吸收棉，其上盖一层合适的过滤介质。

（2）将粉状物质用部分溶剂加以湿润，慢慢地撒布在过滤器上，然后用一宽捣棒将物质下压，在物质表面盖上一片滤纸。

（3）将物质压下后，将溶剂注入渗滤器并浸没物质，使液体能沿液棒慢慢地下流，以免使滤介质流到别处，覆盖过滤器，防止蒸发。

（4）溶剂应小心地不时添加，以保持粉末表面始终有溶剂，因而能避免其他空气接触。在这种方法下进行过滤，直到所需数量已滴入接收容器为止。通常，顺势疗法酊剂的制备，也通过加热的方法制取。

3. 过滤时间

一旦液体开始下滴，立即关闭阀门或管塞，并视液体的性质，使其渗滤 24 小时或更长时间。使液体一滴滴地经过滤器流入接收容器内，用管塞进行调控，以限制液流，使每分钟控制在 10～30 滴。

二、动物物质酊剂的制取

1. 动物物质包括活的或干燥的昆虫或其他动物，或者动物的各个部分。

2. 动物物质酊剂，一般在 65% 的酒精中浸渍而得。

3. 这些酊剂是按下列渗滤工序制备的：①将原料适当切割，然后置于酒精和水中。

②酒精和水的数量经计算以获得酒精浓度为 65% 的 1/20 酊剂。③滗出清液，历时 48 小时之后，再予过滤。

4. 由浸渍法或渗滤法制备而成的动物物质酊剂，可直接过滤入玻璃容器或其他惰性材料容器中，这些酊剂均应盖严并置于合适的场所，容器上必须注明"Ø"记号，说明这是直接由药物材料配制而成的最强的液体制剂。同时，也应标明酊剂所代表的药物物质的比例。

5. 这些酊剂的在架寿命自制造日起为 5 年。所谓在架寿命或其有效期，均系指其最后完成的产品而言。

三、测试

植物或动物酊剂在使用前，均应按传统的分析工序进行试验和化验。

（1）说明：颜色、气味及口味。

（2）鉴定：进行鉴定反应，以标出特定组分或组分群，如生物碱等的存在。

（3）试验：测定酒精含量和非挥发性残留物，以及薄层色谱分析。

（4）化验：酊剂是否含有一种可加以测出数量的活性要素。

第五节　稀释法和顺势液的制取

采用十进制、百进制以及五万进制来稀释，即每次连续稀释或研磨即为上次稀释或研磨药物物质的 1/10、1/100 或 1/50000。

一、稀释法

（一）十进制稀释

1mL 酊剂，1mL 1X 水溶液，或 1g 的 1X 研磨，均表示 0.1g 干燥的原始药物物质。

1mL 的 2X 稀释，或 1g 的第二次研磨，表示 0.01g 干燥的原始药物物质。

其后的液体或固体稀释，以序列级数进行，将 1 份上述稀释剂振荡或研磨到媒液的 9 份，即表示有效要素（干燥药物物质）的比例如下：

$2X = 10^{-2}$	$3X = 10^{-3}$	$4X = 10^{-4}$	$5X = 10^{-5}$	$6X = 10^{-6}$
$7X = 10^{-7}$	$8X = 10^{-8}$	$9X = 10^{-9}$	……	

（二）百进制稀释

1mL 的第一次（稀释）百进制液体稀释（1C），或 1g 的第一次百进制研磨（1C），表示 0.01g（10mg）的干燥药物物质。

1mL 的第二次百进制液体稀释（2C），或 1g 的第二次百进制研磨（2C），表示 0.0001g（0.1mg）的干燥药物物质。

其次的液体或固体稀释以序列级数进行，振荡或研磨 1 份上述稀释剂到 99 份媒液，表示如下有效要素（即干燥药物物质）的比例如下：

$$2C = 10^{-4} \qquad 3C = 10^{-6} \qquad 4C = 10^{-8} \qquad 5C = 10^{-10} \qquad 6C = 10^{-12} \qquad \cdots\cdots$$

若某些物质在 1∶10 的比例时不易溶解，则需要更多的溶剂，例如，磷、硫等原始溶液应按有关专论制备。在十进制中，1X 溶液或酊剂应以十来分；在百进制中，应以一百来分，则易于溶解。

（三）五万进制稀释

这是哈尼曼晚年使用的稀释方法。50 千次进比率稀释法的前三次是采用哈尼曼的百进比率稀释法，将药物稀释 3 次，从 3C 的稀释液开始，即 10^{-6} 开始。

1 滴 3C 稀释液 + 500 滴酒精——→1/500

1 滴 1/500 稀释液 + 100 滴酒精——→1/50000（5 万进比率稀释液，1LM 为 50 千次进比率稀释液，即 2×10^{-11}）

1 滴 1LM + 500 粒糖丸——→1/500

1 粒 1LM 糖丸 + 100 滴酒精——→1/50000（2LM 为 50 千次进比率稀释液，即 2×10^{-16}）

1 滴 2LM + 500 粒糖丸——→1/500

1 粒 2LM 糖丸 + 100 滴酒精——→1/50000（3LM 为 50 千次进比率稀释液，即 2×10^{-21}）

顺势疗法液体稀释剂按稀释方法进行表示（这些必须在标签上出现），如表 5 - 1 所示：

表 5 - 1　顺势疗法液体稀释剂的表示方法

表示	进位制	稀释方法
X 或 D	10 进制（1/10）	哈尼曼法
CH 或 C	百进制（1/100）	哈尼曼法
CK 或 K	百进制（1/100）	柯尔萨科夫法
LM	五万进制（1/50000）	哈尼曼法

十进制用 X 表示，它清楚地指出所使用的进位制。所有十进制稀释均按哈尼曼法进行。

哈尼曼法百进制最好以 CH 来表示，它明确地指出进位制和稀释法。因为 C 和 CH 是同义词，能被用来指明一种稀释是按哈尼曼方法进行的。

柯尔萨科夫法百进制最好用 CK 来表示，它明确地指出所有的进位制和稀释法。

M 既不表示进位制，也不表示稀释法。M 进表示 1000，在五万进制中，M 代表数字 1000。例如，1M 表示 100CK 的一种稀释剂，10M 则为 10000CK 的一种稀释剂。

二、顺势液的制取

（一）十进制稀释法——多瓶制备法（图5-1）

使用一种新的、洁净的、能盖严的、容量适度的玻璃瓶。

注入玻璃瓶1份（即1.0mL酊剂，或1X溶液），加入9份（即9.0mL）溶剂（如果酊剂代表1/20原始药物物质，注入2.0mL酊剂，并加18.0mL溶剂）。这种混合物需要彻底振荡，并加上2X标签。

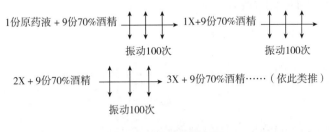

图5-1　十进制稀释法

照这个程序连续进行，直到取得所需稀释液为止。

稀释剂也可按同样的方式以百进制制备，只需对药物物质和溶剂的比例稍加调整即可。

（二）柯尔萨科夫百进比率稀释法——单瓶制备法（图5-2）

使用一种能够盖严的、洁净的、容量适度的玻璃瓶，朝下或用吸出法使瓶中空。所有使瓶中空的方法必须将酊剂原有容量的99%倒出，在瓶中仅留1%的原始酊剂容量。

将99%份溶剂加到瓶中留下的1份酊剂中，彻底振荡，所得的溶液是第一次柯尔萨科夫稀释剂，以1CK表示。

再一次倒空玻璃瓶，加进99份稀释剂到瓶中留下的1份1CK中，彻底振荡，所得的溶液是第二次柯尔萨科夫稀释剂，以2CK来表示。

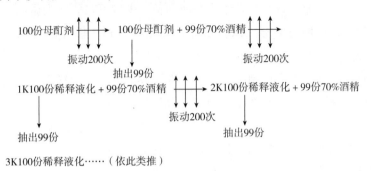

图5-2　柯尔萨科夫百进比率稀释法

继续进行此种工序，直到得到所需稀释剂为止。

至于一些不溶于酒精和水的物质，制备三种连续研磨（到1/100）的乳糖粉剂。然后，使其成为液糊，再按上述工序进行稀释。

在 200 次稀释前，哈尼曼法和柯尔萨科夫法均可使用。但在 200 次稀释后，一般使用柯尔萨科夫法。

顺势疗法溶液用于口服或舌下含服时，最终稀释剂可用适度比例的酒精制备：①60% v/v 酒精：自酊剂制取 2X 稀释剂。②最低度（20%）v/v 酒精：用于制取其他稀释剂。

顺势疗法溶液以液体方式用于口服或舌下含服，也可制成非酒精介质的溶液，如果最终制剂的剂型是由适当的防腐方式配制而成，且防止分解的话，任何防腐剂必须符合 USP 标准。

（三）50 千次进比率稀释法（图 5 - 3）

即 5 万进比率稀释法，用 LM 表示。

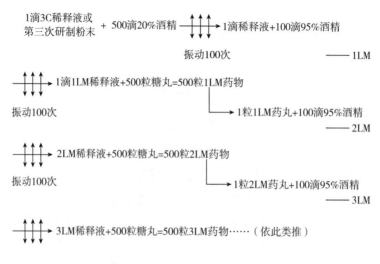

图 5 - 3　50 千次进比率稀释法

（四）固体稀释法——粉剂

固体物质稀释可将原始材料与乳糖研磨而制备，少量可在研钵内研制，大量可在机械研磨器内进行制备，比例是 1 份（以重量计）原始物质和 9 份（以重量计）乳糖，研磨 60 分钟，以制成 1X 药末。

与液体稀释液一样，在十进制中，每一步骤完成 1 份原始稀释剂与 9 份乳糖研磨。在百进制中，1 份原始药末（以重量计）与 99 份乳糖（以重量计）制备 1C 药末，研磨 60 分钟，然后以 100 来分，以制备连续药末 2C、3C、4C 等，经彻底振荡后成药。

药末可以用粉剂或片剂来配制，此两者均可溶解于水中。

粉剂并不违背"水是生物电磁场的载体，电磁场是能量和信息的载体"的论述。粉剂通过口服，经唾液、胃液、肠液稀释后被小肠吸收，进入血液，形成生物电磁场而发挥作用。

第六节 顺势药物的剂型

顺势疗法药物根据需要可以制成不同的剂型，如水剂、丸剂、片剂、栓剂、膏剂、软膏、凝胶或局部用洗液。

水是生物电磁场的载体，电磁场是能量和信息的载体。因此，水剂的疗效最好。美国生产的顺势产品多为水剂。

一、水剂

水剂可制成喷剂、针剂、滴剂、糖浆。

1. 喷剂

采用喷雾的形式最为方便，广受欢迎。一瓶 30mL 的水剂可喷 200 次，每喷约 0.15mL。

2. 针剂

将稀释液加入 0.9% 的生理盐水中，高压消毒后用于肌肉注射。

3. 滴剂

根据病情和使用的部位不同，加入的酒精浓度和药物的稀释度不同。

（1）滴耳剂：酒精浓度可用 50%，加入 1X 甘油。

（2）滴眼剂：眼用溶液应与泪液具有等渗性，一般用氯化钠作为等渗介质。任何等渗介质必须说明，必要时眼药水可适当加以缓冲，不允许使用任何添加剂。

眼用溶液在容器内必须用合适的方式加以保存，用于外科的眼用溶液必须置于单一用途的容器内，不能含防腐剂。

眼用溶液是用酊剂或溶液制成，或用液体稀释剂制成，为保证十进制稀释和百进制稀释的最终效力，只有一种合适制备的强度介质可以使用，这种介质用注射用水制成。

特别标签：多剂量容器不应大于 15mL，必须标有警告，说明眼用溶液启封后超过 30 天后不可使用。

贮存：一般来说，眼用溶液应避光保存，不应使外来物质进入制剂容器或眼用溶液渗入到容器壁内，滴管应是容器的组成部分。

（3）滴鼻剂：酒精浓度不超过 25%，病情急者，滴剂药物可用低稀释度（5C、7C），慢性病或精神性疾病可用高稀释度（15C、30C）。适用于制备滴鼻剂或喷鼻剂液体。

鼻用溶液应是等渗的，一般氯化钠被用作等渗介质，任何等渗介质必须加以说明，必要时，鼻用溶液可适当地予以稀释。除了能提高黏稠度的材料外，其他任何添加剂都不准使用。

鼻用溶液由强化基本酊剂或溶液制成，或用液体稀释而成。为保证十进制和百进制稀释的最终药效，仅净化水或适当介质可以使用，防腐剂或稳定剂只能在最后一次稀释后加入。

标签：每个容器上均应带有标签，说明所用的防腐剂、等渗剂、黏度剂及稳定剂。

保存：避光保存，容器必须不能有任何质量损失，如有外物进入或鼻用溶液渗入到容器壁，鼻用溶液容器必须再以滴入式或雾化式使用。

4. 糖浆

适用于儿童及冬季呼吸道疾病，采用多种药物，以不同稀释度配制。

二、固体剂

首先，必须采用稀释和振荡，然后加入赋形剂。丸剂、片剂在欧洲使用较多，此外，尚有栓剂和脂剂。

1. 丸剂

用乳糖或蔗糖制成颗粒，装在广口瓶内，被雾化的稀释液喷洒在不停转动的广口瓶内的颗粒剂上。然后装入小管内，每管 2 ~ 5 粒，一次服用。

丸剂也称作粉剂或小药丸，系由纯蔗糖、乳糖或其他适宜的多糖制成。它们被制成各种大小的球形，规定 10 个小丸（＃10）的直径以毫米计量，然后，加以摇动以获得均匀药剂。制备的丸剂在不超过 40℃ 的温度下进行干燥。

在制取蔗糖丸剂时，须注意不要使用酒精浓度小于 70% 的稀释液或者配药用酒精浓度的稀释液。

制备丸剂的标签应标明制备所用液体稀释剂的浓度。

2. 片剂

将赋形剂压成片剂，用上述方法将稀释液喷洒于剂型表面。用于吞服、含服。药片可用一次或更多次液体药物稀释剂。

片剂可由溶剂（如乳糖、蔗糖或乳糖和蔗糖混合物），必要时加上黏合剂和润滑剂压制而成。

惰性片剂的制备，可将它们置于一适当的容器内，加入 2% 的液体稀释剂，然后加以搅拌以获得均匀的药物，然后药片在不超过 40℃ 的温度下干燥。

药片的标签注明配制所用液体药物稀释剂的浓度。

3. 栓剂

药物通过直肠吸收，栓剂以乳脂为赋形剂，将含有 30% 酒精的稀释液灌于赋形剂中，药液与赋形剂的比例为 0.25g : 2.0g。

4. 脂剂

脂剂的赋形剂是凡士林或羊毛脂与凡士林的混合物。将稀释液与赋形剂混合制成脂剂，通过皮肤吸收。顺势产品与化妆品的结合，将使美容行业跨上一个新的台阶。

5. 药粉

药粉的制备，可将 1 份（以重量计）所需液体药物稀释剂浓度加到 99 份（以重量计）乳糖中，用一刮刀将其在一研钵中混合，然后用一研杵进行研磨，所得的粉剂应标明制备所用液体稀释剂的浓度。

第七节　消　毒　法

任何需要消毒的药物必须使用符合现行良好制造惯例和美国药典消毒方法和消毒保证计划的有效方法进行消毒。

一、可使用的消毒方法

1. 高压消毒法

这是一种最有效的灭菌方法。在 103.4kPa（1.05kg/cm^2）蒸汽高压下，温度达到 121.3℃，维持 15～20 分钟，可杀死包括芽孢在内的所有微生物。高压蒸汽灭菌器就是根据这一原理制成的，常用于一般仪器、生理盐水及一般实验设备等耐高温、耐湿物品的灭菌。

2. 煮沸灭菌法

本法适用于金属器械、玻璃及橡胶类等物品，持续 15～20 分钟，一般细菌可被杀灭，但带芽孢的细菌至少需要煮沸 1 小时才能杀灭。

3. 化学药剂消毒法

因为化学药品的消毒作用要比一般的消毒方法速度快、效率高，能在数分钟之内使药力透过病原体而将其杀死，故常采用之。

4. 巴氏消毒法

巴氏消毒法，即常说的72℃低温杀菌，巴氏消毒其实就是利用病原体不是很耐热的特点，用适当的温度和保温时间处理，将其全部杀灭。此法可对顺势产品进行消毒。

5. 气体消毒法

（1）臭氧消毒：臭氧灭菌为溶菌级方法，杀菌彻底，无残留，杀菌广谱，可杀灭细菌繁殖体和芽孢、病毒、真菌等，并可破坏肉毒杆菌毒素。另外，臭氧对霉菌也有极强的杀灭作用。此法对顺势产品、橡胶、塑料等均无破坏性。

（2）红外线消毒：可对实验设备进行消毒。

（3）紫外线消毒：可对房间进行消毒。

二、不适用的消毒方法

下列美国药典消毒法不适用于顺势疗法药物的消毒（已被确定），理由如下：

1. 使用大于120℃的温度进行蒸汽消毒（顺势疗法制剂文件规定热敏度）。

2. 使用大于120℃的温度进行干燥热消毒（顺势疗法制剂文件规定热敏度）。

3. 气体消毒：化学样品制剂残余污染。

4. 电离辐射：样品可能突变效果。

第八节　顺势药物的质量管理

顺势疗法药品的生产，一般与有效成分的微小剂量有关。这种特性往往使对成品进行分析检验成为不可能。因此，顺势疗法药品的质量，只有严格管理药品中所有的原材料以及施行质量检验制度才能加以保证。顺势疗法药品遵照优良制造和药品生产质量管理规范进行生产，因而生产者在整个生产阶段能确保所必需的质量。下列方针可作为药品生产质量管理规范的补充。

一、人员

由于成品检验要求严格，因而人员培训尤为重要。培训必须特别重视自我管理和自我检验，目的在于使每个职工对其岗位的工作负责。

二、工厂

1. 生产厂区必须与具有挥发性或渗透性气味产品的操作厂区明显分开。
2. 检验实验室由于使用各种试剂，因此，必须与生产、包装厂区完全隔离。

三、设备

1. 设备必须专门用于顺势疗法稀释药品生产。
2. 清洁技术和清洁产品的选用，必须小心审慎，以使所有洁净设备免遭任何化学试剂残留痕迹污染。
3. 凡与顺势疗法所用物质接触的设备，均须谨慎选用，以消除任何交叉污染。

四、原材料

（一）植物原材料

1. 顺势疗法广泛使用植物原材料。一般而言，使用新鲜的野生植物，也就是说，这些植物可在其自然生长环境中加以收集。在这些环境中，它们可远离污染源，得到充分的生长。

2. 关于新鲜植物，下列各点应加以重视：

（1）最好应在早晨采集。如实验室尚需数小时后应用此植物，则采集者必须确保在采集时不受雨、露润湿，因为潮气将降低品质。植物受烈日暴晒时，绝不能采集。

（2）如新鲜植物枯萎，则采集后距实验室使用的时间不应超过 48 小时。

（3）采集者应注意下述事项：①直接采集野生植物时需留心所选的位置，保留特定的位置是非常重要的，这些位置适用于某些作物并多年轮收。②收集的植物或植物部分必须新鲜健壮，无寄生虫。

（4）植物或植物部分应除掉任何有机或无机杂物。

3. 植物送抵实验室时，为便于鉴定和检验，采集者送交采集物时需包括如下部分：①嫩枝一根，即光枝或带有叶或花（如采集和加工的植物部分是树皮的话）。②整株植物，如植物体积过大，送交地上部分或其中的一部分，如可能附带根部（如采集和加工部分是其根部的话）。

4. 在下列情况下，有时需要使用栽培植物。

（1）当野生植物需用量过大，以致将影响此品种今后继续生存时。

（2）当生产所需的一些品种，其野生数量不能适应时。

（3）如使用外来植物，尽可能使用新鲜植物，不使用干燥植物。

5. 人工栽培用于顺势疗法的植物，必须在特殊条件下生长，严禁使用化肥、农药、除草剂，仅允许使用天然肥料。

6. 将新鲜、野生或栽培植物装入有孔网袋或通风良好的包装中，且在能保持植物质量以及特别是能防止其蚀变和变质的条件下装运。

7. 每次装运都必须附一张说明书，其上注明主要特点，以资区分植物，如供应者姓名、植物名称、采集地点、采集日期、重量。

（二）生物物质原材料

1. 用于生产原生质的生物物质原料，必须取自健康且已达到专论所规定的成长阶段的动物。这些原材料的选取、保管和运输均须在严格的卫生和无菌状态下进行，以免受到微生物污染的危险。

2. 用于生产 I 级病质药的生物物质原材料，必须取自专论中所规定的一些来源。这些原材料的选取、保管和运输均须在严格的卫生和无菌条件下进行，以免发生掺杂的危险。

（三）化学物质材料

在某些情况下，顺势疗法要求最好使用天然产物而不使用纯粹的化学药品。

这些天然产物的特性必须加以精确规定。

五、生产程序

制造顺势疗法药物的生产过程，由于使用有效成分，剂量极为微小，因而必须重视消灭一切化学或微粒性质的污染。

（一）制备母酊剂

1. 采集的植物送到实验室时，须经鉴定和检查对照，然后加以分拣、断切、称重和浸渍。植物标本至少要保留到母酊剂被生产实验室检定合格为止。

2. 提取母酊剂所用设备的设计，必须保证此项工序完美的重复性。

3. 生产实验室必须应用化学分析证实母酊剂的一致性，同时保留一定数量的母酊剂作为样品收集。

4. 母酊剂应置于密封的容器内，放在阴凉场所（15℃～20℃）并远离光照。

（二）制备稀释剂

1. 制备稀释剂应视为制造顺势疗法药物最为重要的一个阶段。

2. 由于一般有效成分的剂量极微小，各项预防措施对制取顺势疗法药物颇为重要：①顺势疗法稀释剂必须在洁净环境下制取，为了消灭外界污染，顺势疗法稀释剂至少应在具备正压下过滤空气的房屋内制取。②用于进行连续稀释的方法必须是可重复的和有效的。③所用设备必须用于此一专订目的，必须进行定期检查，以测试此种材料。④与顺势疗法稀释直接接触的设备，必须选取具有绝对中性材料制造的，并必须无任何微粒污染。⑤盛装稀释剂的玻璃瓶，均须加贴标签，其上注明药品名称、效能和鉴定批次。

（三）制备粉剂

研磨方法用于制备不溶品种，这种方法包括在中性和粉状非有效组分中稀释固体品种。

（四）采取特别的预先措施

由于成品的分析检验一般不可能，故必须采取特别的预先措施，以保证最高质量的制造，并消灭出错危险和污染。

1. 丸剂的生产必须无细菌污染和微粒污染，所有设备和设施应专订设计并用于专订用途。

2. 加入药品工序必须有效，以保证完全的均一性和可重复性。

3. 标签管理规则必须严格执行，必须设计不同的产品网，以避免在生产和包装药品时可能产生的混乱。

第九节　顺势药物的测试

哈尼曼在他的《顺势医药法典》一书中提出了药物验证标准：临床药物验证的第一原则是用相对健康的人来进行。只有这样，才可区分药物引起的症状和疾病引起的症状。由于人类服用测试的药物后，可叙述服药后的感觉，所以，这种测试药物的方法完全能反映药物在人体所产生的作用。

一、测试目的

1. 选择药物

了解药物毒性所引起的反应和症状，用同样药物稀释后的极小量治疗这些疾病的症状，把最具毒性的东西，变成最有用的药物。

2. 选择病人

测试药物反应的症状，以便更好地选择病人。测试低稀释度药物主要会导致生理症状的产生，测试高稀释度药物主要会导致心理和情感方面症状的产生。

二、测试员的要求

现代顺势疗法药典法规对被测试人员有严格的要求和规定。

1. 对顺势疗法药物测试有一定的认识，并具有药典上药物症状的知识及懂得如何记录顺势疗法症状。

2. 年龄在 18~45 岁之间，健康状况良好。

3. 无歇斯底里或神经衰弱等毛病。

4. 了解科学实验的意义，对科学实验有严谨的态度。

5. 在实验期间能维持正常的日常生活，包括有充分的睡眠、运动和营养，避免食用有化学成分的食物，以及有刺激性的食物和饮料。

三、测试方法

现代顺势医学的药物测试是以双盲方法进行的。

1. 组织

（1）实验总监 1 名，职责包括：①组织测试员；②安排测试员服用药物或安慰剂；③对试验品严加保密。

（2）实验监察员若干名，职责包括：①发放药物并指导服用方法；②每日收集、检查记录的资料；③系统分类、总结。

（3）测试员若干名，职责包括：①按规定服用试验品；②随时记录实验资料；③每日向监察员汇报一次；④测试员之间不得交换服药感受。

2. 样本

大样本 100 人；小样本 30 人。

四、记录症状的要求

1. 在记录症状时，应将所有生理、心理和情绪的症状全部记录下来。

2. 详细记录纯粹由药物引起的症状。

3. 记录从服药到症状出现的时间和症状持续的时间。

4. 当着验证者的面，检查验证记录。

5. 每天都要检查记录。

五、实验记录

顺势医学疗法药物测试记录表　　　　编号_____

一般项目	姓名		年龄		性别		职业	
	住址				电话			
	健康状况：							
	既往病史：							
测试药物	编号		开始服用日期			每日服药时间		
	用量		用法			注意事项		
	截止日期					实验天数		
药物反应	观察项目		开始时间	停止时间		持续时间		症状性质
	心理反应							
	身体感受							
	心理感受							

监察员_____　　　　时间_____

第十节　顺势医学产品

一、亚健康药物

（一）高级生命液（Advanced HGH）

1. 成分和功效

（1）人类生长素（HGH）：①HGH能激活脑垂体自身分泌HGH，使皮肤骨骼恢复青春，使心、肝、肺、肾等脏腑再生，使器官和组织的功能恢复到年轻时水平；还能激活免疫系统，是抵抗疾病的有效药物，使人减少生病。②HGH能降低心脏病的发生率，提高肺气肿病人氧的吸收率，还能预防骨质疏松，防止因骨质疏松可能引起的严重后果。③HGH是目前为止最有效的减肥药，使人恢复到年轻时的代谢水平，重新塑造体形，从而有选择地减少腰、腹部深层的脂肪和大腿的脂肪，同时增长肌肉。④HGH是目前最有效的复苏性功能的物质，它能使老年人的性能力恢复到年轻时的水平。⑤HGH还能促进伤口的愈合，重生烧伤的皮肤。⑥HGH能增强体力，使人精力充沛，长时间工作而无疲劳感；还能治疗失眠，增加深睡眠的时间。⑦HGH能改善人的脾气，焕发人的精神面貌，使人信心十足，情绪高涨。⑧HGH使皮肤细胞外体液增加而恢复年轻时皮肤的弹性、厚度和形状，它是装在瓶子里的美容术，无须整形科医生的手术而能抹去面部皱纹。⑨HGH是某些运动员增加运动量的秘密。⑩最新的研究还表明，HGH对非常可怕的老年性疾病

Alzheimer's（阿尔茨海默病，即早老性痴呆症）和 Parkingson's（帕金森病）有疗效。

（2）肝活性因子（HAF）：具有显著的生物学活性，含有多肽、核酸和氨基酸，可治疗肝硬化、病毒性肝炎、酒精性肝损伤和肝脏其他疾患。

（3）海底生物胺类（Marine Biogenic Amines）：含有大量丰富多样的氨基酸，如氨基乙酸、丙氨酸和谷氨酸，同时它还含有丰富的核酸。

（4）碳酸钡（Barium Cabonate）：改善心功能，提高记忆力，克服脑力衰退，恢复减退的性欲望，防止过早阳痿和性功能衰退，使肥大的前列腺缩小，防止关节疼痛和下肢疼痛；增强信心，消除大脑糊涂、胆怯退避、对人生厌恶的衰老心理，消除焦虑，治疗抑郁症和意识障碍。

（5）磷酸（Phosphoric Acid）：它是生命物质的组成部分，是组成核苷酸的基本成分，而核苷酸是生命中传递信息和调控细胞代谢的重要物质核糖核酸（RNA）和脱氧核糖核酸（DNA）的基本组成单位。

（6）砷酸（Arsenious Acid）：增强机体组织和器官的活力；消除皮肤瘙痒、火辣感、肿胀、干燥、粗糙脱落症状；消除恐惧、极度悲观、坐立不安心理；消除眼皮疼痛和发炎肿胀；消除面部愁眉不展的压抑表情及面部肿胀；改善呼吸系统的功能，消除呼吸系统的症状；改善由于惊扰、忧虑不安、噩梦不断而致睡眠差的状况；治疗呕吐和腹泻。

（7）明蒿（Abrotanum）：减少皮肤皱纹，改善皮肤色泽，消除黑眼圈，减少毛发脱落；消除关节僵硬疼痛和肩头、上肢、手腕和踝关节疼痛；解除干咳和阴冷的感觉；消除喜怒无常、易于发怒和坐卧不安的精神状态。

（8）山金车花（Arnica）：减轻肌肉疼痛，促进组织修复，用于治疗瘀伤、扭伤，并可抗炎、抗痉挛，有效控制出血。

（9）腹蛇毒（Ahylysantinfarctase）：能明显降低血液黏稠度、血浆纤维蛋白原、血脂，并能减少血小板数量，抑制其黏附和聚集功能。对脑血栓形成有较好的疗效，对血栓闭塞性脉管炎、大动脉炎、静脉系统血栓形成、高凝血症等也有效。

（10）多种氨基酸（Amino Acids）：主要用于治疗肝病、消化道疾病、脑病、心血管病、呼吸道疾病，还可用于提高肌肉活力、儿科营养和解毒等。

（11）植物酵素（Enzyme）：酵素是一种酶，由氨基酸组成的具有特殊生物活性的物质，它存在于所有活的动植物体内，是维持机体正常功能、消化食物、修复组织等生命活动的一种必需物质。它几乎参与所有的生命活动。酵素催化剂样的催化作用催动着机体的生化反应，催动着生命现象的进行。若没有酵素，生化反应将无法进行，生命现象将会停止。

（12）叶酸（Folic Acid）：是维生素 B 复合体之一，有促进骨髓中幼细胞成熟的作用，参与核酸中嘧啶和嘌呤的合成。

（13）B 族维生素（Vitamins B）：包括维生素 B_1（硫胺）、维生素 B_2（核黄素）、维

生素 B$_3$（烟酸）、维生素 B$_6$（吡哆醇）、维生素 B$_{12}$（氰钴胺）、叶酸和泛酸。所有 B 族维生素对免疫系统起着重要作用，特别是维生素 B$_6$ 的缺乏，可导致 B 细胞产生的抗体减少。水溶性 B 族维生素是一种对酶的活性、新陈代谢过程、红细胞的形成不可缺少的营养物质。

2. 作用机理

（1）抗衰老。美国抗衰老专家克拉兹博士在世界抗衰老大会上宣布："HGH 的成功应用是人类历史上首次干预衰老进程、恢复青春、抵抗疾病、有效延长寿命的里程碑。"美国食品药品管理局（FDA）也向世界宣布："HGH 是目前为止唯一能够逆转衰老的物质。"高级生命素可广泛使用于老年性疾病，使用高级生命素半年后，大部分老年病可消除或减轻，可年轻 10 ~ 15 岁。

（2）调解人体的免疫功能，使人不易得病。由于 HGH 具有增强免疫功能，对于感染性疾病，单独使用高级生命素也具有抗感染作用。

（3）消除亚健康。亚健康状态由四大要素构成：①排除疾病原因的疲劳和虚弱。②介于健康与疾病之间的中间状态或疾病前状态。③在生理、心理、社会适应能力和道德上的欠完美状态。④与年龄不相称的组织结构和生理功能的衰退状态。相信顺势疗法的推出对于占人群总数 75% 的亚健康人来说，无疑是一大喜讯。

3. 使用方法

（1）保健：每日 2 次，每次 2 喷，喷于舌下，含服 1 分钟咽下。空腹使用，效果更佳。

（2）治疗：常规治疗量每日 3 次，每次 2 喷；病情危重患者，可 5 ~ 10 分钟 1 次，每次 2 喷，待病情缓解后减为常规量。

（二）生威基因活力素

1. 成分和功效

（1）山金车花（Arnica Aontana）：减轻肌肉疼痛，促进组织修复，用于治疗瘀伤、扭伤，并可抗炎、抗痉挛，有效控制出血。

（2）燕麦（Avena）：具有滋补作用，可恢复神经和生殖器官的功能，具有抗抑郁作用。

（3）鹿茸（Deer Antler）：增强男性和女性的性功能，可促进神经损伤的恢复。

（4）猪殃草（Galium Apairne）：防止细胞水肿和异常细胞增长。

（5）肝素（Hepar）：可促进 IGF－1 的合成，可以抗衰老。

（6）重组生长素（HGH）：为人体一级荷尔蒙机构，有助于平衡生长激素，维持机体正常的免疫反应。

（7）贯叶连翘（Hypericum Perforatum）：对神经损伤具有修复作用，对手术后具有止痛作用。

（8）高丽参（Koream Ginseng）：抗疲劳，提高生命活力，提高性欲，同时可调节血压，可预防动脉硬化、糖尿病。

（9）紫花苜蓿（Medicago Sativa）：降低血胆固醇和血糖，同时可治疗呃逆、呕吐、反胃、痢疾等疾病。

（10）脑下垂体提取物（Pituitarum Extract）：可平衡荷尔蒙，对不育、性功能减退有效。

（11）大黄根毒素（Rhus Toxicodendron）：可缓解风湿痛、肌肉痛、扭伤以及感冒发烧。

（12）核糖核酸（RNA）：增强记忆力，使智力敏捷，同时具有抗氧化作用。

（13）北美香柏（Thuia Occ）：增强腺体的分泌，对异常细胞具有抑制作用，同时能治疗皮肤病。

2. 作用机理

1. 提高免疫功能，提高抗病能力。

2. 增强体力，增加肌肉，减少脂肪，提高耐力，增强记忆力。

3. 提高骨密度，改善毛发与皮肤质地。

4. 改善睡眠，改善与提高性功能。

（三）细胞食物（Cell Food）

1943～1944 年，艾瓦雷特参加美国国防部高度机密的曼哈坦计划，研究发明了原子弹，投入日本广岛、长崎，结束了第二次世界大战。第二次世界大战结束后，美国决定拆解剩余的原子弹，在拆解的过程中，发生了核泄漏，在受到大剂量核辐射后，有些人死亡了，艾瓦雷特先生遭受高剂量的核辐射线照射，造成他身体的细胞萎缩、骨髓停止造血，步向死亡。面临死亡的威胁，体重只剩下 35kg，这是由于核辐射导致骨髓造血抑制和破坏，即发生了再生障碍性贫血。他目睹这项发明给人类造成了毁灭性灾难和后果后，艾瓦雷特决心致力于研究对人类有益的事业。

20 世纪 50 年代，美国政府对细胞食物这项技术保密，只在部队中使用，因为它能迅速消除水中的毒素，有效止血镇痛。其镇痛效果是吗啡的 5 倍。20 世纪 90 年代，在美国对伊拉克的战争中，将其配发到每个士兵手中。

1978 年，艾瓦雷特研发的细胞食物，获得美国药物食品管理局 FDA 认证（NDC#49355－02FDA#2020872），出版了 Beyond Believe（《不可置信》）一书。

1985 年，由于细胞食物对人类的贡献如此重大，美国政府通过"重氢自由法案"，肯定细胞食物的价值——宇宙中最有益于人类健康的营养物质。它不仅仅是一种营养物质，而且重氢硫酸盐酵素是一种"新药"。

1. 重氢水解（Water Splitting）技术基本原理

（1）重氢硫酸盐（Deaterium Sulfate）

水分子（H_2O）是一个由极性供价键形成的极性分子。艾瓦雷特采用重氢水解技术，通过细胞食物中的重氢，减弱水分子化学键价共享电子键，使极性共价键断裂，水分子裂解。云集在氧原子周围的价电子完全离开氢向氧原子靠拢，水分子中氢、氧原子就形成"二极化"的 H^+ 和 O_2^-。这就是重氢"水解"技术的"二极化"原理。

艾瓦雷特将细胞食物称为"二元溶液"，即 H_2O 含有两个可分解为离子的氢原子。细胞食物中的重氢，先将 H_2O 裂解为氢离子（H^+）和水分子残根（OH^-），直到第一个 H^+ 移除后，第二个 O—H 键才会裂解，产生 H^+ 和 O_2^-。这就是重氢水解技术的"二元化"原理。

$$2H^+ + 2e^- \rightarrow H_2$$

$$2O_2^- + 4e^- \rightarrow O_2$$

$$4H^- - 4e^- \rightarrow 2H_2O + O_2$$

氘为氢的一种稳定形态同位素，也被称为重氢，元素符号一般为 D 或 2H。它的原子核由一颗质子和一颗中子组成。重氢是氢的同位素，可以创造新的元素，不论是化合物或新生状态都能维持稳定。在大自然的含量约为一般氢的 1/7000，用于热核反应。其被称为"未来的天然燃料"。

硫是一种变价元素，在自然界它可以呈不同的价态形成不同的矿物。当它以最高的价态 S^{6+} 与 4 个 O_2^- 结合成 SO_4^{2-} 时，再与金属元素阳离子形成硫酸盐。

重氢硫酸盐胶状悬浮液体可以保存 70 种矿物质，纳米级的每个矿物质比人体细胞小数千倍，微粒结构的表面是带有负电荷的离子体，呈分散状态，容易与带正电荷的肠壁产生电和磁性吸引而被肠壁迅速吸收，形成 98% 的胶状物质。矿物质透过植物的光合作用转换成胶状矿物质，人体吸收这种胶状体后又以同样的胶状态储存于体内。矿物质和其他营养素合作与骨骼、肌肉、神经活动以及细胞的功能重要相关，矿物质在体内和有机物结合形成荷尔蒙、酵素和其他功能性蛋白质分子。

重氢硫酸酵素盐在溶于水后，使水的溶氧量提高 300%，而如今的大气中，氧已由远古时期的 38%～50% 降到现在的 20.9%。重氢硫酸酵素盐能将水分子分解为新生的氢和氧，而且重氢又保证了这种新生氢和氧的稳定性，氢和氧的新陈代谢是人体组织的氧化还原过程，代表了生命的创造与分解。养分的分解氧化是放热、放出能量的，这种能量使 ATP 与一个磷酸根结合形成 ADP。氢的还原反应，也就是细胞组织的再造过程是吸热的，其能量来源于 ADP 脱掉一个磷酸根，成为 ATP 所释放出来的能量。

由此可以了解，养分的作用是通过氧化产生能量，而这种能量最终被用来还原和再造细胞组织。而人体内新生的氢和氧促使细胞直接接受 70 种必需元素的养分。

（2）自由基（Free Radical）

自由基的产生：在人体正常新陈代谢的过程中，自由基会自然产生并氧化。但由于人体受酒精、药物、氧化物质、废气、抽烟、杀虫剂、喷雾剂、化学治疗、情绪压力、辐射和酸雨以及食物在处理或烹煮时产生的毒素影响，这些物质可能引起体内稳定分子产生有害的化学反应，因而产生了过剩的自由基。

氧原子有 16 个电子，围绕核心的 16 个质子，呈现中性的稳定状态；氧在分子状态时也很稳定，然而稳定的分子失去一个电子的时候，变成正电，不稳定且反应激烈，这种分子就是自由基。

这种带正电的自由基极力想从其他稳定分子抢夺一个电子来稳定自身结构，而造成另一个不稳定的自由基，这种过程的周而复始，使我们体内的脂肪腐败，例如眼球晶体的脂肪腐败会造成白内障。也由于自由基这种破坏作用，在细胞膜上形成破洞，扰乱蛋白质、脂肪、核酸的结构，造成 DNA 突变。人体内抗氧化系统的负荷过重，自由基就有机会对人体造成伤害。

细胞食物在水解水分子成新生氧和氢，这种新生的单氧是带负电的，这种带负电的单氧 O^- 尚未进入生化反应的状态，而带正电的氧自由基，与之结合后形成纯氧分子 O_2。新生态单氧带负电，这是由生化科学的观点指导的。释放出氢和氧的连锁反应，使机体获得额外的电子，重新补充供应电子，综合掉自由基。

（3）酵素（Engym）

酵素也称酶，是一种特别蛋白质，在人体的复杂化学反应过程中起催化剂的作用。每一种酵素只控制一种化学反应。酵素、血红素、肌肉收缩组织都属于蛋白质的组成部分。活的细胞 30% 是由蛋白质组成的，而氨基酸又是蛋白质的组成部分。

2. 成分

每批产品需要 9 个月时间来完成生产。含有以下成分：

（1）黄金胶体（Collodal Gold）：是一个微妙而有威力的健康辅助品，具有良好的杀菌、灭菌作用，同时，具有解毒、解酒、醒脑、促进新陈代谢的功能。

（2）重氢硫酸盐（Deaterium Sulfate）：是一种有助于细胞快速吸收的高科技营养补充品，在人体内能将水分子裂解为新生的氧和氢，并释放能量，给细胞补氧。

（3）34 种酵素：对生命来说是极为重要的，人体不能没有酶，它是人体生理化学在新陈代谢中，负责监督制造各种分子并加强维持生理活性的要角。这 34 种酵素是：麦芽糖、蔗糖、苦杏仁、核酸酵素、硫氨酵素、氨基酸酵素、脂肪酵素、磷酵素、硫酸酯酵素、素黄酵素、还原酵素、烯酸酵素、催化酵素、铁酵素、氧化酶、过氧化酶、铜酵素、酥氨基酸酵素、辅酶乳酸脱氧醋脱酸酵素、脱氢酵素、琥珀脱氢酶、解速碳酵素、脱酸酵素、酵素触媒、氧基酵素、己醣基酵素、葡萄糖醛变酵素等。

（4）18 种氨基酸：是蛋白质的构成物，关联到生物化学结构的荷尔蒙、酵素、营养素输送、抗体、骨胶原的发展，都是需要氨基酸的帮助与结合。这 18 种氨基酸是：丙氨酸、精氨酸、天门冬氨酸、蛋氨酸、甘氨酸、组氨酸、亮氨酸、脯氨酸、异亮氨酸、苯丙氨酸、赖氨酸、苏氨酸、色氨酸、缬氨酸、丝氨酸、精氨酸、半胱氨酸、谷氨酸。

（5）70 种胶原矿物质：是离子的状态，是一种能生存的最小的矿物质，也被称为集中的电解质离子。处于这状态的矿物质，是最容易被吸收的，大部分能有效被人体利用。这 70 种矿物质是：锕、氩、锑、钽、钡、铍、铋、硼、溴、钙、碳、铈、铯、铬、钴、铜、钽、钆、铊、钨、锌、镝、铒、铕、氟、铊、镓、锗、金、铪、氦、钬、氢、铟、碘、铱、铁、钍、钒、氪、镧、锂、镥、镁、锰、氖、镍、铌、氮、钯、磷、碲、锡、氙、铂、镨、铷、铼、铑、钌、钐、硒、二氧化矽、矽、银、钠、硫、铽、钛、钇等。

（6）铂：在德国被众多医生广泛使用，且被证明对女性月经症候群、手脚冰冷的问题有效；同时，亦被证明能增加持久耐力。

3. 作用机理

（1）细胞供氧，供给能量，消除自由基。这是简单、安全、有效的氧疗法。

1931年，诺贝尔奖得主奥图·瓦尔保（著名的生化学家）说："导致癌症的主要原因是体内细胞的正常氧气呼吸被厌氧性细胞所取代。"他认为，当身体的氧化作用失效，发酵取代细胞能量时，癌症大门便很快被开启。

细胞食物制剂是以重氢硫酸盐作为分散介质，形成全离子化的胶状浓缩液体。它具有表面张力低（$40mN/m^2$，自来水表面张力高达$73mN/m^2$）、粒子线度小（$4\sim7nm$）的特点，是一种有助于细胞快速吸收的高科技营养补充品，在人体内能将水分子裂解为新生的氧和氢，并释放能量，给细胞补氧。细胞食物是利用重氢在人体内使水分子裂解，缓慢产生氧气，增加血液中的溶解氧量，给细胞补氧。同时，细胞食物水解产生的氧是在人体需要时才会进行，所以供氧不会过量。而且，水解产生的OH^-和O^-，可以源源不断地提供电子，有效清除体内过量的自由基。

（2）细胞排毒，促进代谢。氧气是强力解毒剂，氧气的主要功能是分解对身体不友善的毒素物质。氧气不足时，毒素就开始摧毁身体功能和耗费身体能量，是细胞污染的重要因素。服用细胞食物后，体内细胞供氧大幅度提高，一方面分解体内毒素，另一方面，细胞食物含有34种酶素，参与人体多种细胞内生化反应，在氧的共同参与下，使人体潜藏的自愈能力增加，人体自然会加速废物及毒素排出体外的代谢过程。

（3）细胞抗衰老。细胞食物分解的氧和重氢能够清除自由基和巩固细胞DNA结构，并且重氢能减缓细胞分裂周期。所以，细胞食物能够延缓衰老并修补基因，防止细胞突变、癌变。

（4）细胞营养。细胞食物含有18种氨基酸、70种离子悬浮状微量矿物元素，可被人体细胞直接吸收，全面补充人体所需的氨基酸和矿物质，直接营养人体细胞。

4. 应用范围

应用范围包括：各类癌症、肿瘤；身体内、外发炎；手术前后抗感染、抗炎；恢复伤痕、减少疤痕；增加氧气补给；帮助新陈代谢；糖尿病；高血压；感冒伤风；各类病毒、细菌、霉菌、寄生虫；各类感染、上吐下泻；各种内伤及外伤；被有毒昆虫或动物咬伤、蜇伤，被植物割伤、刺伤；便秘；肿瘤；烧伤、烫伤；肠炎；解酒；过敏症状；冻伤；痛风；蜂窝组织炎；戒烟、戒毒；慢性疲劳综合征；活化肝脏；活化肾脏；动脉硬化症；麻风病；红斑狼疮；消除青春痘（内用、外用）。

根据50年的临床测试，已确定150种疾病的使用范围：①癌症：乳腺癌、前列腺癌、

204

白血病、黑色素瘤。②呼吸系统疾病：过敏性鼻炎、支气管炎、肺炎、鼻窦炎、喉痛、喉炎、白喉、百日咳、发烧、流行性感冒。③循环系统疾病：动脉硬化、血液含氧量过低、镰状红细胞贫血。④消化系统疾病：胃炎、胃溃疡、长期便秘、结肠炎、阿米巴痢疾。⑤泌尿系统疾病：膀胱炎、肾炎、尿道感染、痛风、淋病、疱疹病毒、子宫切除术后、阴道灌洗、女性性器官清洁、男性性器官清洁。⑥皮肤科疾病：双手粗糙、青春痘、香港脚、硬茧、尿布疹、皮肤干燥、湿疹、痱子、脓疱病、干癣、金钱癣、德国麻疹、刮胡疹、唇疱疹、消除疤痕、护肤。⑦细菌、病毒、毒素感染的疾病：杆菌、球菌、梅毒、病毒、天花病毒、霍乱杆菌、大麻毒瘾、毒瘾、毒药、毒橡树或常春藤。⑧外伤：擦伤、截肢清洁、动物咬伤处理、昆虫咬伤处理、冻伤、外伤、头皮屑、止痒、蝎子蜇伤、蜜蜂蜇伤、抓伤、烫伤、晒伤、破伤风。⑨其他：糖尿病、酗酒、风湿、骨头断裂、头痛、痛经、各种疼痛、脑膜炎、重症肌无力、晕船、痉挛疲劳、括约肌发炎、扭伤、残肢萎缩、腺体肿大等。

5. 用法用量

（1）内服：①日常保健：每日 2～3 次，每次 3 喷于舌下，或喷入 100～250mL 的凉开水或果汁中，摇匀后饮用。②疾病康复：每日 3 次，每次 6 喷于舌下，或喷入 100～250mL 的凉开水或果汁中，摇匀后饮用。③重症处理（如剧烈缺氧、车祸、休克等）：每日 6～9 次，每次 6 喷于舌下，或喷入 100～250mL 的凉开水或果汁中，摇匀后饮用。8 岁以下儿童，用量减半。

（2）外用：①原液可以直喷在疣、痣、鸡眼、疤痕上。有裂开的外伤，也可以 1∶20 无菌纯水稀释。②也可以 1∶30 无菌纯水来点滴鼻部炎症（鼻炎或鼻窦炎）等。③也可以 1∶40 或 1∶100 无菌纯水混合滴眼睛，治疗感染、红眼、沙眼、近视、远视、白内障等。

6. 注意事项

（1）首选糖尿病、肺部疾病（哮喘等）、肿瘤、关节病患者。这部分人群见效快，受益大。

（2）有关节病症者首先感觉到关节疼痛消失，关节肿胀迅速改善。

（3）迅速改善睡眠，思维清晰，注意力集中，精力充沛，抗疲劳。

（4）缩短疾病的病程。如 7 天痊愈的感冒，只需 1～2 天。

（5）增强其他营养品或药物的生物利用度，提高疗效，减少常规用药量。

（6）最好空腹使用，因为它会强化吸收一同服用的食物，勿与西餐、牛肉、牛奶、豆制品、咖啡及处方药同时服用，如需要使用，请间隔 1 小时以上。

（7）长期放置，疗效不但不减弱，反而会更强。放置时间延长，效能越长。

（8）不可滴入高于 40℃的热水中，不宜使用金属容器盛装及搅拌。

（9）不可直接接触棉花、丝、羊毛，以免破损。但细胞食物不会伤害健康的组织，即使是尚未稀释的液体接触到我们的眼睛，虽然会痛，但不会伤害眼睛的组织。

（10）1978 年 1 月，史多雷向美国 FDA 注册细胞食物时，在内容物表格填写中明确写道：随时间推移，产品呈香槟色或琥珀色，效力不但不会减弱，反而每年递增。

二、常见病药物

（一）顺势光谱营养液（DNA – RNA Spectrum）

1. 成分和功效

（1）脱氧核糖核酸（DNA，6C/12C）：是生命密码的携带者，是储存、复制和传递遗传信息的主要物质基础。

（2）核糖核酸（RNA，6C/12C）：可分为三种：①cRNA：叫转移核糖核酸，起着携带和转移活化氨基酸作用。②mRNA：叫信使核糖核酸，是合成蛋白质的模板。③rRNA：叫核糖体核糖核酸，是合成蛋白质的场所。

（3）人类生长素（HGH，3C/30C）：详见高级生命液（Advanced HGH DNA）。

（4）促生长激素（GHRH，3C/30C）：提高性功能，是由下丘脑分泌的一种促生长激素，能促进垂体分泌 HGH。

（5）鹿茸（Cervi Cornu，3C/30C）：鹿茸中含有大量的 IGF – 1，具有补血、补气、壮阳、强身、增强性功能、抗衰老的功能。

（6）胰岛素生长因子（IGF – 1，3C/30C）：①IGF – 1 通过下述三个方面对免疫系统起作用：IGF – 1 可以促进蛋白质的合成，增加体内免疫因子（如白细胞介素、细胞因子、免疫球蛋白 IgG、肿瘤坏死因子）的含量，这对免疫起着重要的作用；IGF – 1 可使胸腺恢复到年轻时的大小，促进 T 淋巴细胞的成熟；IGF – 1 可使骨髓的造血功能恢复到年轻时的水平。②降血糖：IGF – 1 与胰岛素相似，能增强对葡萄糖和氨基酸的吸收，促进糖原的合成和乳酸的分解，抑制糖原分解，增加人体对胰岛素的灵敏度，提高人体胰岛素的作用效率，对胰岛素非依赖型糖尿病（2 型糖尿病）具有较好的疗效。③降血脂：IGF – 1 作用于脂肪细胞，能促进高密度脂蛋白的合成和低密度脂蛋白的分解，因此，能降低血中甘油三酯、极低密度脂蛋白含量，使高密度脂蛋白升高。④舒张血管：IGF – 1 能调节心脏的生理和病理状况，具有舒张血管、降低血管阻力、增加心脏血流量的作用。⑤促进骨的合成代谢：IGF – 1 可明显地促进多种来源的软骨细胞分裂增殖和软骨基质的合成。IGF – 1还可刺激软骨细胞合成软骨基质，特异型胶原蛋白 – Ⅱ型合成，增加糖胺聚酶的活性，增强成骨细胞的碱性磷酸酯酶的活性。⑥促生长发育：IGF – 1 是人体内非常重要的细胞有丝分裂促进剂，可促进细胞的分裂和组织的再生。⑦增强肝脏的解毒功能：IGF – 1能促进肝细胞的再生，增强肝脏的解毒功能。⑧创伤修复：由于 IGF – 1 能促进蛋白质的合成，可参与创伤愈合的过程。实验证明，损伤的神经、肌肉均可再生。

（7）12 种矿物质及微量元素（Mineral，3X/6X/12X/30X）：钙、磷、镁、铁、锌、钾、锰、铜、钼、镉、硒、铂等。锌、镁、铜、铁、锰可促进大脑发育，铁、钼可预防缺铁性贫血。锌是许多酶的组成部分，睾丸、前列腺、精液中含有丰富的锌元素。锌的缺乏，使精子量减少，睾丸萎缩，导致不育。锌还与蛋白质的合成、DNA 和 RNA 的代谢有关。

（8）完全氨基酸（All Amino Acids，10C/30C）：氨基酸是蛋白质合成的原料，复合氨基酸是构成酶的主要成分，参与制造、修复受损组织，也是抗体和激素的主要成分。

（9）白蛋白（Albumin，5C）：白蛋白可维持血浆的渗透压，调节水分，保持酸碱平衡，参与脂肪的运输。

（10）三磷腺苷（ATP，5C）：是细胞的储能物质，是生物化学反应、生理活动的能量的直接来源。

（11）L-精氨酸（L-Arginine，6C/12C/30C/60C/200C）：氨基酸的代谢产物氨，是一种毒素，L-精氨酸具有解毒的功能，对肝、肾功能具有保护作用。

（12）r-氨基丁酸（GABA，6C）：r-氨基丁酸是脑细胞的营养物质，用于脑血管疾引起的偏瘫、语言、记忆力障碍、智力发育迟缓等疾病。

（13）B族维生素（Vitamins B，1C）：包括维生素 B_1（硫胺）、维生素 B_2（核黄素）、维生素 B_3（烟酸）、维生素 B_6（吡哆醇）、维生素 B_{12}（氰钴胺）、叶酸和泛酸。所有B族维生素对免疫系统起着重要作用，特别是维生素 B_6 的缺乏，可导致B细胞产生抗体的减少。水溶性B族维生素对酶的活性、新陈代谢过程、红细胞的形成来说是不可缺少的营养物质。

（14）L-赖氨酸（L-Lysine，6C/12C/30C/60C/200C）：促进胃蛋白酶的分泌，促进钙的吸收，促进骨的生长，防治骨质增生和骨质疏松；调节中枢神经和大脑神经的兴奋性，促进智力的发育，增强记忆力。

2. 作用机理

（1）具有保健作用。IGF-1的抗衰老作用是HGH的10倍，它不需要在肝脏中再转化，直接补充胰岛素因子，对糖尿病有直接作用。伦敦国际老年协会 Phihicans 认为，在10年内，IGF-1将成为世界保健首选。

（2）可降低血脂、血糖，维持体内的代谢平衡。

（二）DNA-RNA 营养液（Spectrum DNA-RNA）

1. 成分和功效

（1）脱氧核糖核酸（DNA）：是生命蜜密码的携带者，是储存、复制和传递遗传信息的主要物质基础。

（2）核糖核酸（RNA）：可分为三种：①cRNA：叫转移核糖核酸，起着携带和转移活化氨基酸作用。②mRNA：叫信使核糖核酸，是合成蛋白质的模板。③rRNA：叫核糖体核糖核酸，是合成蛋白质的场所。

（3）人类生长素（HGH）：详见高级生命液（Advanced HGH DNA）。

（4）促生长激素（GHRH）：提高性功能，是由下丘脑分泌的一种促生长激素，能促进垂体分泌HGH。

（5）鹿茸（Cervi Cornu）：鹿茸中含有大量的IGF-1，具有补血、补气、壮阳、强身、增强性功能、抗衰老的功能。

（6）胰岛素生长因子（IGF-1）：详见顺势光谱营养液（DNA-RNA Spectrum）。

（7）12 种矿物质及微量元素（Mineral）：钙、磷、镁、铁、锌、钾、锰、铜、钼、镉、硒、铂等。锌、镁、铜、铁、锰可促进大脑发育，铁、钼可预防缺铁性贫血。锌是许多酶的组成部分，睾丸、前列腺、精液中含有丰富的锌元素。锌的缺乏，使精子量减少，睾丸萎缩，导致不育。锌还与蛋白质的合成、DNA 和 RNA 的代谢有关。

（8）完全氨基酸（All Amino Acids）：主要用于治疗肝脏疾病、消化道疾病、脑病、心血管病、呼吸道疾病，还可用于提高肌肉活力、儿科营养和解毒等。

（9）白蛋白（Albumin）：白蛋白可维持血浆的渗透压，调节水分，保持酸碱平衡，参与脂肪的运输。

（10）三磷腺苷（ATP）：是细胞的储能物质，是生物化学反应、生理活动的能量的直接来源。

（11）L-精氨酸（L-Arginine）：L-精氨酸具有解毒的功能，对肝、肾功能具有保护作用。

（12）r-氨基丁酸（GABA）：用于脑血管疾引起的偏瘫、语言、记忆力障碍、智力发育迟缓等疾病。

（13）B 族维生素（Vitamins B）：包括维生素 B_1（硫胺）、维生素 B_2（核黄素）、维生素 B_3（烟酸）、维生素 B_6（吡哆醇）、维生素 B_{12}（氰钴胺）、叶酸和泛酸。所有 B 族维生素对免疫系统起着重要作用，特别是维生素 B_6 的缺乏，可导致 B 细胞产生的抗体减少。水溶性 B 族维生素对酶的活性、新陈代谢过程、红细胞的形成来说是不可缺少的营养物质。

（14）L-赖氨酸（L-Lysine）：促进胃蛋白酶的分泌，促进钙的吸收，促进骨的生长，防治骨质增生和骨质疏松；调节中枢神经和大脑神经的兴奋性，促进智力的发育，增强记忆力。

2. 作用机理

（1）具有保健作用。IGF-1 的抗衰老作用是 HGH 的 10 倍，它不需要在肝脏中再转化，直接补充胰岛素因子，对糖尿病有直接作用。伦敦国际老年协会 Phihicans 认为，在 10 年内，IGF-1 将成为世界保健首选。

（2）可降低血脂、血糖，维持体内的代谢平衡。

（三）生威基因糖尿康素

1. 成分和功效

（1）山金车花（Arnica Montana）：减轻肌肉疼痛，促进组织修复，用于治疗瘀伤、扭伤，并可抗炎、抗痉挛，有效控制出血。

（2）砷（Arsenicum）：治疗糖尿病，减少并发症。

（3）松果（Echinacea Angustifolia）：用于淋巴发炎、软组织损伤和发烧，减少毒素的积累。

（4）金缕梅（Hamamelis）：促进静脉循环，帮助减少静脉溃疡的发生。

（5）重组人类生长激素（HGH）：详见高级生命液（Advanced HGH DNA）。

（6）地百合根（Helonias Dioicas）：用于治疗糖尿病。

（7）肝素（Hepar）：抗凝血，增强抗凝血酶的亲和力，加速凝血酶的失活；抑制血小板的黏附聚集；抑制血小板，增加血管壁的通透性，并可调控血管新生。

（8）蓝旗鸢尾（Iris Versicolor）：调控并促进胰岛素分泌。

（9）L－精氨酸（L－Arginine）：L－精氨酸具有解毒的功能，对肝、肾功能具有保护作用。

（10）胰酶（Pancreatin）：调控并促进胰岛素分泌。

（11）磷酸（Phosphoric Acid）：缓解头痛、胃部不适，以及由于睡眠不足而导致的消化不良。

（12）黑麦（Secale）：治疗雷诺病，防治各种神经性病变。

（13）蒲桃（Syzygium Jambos）：促进从尿中排出葡萄糖。

（14）硝酸铀（Uranium nitrate）：可减轻皮肤、黏膜干燥。

2. 作用机理

（1）本品为特有的专治 2 型糖尿病的基因重组顺势疗法产品，除了能降低血糖外，还能有效控制 2 型糖尿病的各种症状。

（2）改善胰腺功能，平衡胰岛素代谢。

（3）改善肝脏代谢。

（4）改善冷漠情绪。

三、心脑血管病药物

（一）生威基因脑力素

1. 成分和功效

（1）山金车花（Arnica Montana）：减轻肌肉疼痛，促进组织修复，用于治疗瘀伤、扭伤，并可抗炎、抗痉挛，有效控制出血。

（2）水飞蓟（Silybum Marianum）：清热解毒，保肝利胆，用于治疗急性肝炎、肝硬化、脂肪肝、中毒性肝损伤、胆石症。

（3）大脑提取物（Cerebrum）：可减轻精神疲劳，增强记忆力，对健忘、注意力不集中、紧张和焦虑有效。

（4）金鸡纳树（Cinchona Officinalis）：用于消化不良、腹泻、腹胀、感冒、打喷嚏、流鼻涕、咳嗽、高热。

（5）人类生长激素（重组）（HGH）：详见高级生命液（Advanced HGH DNA）。

（6）卵磷脂（Lecithin）：卵磷脂储存于神经细胞膜内，可抑制肠道吸收胆固醇。

（7）西洋耆草（Millefolium）：具有消炎抗菌作用，抗痉挛，收敛，促进胆汁分泌，化痰，利尿，退热。

（8）磷酸（Phosphoric Acid）：缓解头痛、胃部不适，以及由于睡眠不足而导致的消化不良。

（9）核糖核酸（RNA）：①cRNA：叫转移核糖核酸，起着携带和转移活化氨基酸作用。②mRNA：叫信使核糖核酸，是合成蛋白质的模板。③rRNA：叫核糖体核糖核酸，是合成蛋白质的场所。

（10）硫酸锌（Zinc Sulphuricum）：治疗头痛和痉挛。

（11）硅石（Silica）：维持头发、指甲、骨骼、牙齿的健康，促进胶原蛋白和结缔组织的形成。

2. 作用机理

（1）提高记忆力，改善思维混乱、注意力不集中的现象；改善情绪低落，使心情愉快。

（2）解除疲劳。

（3）修复和再生受损细胞，使其恢复正常功能。

（4）改善老年痴呆症和帕金森病的各种症状。

（5）增强体能与精力。

（6）提高免疫功能，改善亚健康状况。

（二）生威基因心血康素

1. 成分和功效

（1）西洋参（Aralia Quinquefolia）：增强体力，提高性欲，抗疲劳，抗氧化，提高免疫力。

（2）山金车花（Arnica Montana）：减轻肌肉疼痛，促进组织修复，用于治疗瘀伤、扭伤，并可抗炎、抗痉挛，有效控制出血。

（3）碳酸钡（Barium Cabonate）：治疗动脉脂肪沉积，调节血压和血管弹性。

（4）山楂（Crataegus Laecvigata Folia）：用于心衰、心绞痛和高血压。实验室研究显示，山楂能增强血液循环，扩张血管，降低血小板黏性。

（5）银杏叶（Ginkgo Biloba）：治疗循环障碍，并能增强记忆力。

（6）葡萄籽提取物（Grape Seed Extract）：是天然的植物成分（生物类黄酮），具有抗过敏、抗组织胺、消炎、氧化作用，还可加强血管壁厚度，促进血液循环。

（7）山楂氧化物（Crataegus Oxyacantha）：有利于溶解大血管壁上的储存物。

（8）重组人类生长激素（HGH）：人体一级荷尔蒙机构，有助于平衡生长激素，维持机体正常的免疫反应，详见高级生命液（Advanced HGH DNA）。

（9）L-精氨酸（L-Arginine）：L-精氨酸具有解毒的功能，对肝、肾功能具有保护作用。

（10）卵磷脂（Lecithin）：卵磷脂储存于神经细胞内，可抑制肠道吸收胆固醇。

（11）红曲米（Monascus Purpurcus）：具有降低胆固醇作用。

（12）核糖核酸（RNA）：①cRNA：叫转移核糖核酸，起着携带和转移活化氨基酸作用。②mRNA：叫信使核糖核酸，是合成蛋白质的模板。③rRNA：叫核糖体核糖核酸，是合成蛋白质的场所。

（13）槲寄生（Viscum Album）：具有扩张血管作用，从而降低血压，减少心脏肥大的发生。

2. 作用机理

（1）增强心肌收缩力，扩张冠状血管，增加血流量，降低血压。

（2）具有抑制胆固醇的合成、降低低密度脂蛋白的作用，改善血管弹性，改善血管动脉粥样硬化。

（3）具有强的抗氧化作用，抑制甲状腺过氧化酶，具有抗肿瘤、抗菌作用。

（4）抑制血小板聚集，具有活血化瘀的作用。

四、保肝药物（生威基因肝宝素）

1. 主要成分

（1）山金车花（Arnica Montana）：减轻肌肉疼痛，促进组织修复，用于治疗瘀伤、扭伤，并可抗炎、抗痉挛，有效控制血管出血。

（2）蔓草葫芦（Bryonia Alba）：能减轻对疼痛的敏感性，解除肝脏的毒素，此外，对感冒、发烧、咳嗽有效。

（3）水飞蓟（Silybum Marianum）：清热解毒，保肝利胆，用于急性肝炎、肝硬化、脂肪肝、中毒性肝损伤、胆石症。

（4）白屈菜（Chelidonium Majus）：可净化血液，促进肠道解毒，具有肝脏的调控作用。

（5）鹿茸（Deer Antler）：增强男性和女性的性功能，可促进神经损伤的恢复。

（6）重组人类生长激素（HGH）：为人体一级荷尔蒙机构，有助于平衡生长激素，维持机体正常的免疫反应，详见高级生命液（Advanced HGH DNA）。

（7）肝提取物（Liver Extract）：维护正常的肝功能。

（8）胰腺提取物（Paraxacum Officinale）：可缓解消化不良、腹泻。

（9）蒲公英（Taraxacum Officinale）：滋补肝脏，利尿，是人体清洁剂。

2. 作用机理

（1）本品具有激发、改善、提高肝脏的正常解毒与排毒功能，减轻与改善因肝脏过度工作，或肝脏排毒不良而引起的全身疲劳症状。

（2）改善与提高免疫功能。

（3）逆转因酒精造成的肝脏损伤，能使受损伤的组织再生，恢复正常的功能。

（4）改善与提高新陈代谢功能。

五、性别药

（一）男性专用高级营养液（HGH Male Super Formula）

1. 成分和功效

（1）人类生长素（HGH，3C）：详见高级生命液（Advanced HGH DNA）。

（2）鹿茸（Cervi Cornu，3C）：鹿茸中含有大量的 IGF－1，具有补血、补气、壮阳、强身、增强性功能、抗衰老的功能。

（3）胰岛素生长因子（IGF－1，3C）：详见顺势光谱营养液（DNA－RNA Spectrum）。

（4）12 种矿物质及微量元素（Mineral，6C/12C/30Xc）：钙、磷、镁、铁、锌、钾、锰、铜、钼、镉、硒、铂等。锌、镁、铜、铁、锰可促进大脑发育，铁、钼可预防缺铁性贫血。锌是许多酶的组成部分，睾丸、前列腺、精液中含有丰富的锌元素。锌的缺乏，使精子量减少，睾丸萎缩，导致不育。锌还与蛋白质的合成、DNA 和 RNA 的代谢有关。

（5）西洋参（Wild American Ginseng，1X/3X/6X/12X）：增强体力，提高性欲，抗疲劳，抗氧化，提高免疫力。

（6）高丽参（Korean Ginseng，1C/3C/6C/12C）：提高体能，使人充满活力，增强生殖器官的功能。

（7）中国参（Chinese Ginseng，1C/3C/6C/12C）：大补元气，补脾益肺，生津止渴，安神增益。

（8）西伯利亚参（Siberian Ginseng，1C/3C/6C/12C）：调节血压，降低血中胆固醇含量，可增强体能，增加耐力，缓解身心压力，增强人体免疫力，并能提神醒脑，明目安神。

（9）卵磷脂（Lecithin，3C）：增强脑力，安定神经，平衡内分泌，提高免疫力和再生力，解毒利尿，清洁血液，健美肌肤，保持年轻，延缓衰老。

（10）硒（Selenium，3C）：①增强免疫力：有机硒能清除体内的自由基，排出体内毒素，抗氧化，能有效地抑制过氧化脂质的产生，防止血凝块，清除胆固醇，增强人体的免疫功能。②防治糖尿病：硒是构成谷胱甘肽过氧化物酶的活性成分，它能防止胰岛 β 细胞氧化破坏，使其功能正常，促进糖代谢，降低血糖和尿糖，改善糖尿病患者的症状。

（11）L－精氨酸（L－Argining，3C）：L－精氨酸具有解毒的功能，对肝、肾功能具有保护作用。

（12）磷酸镁（Magnesium Phosphate，3C）：神经细胞在新陈代谢过程中需要三磷腺苷（ATP）供给能量，镁则可激活人体内 300 多种酶的活性。当体内镁元素缺乏时，神经细胞的正常功能就会发生障碍。

（13）锗石（Ochic，3C）：锗可强化自然治愈力，改善全身体质，防止老化，预防癌症，消除肿瘤、肝病、气喘，调整血压，排出体内的毒素，用于自律神经失调症等慢性病症。

（14）天然抗炎剂（Net Mur，3C）：凤梨植物中的凤梨酵素，是著名的天然抗炎剂，可减轻骨关节炎、风湿性关节炎的症状。

（15）肾上腺素（Adrenal，3C）：肾上腺髓质分泌的一种儿茶酚胺激素，可促进糖原分解，升高血糖，促进脂肪分解，引起心跳加快。

（16）硅石（Silicea，3C）：维持头发、指甲、骨骼、牙齿的健康，促进胶原蛋白和结缔组织的形成。

（17）睾丸甾酮（Testosterons，3C）：一种高效的雄性激素，它能帮助我们增强爆发力，增强肌肉中血管密集度，增强肌肉硬度，帮助我们稳定长久的肌力。

（18）烟酰胺（Niacin，3C）：烟酰胺是辅酶 I 和辅酶 II 的组成部分，成为许多脱氢酶的辅酶。缺乏时可影响细胞的正常呼吸和代谢而引起糙皮病。用于补充营养及治疗舌炎、皮炎等。

（19）L-组氨酸（L-Histidine，6C/12C/30C）：L-组氨酸是一种半必需氨基酸，可用于治疗心脏病、贫血、风湿性关节炎等。

（20）B 族维生素（Vitamins B，3C）：B 族维生素包括维生素 B_1、维生素 B_2、维生素 B_6、维生素 B_{12}、烟酸、泛酸、叶酸等，是糖、脂肪、蛋白质等转化成热量时不可缺少的物质。

（21）L-苯丙氨酸（L-Phenylatanine，6C/12C/30C）：L-苯丙氨酸是人体不能合成的一种必需氨基酸。

（22）L-蛋氨酸（L-Methionine，6C/12C/30C）：人体必需氨基酸之一。

（23）天然情绪提升素（Yohimbinum，1C）：①钙：提升精神的饮食营养，松弛神经。②镁：对人体神经系统及维持肌肉正常功能都非常重要，而且更能促进人体新陈代谢，制造蛋白质，镁质更是人类抵抗痛苦的必备矿物质。③锌：是人体脑部的督导员，锌质对于人体脑部的运作非常重要，而且能保持人体中细胞及酵素的正常功能，并帮助制造能稳定情绪的蛋白质。

2. 作用机理

（1）提高男性的性功能。

（2）增强肌肉组织，增加体力，提高耐力。

（二）生威壮尔钢

1. 成分和功效

（1）山金车花（Arnica Montana，3X）：减轻肌肉疼痛，促进组织修复，用于治疗瘀伤、扭伤，并可抗炎、抗痉挛，有效控制血管出血。

（2）美国海芋（Caladium Seguinum，6X）：提高体能，改善阳痿、勃起障碍以及性高潮困难。

（3）水飞蓟（Silybum Marianum，3X）：保护肝脏，促进糖代谢，可改善沮丧、健忘和冷漠情绪。

（4）达米阿那（Damiana，1X）：用于改善性焦虑和阳痿。

（5）猪殃草（Galium Aparine，3X）：增强膀胱、泌尿系统的功能，阻碍细菌的生长。

（6）肝素（Hepar，6X）：促进健康的肝功能，是合成 IGF－1 的一个重要的抗衰老物质。

（7）高丽参（Korean Ginseng，1X）：提高体能，使人充满活力，增强生殖器官的功能。

（8）莴苣芹（Lacture Virosa，3X）：治疗阳痿，疏通性功能障碍。

（9）萍黄体（Nuphar Luteum，2X）：改善勃起能力，是广泛提高性欲的物质。

（10）睾丸素（Orchitinum，6X）：治疗阳痿，提高性活力。

（11）磷酸（Phosphoric Acid，200C）：治疗性欲缺乏症和睾丸疼痛。

（12）脑垂体素（Pituitarum，12X）：平衡体内荷尔蒙，治疗不育和性欲缺乏症。

（13）震杨（Populus Tremuloides，1X）：可治疗膀胱、尿道和前列腺不适。

（14）肾上腺素（Suprarenal Substance，12X）：促进脱氢雄酮的分泌，对不育症有疗效。

（15）睾酮（Testosterone，30X）：增加肌肉力量和性欲。

（16）胸腺提取物（Thymus Extract，6X）：增加性欲望。

（17）甲状腺素（Throidinum，12X）：增进食欲，改善不安定情绪。

（18）北美香柏（Thuja Occidentalis，200C）：治疗性器官不适感。

（19）L－精氨酸（L－Arginine）：具有解毒的功能，对肝、肾功能具有保护作用。

2. 作用机理

（1）改善与提高性功能。

（2）增强肌肉组织，增加体力，提高耐力。

（3）改善心血管供血。

（三）女性专用高级营养液（HGH Female Super Formula）

1. 成分和功效

（1）人类生长素（HGH，3C）：详见高级生命液（Advanced HGH DNA）。

（2）鹿茸（Cervi Cornu，3C）：鹿茸中含有大量的 IGF－1，具有补血、补气、壮阳、强身、增强性功能、抗衰老的功能。

（3）胰岛素生长因子（IGF－1，3C/30C）：详见顺势光谱营养液（DNA－RNA Spectrum）。

（4）卵巢雌激素（Ovary，3C）：治疗性欲低下。

（5）天然抗炎剂（Net Mur，3C）：凤梨植物中的凤梨酵素，是著名的天然抗炎剂，可减轻骨关节炎、风湿性关节炎的症状。

（6）12 种矿物质及微量元素（Mineral，6C/12C/30C）：钙、磷、镁、铁、锌、钾、锰、铜、钼、镉、硒、铂等。锌、镁、铜、铁、锰可促进大脑发育，钼可预防缺铁性贫血。锌是许多酶的组成部分，睾丸、前列腺、精液中含有丰富的锌元素。锌的缺乏，使精子量减少，睾丸萎缩，导致不育。锌还与蛋白质的合成、DNA 和 RNA 的代谢有关。

（7）卵磷脂（Lecithin，3C）：增强脑力，安定神经，平衡内分泌，提高免疫力和再生力，解毒利尿，清洁血液，健美肌肤，保持年轻，延缓衰老。

（8）L–组氨酸（L–Histidine，3C）：是一种半必需氨基酸，可用于治疗心脏病、贫血、风湿性关节炎等的疾病。

（9）B 族维生素（Vitamins B，3C）：B 族维生素包括维生素 B_1、维生素 B_2、维生素 B_6、维生素 B_{12}、烟酸、泛酸、叶酸等，是糖、脂肪、蛋白质等转化成热量时不可缺少的物质。

（10）烟酰胺（Niacin，3C）：许多脱氢酶的辅酶，缺乏时可影响细胞的正常呼吸和代谢而引起糙皮病，治疗舌炎、皮炎。

（11）氟石（Calc Fluor，3C）：又叫萤石，可治疗静脉曲张、骨骼营养不良，消除恶心、呕吐，改善睡眠质量。

（12）薯蓣皂素（Dioscorea Villoca，3C）：植物雌激素，具有雌激素样作用，使体内雌激素水平保持在最佳水平，从而具有美容美白、促进乳腺生长、缓解更年期及经期多种不适、降血脂、预防心血管疾病、抗炎保肝等作用。

（13）乙酰胆碱（Acetycholine，3C）：与学习、记忆密切相关，其主要功能是维持意识的清醒，在学习记忆中起重要作用。

（14）斑蝥（Cantharis，6C）：提高免疫力，有抗肿瘤作用。

（15）硅石（Silicea，3C）：改善苍白皮肤和玫瑰色皮肤，消除身体和精神上的疲劳，改善沮丧、思想僵滞和大脑疲劳，消除臀部、大腿、膝盖和双足的骨痛，是骨骼疾病的良药，也可消除梦游和噩梦。

（16）肾上腺素（Adrenal，3C）：肾上腺髓质分泌的一种儿茶酚胺激素，可在应激状态、内脏神经刺激和低血糖等情况下，释放入血液循环，促进糖原分解，升高血糖，促进脂肪分解，引起心跳加快。

（17）天然骨质强化剂（Murex，6C）：含钙的天然食品。

（18）百合科植物（Lilium Tigrinum，6C）：水仙、石蒜、芦荟等一类植物。

2. 作用机理

（1）增强性功能，延缓衰老。

（2）促进女性器官的发育，促进乳腺的生长。

（3）增进免疫功能，增进健康美。

（四）生威闺宝素

1. 成分和功效

（1）穗花牡荆（Agnus Castus）：激发性欲和性趣，调整情绪波动，放松情绪。

（2）山金车花（Arnica Montana，3X）：减轻肌肉疼痛，促进组织修复，用于治疗瘀伤、扭伤，并可抗炎、抗痉挛，有效控制血管出血。

（3）红毛七（Caulophyllum）：女性天然激素调整剂，支持荷尔蒙水平，推迟更年期，调整内分泌。

（4）金鸡纳树（Cinchona Officinalis）：治疗消化不良、腹泻、感冒、打喷嚏、流鼻涕、咳嗽、高热，为抗虐特效药。

（5）达米阿那（Damiana，1X）：用于改善性焦虑和阳痿。

（6）莴苣芹（Lacture Virosa，3X）：治疗阳痿，疏通性功能障碍。

（7）L-精氨酸（L-Arginine）：具有解毒的功能，对肝、肾功能具有保护作用。

（8）睾丸素（Onosmodium Virginianum）：增强性欲，治疗性功能障碍及精神和身体疲劳。

（9）卵巢雌激素（Ovarian）：治疗性欲低下。

（10）磷酸（Phosphoric Acid，200C）：治疗性欲缺乏症和睾丸疼痛。

（11）脑垂体提取物（Pituitarum，12X）：平衡体内荷尔蒙，治疗不育症和性欲缺乏症。

（12）山茱萸（Sepia Officinalis）：具有放松盆腔脏器的作用，特别是在性交时可使阴道舒适，同时可治疗白带过多，消除异味。

（13）北美香柏（Thuja Occidentalis，200C）：增进腺体的分泌功能，治疗皮肤异常状况。

2. 作用机理

（1）提高性功能，增加肌肉，减少脂肪，改善与提高女性的体能，增强体力，提高耐力，改善疲劳症状。

（2）提高骨密度。

（3）改善睡眠。

（4）促进蛋白质的合成，为体内补充蛋白质。

（5）改善并平衡雌激素，改善更年期的症状。

六、妇科用药

（一）天然康茵素（Nature Estromone）

1. 成分和功效

（1）墨西哥维狄（Wild Yan Extract）：具有刺激人体产生黄体素和其他类固醇荷尔蒙的功能，有助于体内荷尔蒙平衡，改善许多慢性病、经期及停经时的各种病症。

（2）表皮生长因子（Epidermal Growth Factor，EGF）：是一种小肽，由53个氨基酸残基组成，1974年从人尿中提纯出人的表皮生长因子（hEGF），分子量6201道尔顿。众多的实验研究表明，EGF可刺激多种细胞的增殖，主要是表皮细胞、内皮细胞。用于角膜损伤、烧烫伤及手术等创面的修复和愈合取得了很好的疗效，Montalcini和Cohen教授因为发现表皮生长因子并分析其结构和作用机理，1986 年获诺贝尔生理学及医学奖。

生长因子的由来：

下丘脑—分泌→促生长素（GHRH）——→生长素（HGH）——→生长因子（IGF－1）——→表皮生长因子（HGF）

表皮生长因子的功能：①嫩肤作用：表皮生长因子能刺激外胚层和内胚层起源的各种细胞，如角膜上皮和内皮细胞、表皮、真皮层细胞（如纤维母细胞、乳腺腺泡及间质细胞）等，使其增殖迁移，加快新陈代谢，达到嫩肤的效果。②滋润皮肤：EGF 能促进DNA、RNA 和功能蛋白质的生物合成，能促进细胞外大分子的合成（如透明质酸、弹性纤维蛋白等），增加皮肤含水量，进而增加皮肤弹性，滋润肌肤。③消除皱纹：表皮生长因子促进细胞营养物质从细胞外主动运至细胞内，增加细胞内的营养，促进真皮层细胞分泌合成胶原纤维、多糖、糖蛋白等功能分子，使皮下真皮组织饱满、肌纤维排列整齐紧密，从而减少和消除皱纹。④修复创伤：通过与 EGF 受体结合，刺激表皮细胞进入细胞分裂周期，启动细胞内一些重要功能，基因活化、表达、分泌生物活性蛋白质等；促使胶原纤维呈线状排列，表皮细胞快速规则生长并及时覆盖创面；明显加速美容、整容术后及其他皮肤创伤等伤口愈合，并保持创面平整光滑，使瘢痕减少或消失，减少色素沉着。⑤预防色斑：表皮生长因子对表皮细胞的增殖有较强的促进作用，使用后表皮细胞变得年轻化，使得表皮组织中较少有色素及死亡细胞残留等累积，使皮肤嫩白无暇，消除色斑及色素沉着等异常皮肤表现。在祛斑的治疗期和恢复期使用 EGF，能有效遏制色斑的复发。⑥对骨骼系统的作用：促进生成大量的成骨细胞，抑制破骨细胞，治疗骨质疏松、股骨头坏死、关节炎、风湿病和因钙缺乏导致的疾病。⑦对消化系统的作用：加强胃肠功能，促进消化酶的分解，增进食欲，治疗慢性胃炎。⑧对血液系统的作用：加强骨髓造血功能，促进干细胞生成，进而生成大量红细胞和白细胞；加强左心室厚度，增强心肌弹力，高效治疗心脏病；有效清除血液中的低密度脂蛋白，防止其在血管壁沉积，治疗血栓。⑨对呼吸系统的作用：加强肺部细胞功能，修正气血屏障，消除肺部毒素，治疗肺气肿、肺供养不足和呼吸系统疾病。⑩对内分泌系统的作用：促进人体荷尔蒙生长，加强各种酶、荷尔蒙的分泌，增强肾功能，加强水的代谢，帮助体内排毒。⑪对生殖系统的作用：刺激性激素分泌，强壮性器官的肌肉组织，加强性器官的神经耐力，打开微循环，加快性器官充血。⑫对免疫系统的作用：刺激胸腺再生，加快淋巴 T 细胞、B 细胞、吞噬细胞的生成，提高免疫功能，吞噬病菌和癌细胞，治疗癌症和肿瘤。⑬对神经系统的作用：加快恢复神经系统的功能，促进脑神经细胞、树突生成，逆转脑萎缩，加快深度睡眠，治疗老年性痴呆、神经衰弱、记忆力减退、神经性头痛等。

（3）人类生长激素（HGH）：详见高级生命液（Advanced HGH DNA）。

（4）DNA 胶原蛋白生长因子（DNA Derived）：皮肤深层祛皱。

（5）银离子（Silver）：天然抗菌消炎剂，用于痤疮、粉刺。

（6）山金车花（Arnica Montana，3X）：减轻肌肉疼痛，促进组织修复，用于治疗瘀伤、扭伤，并可抗炎、抗痉挛，有效控制血管出血。

（7）北美升麻（Black Cohosh）：产于北美，用于治疗风湿、炎症、痛经及各种妇科疾病，可疏通毛孔，缓解肌肉痉挛，减轻疼痛。

（8）植物酵素（Enzymes）：消除白发、脱发。

（9）西伯利亚参（Siberian Ginseng）：调节血压，降低血中胆固醇含量，可增强体能，增加耐力，缓解身心压力，增强人体免疫力，并能提神醒脑，明目安神。

（10）玫瑰油（Rose Oil）：是温和的收敛剂，对皱纹、湿疹有效。还可治疗月经不调、子宫炎症、失眠健忘、神经紧张等症状。同时，对缓解压力、抗衰老有效。

（11）芦荟油（Aioe Oil）：含有芦荟苷和多种氨基酸，可滋润皮肤，有美白皮肤的功效；同时可促进伤口愈合，有消炎杀菌的作用。

（12）甘菊油（Chrysanthemum）：主要是蓝香油，对治疗伤口及感染性皮炎、湿疹、荨麻疹及过敏反应有特效。

（13）银杏（Ginkgo）：又叫白果，可改善血液循环，预防血液凝结，同时具有抗氧化作用，减少自由基的形成，延缓衰老；同时可消除皮肤炎症，还可止咳、祛痰、平喘、镇静，缓解沮丧、紧张的情绪。

（14）大豆精华（Soy DNA Derived）：含有多种氨基酸，有转化角质层的作用，有很强的保湿效果。

（15）维生素E（Vitamin E）：为脂溶性维生素，可加强胶原蛋白与弹性蛋白的转换，是常用的抗衰老添加剂。

（16）澳洲鸸鹋油（Australian Emu Oil）：与皮肤相融，可携产品的活性成分穿透皮肤屏障，有效渗透而进入血管，刺激皮肤细胞再生，减少皱纹，改善松弛的皮肤。

2. 作用机理

本品为当今美国市场上品质最好的天然黄体素滋润霜。内含30X、100C两个等量级顺势医学产品植物萃取黄体素，相当于1020mg医药等级，是美国国家内分泌及营养学专家唯一联名推荐的、奢品等级的、兼备治疗作用的全天然皮肤滋养剂。

（1）激活人体的内分泌器官，有显著的抗衰老作用。

（2）促进并平衡内分泌的功能，消除更年期综合征的症状。

（3）调节免疫功能。

（4）增加骨质密度，消除骨质疏松的症状。

（5）缓解痉挛性疼痛。

（6）调节血压，促进血液循环，调节胆固醇。

3. 适用人群

30岁以上的女性，尤其是更年期前后，或老年性妇女；面部痤疮、粉刺反复发作的年轻人。

4. 使用方法

（1）普通护理：早、晚清洁皮肤后均匀涂抹于面部，连用 3 周，停用 1 周，依次循环。

（2）特殊护理：早、晚清洁皮肤后均匀涂抹于面部、颈部、胸部、腹部、腰部、臀部、大腿内侧、手臂内侧，连用 3 周，停用 1 周，依次循环。

（3）绝经妇女：可直接涂抹于关节疼痛处，或骨质增生处。

（4）老年妇女髋关节骨折者，可直接涂抹于陈旧性骨质处。

（二）圣婴康侣

1. 成分和功效

（1）密西西比河螳螂卵（桑螵蛸）（Ootheca Mantidis）：具有定惊止搐、解毒消肿、抗癌的作用。可补肾固精，治疗尿频、尿急，对妇女带下、经血不调等有很好的疗效。

（2）南非奥兰治河恒蝇卵（Orange River Flyblow）：提高子宫和阴道的肌肉弹性，增进收缩功能，使阴道滋润收敛，自然紧缩，增加敏感度。同时，增进基层细胞的修复再生，将残留在子宫和阴道的陈旧上皮、残渣、有害污物等排出体外。

（3）印度白蛇舌草（Herba Hedyoti Diffusae）：刺激网状内皮系统增生，增强吞噬细胞活力，抗肿瘤，抗菌消炎。

（4）海螵蛸（Os Sepiae）：又名乌贼骨，可治疗胃及十二指肠溃疡、哮喘、下肢溃疡。

（5）独活（Umbelliferae）：具有镇静、催眠、镇痛、抗炎作用。

（6）大黄（Rheum Offcinale Baill）：治疗瘀滞腹痛，瘀血凝滞，月经不通，血瘀。

（7）黄连（Chelidonium Majus）：抗微生物及抗原虫。

（8）白蒿（Artemisia Argyi）：治风寒湿痹、黄疸、热痢、疥癫恶疮。

（9）荞砷（Arsenic）：具有显著的抗基因突变、强化免疫系统、防癌抗癌作用。

（10）藏红花（Crocus Sativus）：使子宫缩紧，能增强子宫紧张性与兴奋性，使子宫自动收缩率增强。

（11）血竭（Sanguis Draxonis）：活血散瘀，定痛止血，敛疮生肌。用于瘀血作痛、妇女气血凝滞、子宫肌瘤、子宫出血，可促进伤口愈合。

（12）僵蚕（Baikal Skullcap Root Extract）：息风止痉，祛风止痛，化痰散结。

（13）冰片（Borneolum）：治疗霉菌性阴道炎。

（14）黄芪（Astragalus Extract）：黄芪多糖是理想的免疫增强剂，它能促进 T 细胞、B 细胞、NK 细胞、吞噬细胞等免疫细胞的增殖与分化，并促进分泌各种细胞因子，如白细胞介素 -2、干扰素。

2. 作用机理

（1）消炎杀菌，抵抗癌变。对滋生在阴道和子宫的多种细菌、病毒及各种致病微生物具有快速、持久的杀灭作用。如霉菌性阴道炎、滴虫性阴道炎、EB病毒感染等，有效防治阴道炎、外阴瘙痒、宫颈糜烂、白带异味、子宫内膜炎、盆腔炎、阴道息肉、性病、子宫肌瘤等。同时，顺势药物白蒿、荞砷有显著的抗基因突变、强化免疫系统、防癌抗癌作用。

（2）阴道复原，增强弹力。本品具有明显的细胞再生能力，可促进阴道细胞再生和修复，增强弹性和紧张力，阴道内壁窄紧度可达到基本闭合，1周缩阴度可达3级，增强敏感性，延长快感。同时，对子宫下垂和膀胱括约肌松弛造成的遗尿有治疗作用。

（3）排毒美颜，促进健康。激活淋巴回流，快速剥落长期堆积于子宫和阴道的老旧、坏死脱落的上皮细胞、陈旧血块、沉淀色素颗粒和表面的寄生菌，消除细菌和病毒的感染源，将毒素彻底排出体外，从而使阴道内及外阴部大小阴唇恢复红润、弹性和光滑，消退黑色素沉着。同时，可消除女性面部灰暗及黄褐斑，以外养内，诱导女性荷尔蒙的平衡分泌，调解内分泌，激活乳腺脂肪细胞，丰满美体，光洁皮肤，使其细腻、红润、嫩白，消除乳头和外阴部的色素沉着，使其红润光泽。同时，改善面色灰暗、腰膝酸痛、经期不正常等症。

（4）青春活化，抗击衰老。通过活化生殖的细胞更新，神经感应及微循环的血管调节，淋巴循环排出毒素，增进局部血流，增强氧气和营养物质的供应，复原女性生殖器的青春，还原内阴的完美，延缓性器官、性生理老化，推迟更年期，实现青春不老的神话。

3. 临床观察

美国加州州立大学附属妇产医院采用全方位的检测手段，配合阴道镜、阴道脱落细胞学检测、妇科超声波检查等，观察本品的临床效果，结论如下：外阴闭全度（3级），无毒性和副作用。

病症	治愈率
各种阴道炎症	95%
宫颈糜烂和急慢性宫颈炎	91%
阴部瘙痒	96%
性病	94%
阴道子宫松弛、无弹性	96%
张力性尿失禁	95%
子宫下垂	35%
良性子宫肌瘤	15%

4. 产品特点

（1）效果显著：它的功效和用法与其他妇科产品不同。因女性生殖系统具备一定的温度与湿度，加之经期残留的血污等有机物正是病菌繁殖的场所，所以一般药用后，只能缓解一时之急，难以根除。圣婴康侣则打破常规调理方法，直接作用于阴道，利用其自身极强的吸附力，1～2粒就可以见到效果，7天之内能将女性生殖系统内的各种污垢，通过圣婴康侣的吸附清除出体外，既能消炎灭菌，根除病痛，又能调理气血，调节内分泌，起到保健养颜的作用，而且对子宫肌瘤、宫颈糜烂、卵巢囊肿以及妇科病引起的腰酸腿痛有意想不到的抑制效果。

（2）使用方便：圣婴康侣便于携带，先进的设计和专业的配套器具，方便圣婴康侣的放置和取出，其放置体内后没有异物感，不会影响正常的工作和生活。

（3）主要功效：第一，排出子宫及阴道内的毒素；第二，增强平滑肌纤维的弹性，收缩阴道；第三，消炎灭菌；第四，去除异味，恢复体香。

（4）安全性高：每一颗圣婴康侣都经过严格的 60C0－γ 灭菌照射，纯天然草本原料，整个工艺按照无菌、无任何化学添加剂、无粉尘的要求生产，真空无菌包装，符合国家卫生质量标准，安全、方便、有效。内置使用，不膨化、不溶解、不残留，可置换，消毒排毒看得见。

（5）保健养生：圣婴康侣是每一位女性生殖器官的健康保障，是解除难言之苦的优质产品。在专业机构进行的使用人群 pH 值试验中，达 5.02 的指数，这是目前市场上较为理想的产品。

（6）最适合的女性人群：圣婴康侣根据女性的生理特点，通过先进的萃取技术，提取藏红花、血竭、僵蚕、冰片、蛇床子、黄芪等几十味名贵中草药的成分，经过除湿、消毒、灭菌，并结合活血补血的中药成分，在保证分子量极为稳定的状态下入药而制成丹粒，通过阴道深处放置，从而达到调气血、保排泄、养阴道、消炎症、清血毒、强杀菌、除污物的功能，同时还可以美颜化斑，促进女性荷尔蒙分泌。其配方按性味、成分用量配比，集功效成分、载体成分、滋养成分、安全性成分为一体，科学搭配，体现中医学整体与局部、内调外治、长效与速效的先进理念。

圣婴康侣是一款在女性保健市场运作五年的成熟产品，它巧妙地解决了女性生殖系统的毒素难以自动排除的方法，对于子宫肌瘤、卵巢囊肿的抑制效果显著，对宫颈糜烂、盆腔炎、附件炎、阴道炎等妇科顽疾也有非常好的抑制效果，而且美容效果非常神奇，它具有祛斑美白的作用，可缩阴回春，刺激雌、雄激素分泌，激活细胞，恢复卵巢功能，提高性欲，延缓更年期。它从根本上解决了女性皮肤的健康问题，是百万女性的福音。

5. 使用方法

圣婴康侣内置阴道中，调理滋养外阴、阴道和子宫，起到调气血、促排泄、和阴阳、美颜化斑的功效。其所含挥发性成分通经络、行气血，促进女性雌激素分泌，经常使用可促使皮肤光滑、细腻、红润，使你有着少女的体香。

（1）晚上睡前清洁双手和外阴后，采用仰卧位或坐位，将一粒栓剂塞入阴道深部。

（2）自24～48小时起，会由少及多地排出黄色、白色或血色物，夹带有脱落的上皮细胞、细菌、病毒等，此时必须用清水清洗阴道，避免污物毒素刺激外阴而引起瘙痒，并使用卫生护垫，以免污物污染内裤。

（3）间隔 24 小时后使用第 2 粒，6 天为 1 个疗程，共 3 粒。

（4）孕妇、经期及月经干净后 4 天内不宜使用。

（5）保健人群使用 1 粒即可，以后每 3 个月 1 粒，或每个月 1 粒即可。

（6）治疗人群需连续使用 3 个疗程。

（7）绝经妇女可每月使用 1 粒。

（8）长期使用无任何毒副作用。

6. 适用人群

有各种妇科疾病的人群；对性生活有高质量要求的人群；准备怀孕的女性人群；保健意识强的女性人群；老龄化女性人群；高危特殊职业女性。

七、抗感染药物

（一）抗菌泰（Bsaitibi）

1. 成分和功效

（1）量子银（Aglaonema）：Ag 的原子通过纳米技术切割形成 10^{-10} 的粒子结构的量子银，可长期悬浮于水分子表面。量子银进入人体后，与体内网状内皮系统结合并沉积下来，当与病原体接触时，量子银与病原体基因的碱基形成交叉连接，导致病原体 DNA 变性，使其灭活。

（2）果蝇多肽（Drosophila Peptide）：由 20～60 个氨基酸残基组成，分子量为 2000～7000，热性能稳定，是具有生物活性的小分子多肽，具有广谱抗菌的特点，能破坏细菌的细胞膜，引起细菌代谢功能紊乱而死亡。果蝇多肽能抑制病毒 DNA 的复制，对病毒引起的疾病具有较好的疗效。果蝇多肽对肿瘤细胞有选择性的杀伤作用。

（3）重组人表皮生长因子（hECG）：该物质对烧伤、外伤、溃疡、褥疮、难治性溃疡、角膜移植等均有显著疗效。它能激活衰老的表皮细胞，对受损表皮进行快速修复，对衰老而引起的皮肤萎缩具有再生功能，详见天然康茵素（Nature Estromone）。

（4）肝细胞活性因子（Hepatocyte Growth Factor，HGF）：是目前已知生物活性最广泛的生长因子之一，能刺激多种上皮和内皮细胞进行有丝分裂、运动以及促进肾小管形态修复。在组织器官损伤修复、形态发生和肿瘤转移过程中发挥重要作用；在肾脏的发育、急性损伤、再生中具有较强的作用。HGF 是非组织特异性生长因子，它对肾脏的生物作用是多方面的，除对肾小管上皮细胞有促分裂作用外，HGF 还刺激肾小管上皮细胞移动，诱导管状结构形成，促进上皮细胞再生和损伤小管的重建。HGF 还刺激纤维结合素基因表达，说明它还能调节基质的重建和恢复细胞外环境。众多令人满意的实验结果预示着 HGF 在防治肾损伤方面具有良好的应用前景，使其有可能最终成为防治肾衰竭的一种有效药物。

（5）p53 因子（Protein 53）：又称癌细胞抑制因子。p53 蛋白能在两方面调控细胞的生死，一是能调控与细胞周期有关的基因表达而抑制细胞的生长，二是能调控凋亡有关的基因表达而促进细胞的死亡。

2. 临床应用

（1）皮肤感染：如青春痘、湿疹、疖、痈、丹毒、脚癣、性病及外伤。

（2）呼吸道感染：流感、咽喉炎、鼻炎、扁桃体炎、百日咳、结核病、胸腔积液等。

（3）循环系统疾病：脉管炎、心肌炎、心包炎。

（4）泌尿系统疾病：急性肾炎、膀胱炎、尿路感染、前列腺炎、淋病等。

（5）消化道感染：牙周炎、齿龈肿痛、结肠炎、菌痢、肝炎、胆囊炎、肛门周围脓肿等。

（6）全身性感染：败血症。

（7）难治性溃疡：糖尿病引起的溃疡、下肢静脉曲张引起的溃疡、褥疮。

（8）可辅助治疗癌症、肾衰竭。

3. 产品特点

（1）广谱：能杀灭 650 种病原体，其中包括病毒、细菌、真菌、支原体、衣原体和寄生虫。

（2）速效：体外 10 分钟内可将大肠杆菌杀灭，6 分钟内可将所有病原体灭活。感冒可在 6 小时内治愈，即使是高频死亡率的细菌性痢疾患者，可在 48～72 小时内症状消失，大便成形。败血症患者可在 48 小时内控制体温和不适症状，恢复正常。

（3）长效：由于经纳米技术处理，颗粒微小，每一粒子都带有相同的电荷，互相排斥，悬浮于水分子中，可保持药效达几个月到几年。

（4）无耐药：不产生耐药性，对使用抗生素耐药患者，抗菌泰可取得非常好的疗效。

4. 使用方法

（1）一般病情，每日 3 次，每次 2 喷。

（2）病情较重者可反复、多次使用。

（3）外伤可喷于表面。

（4）好转后即可停用。

（二）顺势疗法诺梨精华液 （Morinda Citrifolia）

1. 成分和功效

诺梨果产于夏威夷，含有丰富的胰岛素生长因子（IGF－1）、天然微量元素和维生素等 148 种营养成分。

2. 作用机理

（1）营养内分泌主腺——松果体，有助于产生褪黑激素，帮助睡眠，延缓衰老，并能使五条内分泌腺分泌正常：①甲状腺：调节机体新陈代谢，促进生长，健脑益智。②胸腺：增强免疫功能。③胰腺：增加胰岛素的分泌，降低血糖。④性腺：促进男女性激素的分泌，增强性功能。⑤肾上腺：调节神经系统、血液循环和糖代谢。

（2）平衡人体内的酸碱性，排出体内废物，净化血液，促进蛋白质和矿物质的吸收。

（3）有独特的吗啡样的止痛效果，却无成瘾的副作用。

（4）增强人的免疫功能，使癌肿块缩小，生存时间延长；对艾滋病及免疫功能下降有显著的疗效。

（5）根治七种感染病菌，如葡萄球菌、沙门杆菌、斑疹伤寒杆菌、带状疱疹病毒引起的感染性疾病。

（6）利用天然的诺梨果含有的 IGF-1，具有极强的免疫功能，对细菌、癌细胞有杀灭作用。

（三）生威基因免疫素

1. 成分和功效

（1）意大利蜂（Apis Mellifica）：缓解皮肤和黏膜水肿，治疗皮肤炎症和皮肤发疹。缓解过敏，消除皮肤红肿，可治疗膀胱炎和尿道感染，保护前列腺，并能减轻退行性骨关节病的症状。

（2）硼砂（Borax）：治疗胃肠刺激征、黏膜溃疡及皮肤发疹。

（3）马里南飞廉（Carduus Marianus）：保护肝器官。

（4）朱砂（Cinnabaris）：治疗口腔溃疡、膀胱炎、眼部炎症和溃疡及口腔和喉部的感染；用于治疗心神不宁、心悸失眠、惊风、癫痫。

（5）松果（Echinacea Angustifolia）：治疗淋巴发炎、软组织损伤、发烧。

（6）猪殃草（Galium Aparine）：增强膀胱、泌尿系统的功能，阻碍细菌生长。

（7）人体生长激素（Human Growth Hormone，HGH）：为人体一级荷尔蒙机构，有助于平衡生长激素，维持机体正常的免疫反应，详见高级生命液（Advanced HGH DNA）。

（8）肝素（Hepar）：促进肝组织合成 IGF-1，促进抗衰老肽的合成，保护肝脏免受毒素的损害。

（9）升汞（Mercurius Corrosivus）：鼻腔和喉部感染，可增强肾功能。

（10）垂体因子（Pituitarum）：刺激内分泌腺体，特别是帮助分泌生长素 HGH。

（11）硝酸（Nitric Acid）：可治疗感冒，对口腔、舌、生殖器水泡和溃疡有效。

（12）硫碘（Sulfur Iodatum）：是免疫系统助推器，可减少淋巴组织炎症。

（13）胸腺提取物（Thymus Extract）：促进 T 细胞的生长和成熟。

（14）北美香柏（Thuja Occidentalis）：增进腺体的分泌功能，治疗皮肤异常状况。

（15）免疫增强因子（Nitricum Acidum，Sulfur Iodatum，Thymus Extract）：改善胸腺功能，刺激淋巴细胞 DNA 的合成，促进 T 淋巴细胞的成熟和 B 淋巴细胞产生新的抗体，同时增加体内各种免疫因子的合成，提高机体的细胞免疫和体液免疫的功能，从而增强人体对癌症、传染病以及其他慢性病的抵抗力和免疫力。

2. 作用机理

（1）显著改善机体的免疫功能，提高机体对各种疾病的预防能力。

（2）修复受损的细胞和细胞膜，有效地预防与阻止细胞恶变。

（3）预防感冒等常见疾病。

（4）治疗各种过敏症及各种关节疼痛症。

（5）改善睡眠。

（6）刺激垂体分泌 HGH，平衡机体的内分泌水平。

八、抗衰老药

（一）超级营养液（IGF－1 Super Spray）

1. 主要成分

（1）胰岛素生长因子（IGF－1）：含有 70 个氨基酸类似于胰岛素的多肽。HGH 在血中仅停留 2 分钟，就在肝脏中转化成 IGF－1，可维持 24 小时。IGF－1 具有广泛的生理功能，几乎每种组织、每个细胞都有 IGF－1 的存在，广泛参与蛋白质、糖和脂肪的代谢，参与免疫功能调节，详见顺势光谱营养液（DNA－RNA Spectrum）。

（2）9 种以上磷脂：如脑磷脂、卵磷脂、神经鞘磷脂、糖脂、胶脂等，可增强脑力，安定神经，平衡内分泌，提高免疫力和再生力，解毒利尿，清洁血液，健美肌肤，保持年轻，延缓衰老。

（3）多肽（Polypeptide）：是 α－氨基酸以肽链连接在一起而形成的化合物，它也是蛋白质水解的中间产物，可在人体中起信使作用。它作为神经递质传递信息，指挥神经，发挥自身作用，维护人体神经的团队精神和整体效应，使人体变得更加灵活、灵敏、聪慧，还具有消炎、抗癌、降血糖等作用。

（4）生物碱类化合物（Dihydropyrrolizin）：属于吡咯里西丁类生物碱，具有抗肿瘤、抗肝炎、抗心律失常、抑制中枢神经系统等广泛的药理作用。

（5）前列腺素（Prostaglandin）：具有多种生理功能，对生殖、心血管、呼吸、消化和神经系统均有作用。

（6）维生素（Vitamin）：如维生素 B_1、维生素 B_2、维生素 D、维生素 E、维生素 K 等。

（7）19 种氨基酸：氨基酸是蛋白质合成的原料，复合氨基酸是构成酶的主要成分，参与制造、修复受损组织，也是抗体和激素的主要成分。

（8）23 种以上无机元素：如锗、钙、磷、镁、钠、硒等。

（9）脂类和甾体类物质（Lipids and Steroid Hormone）：脂类是生物膜的骨架，细胞膜的液态镶嵌模型。甾体激素药物在维持生命、调节性功能、机体发展、免疫调节、皮肤疾病治疗及生育控制方面有明确的作用。多种不饱和脂肪酸中有亚麻油、亚油酸等。

（10）皮质醇（Cortisol）：皮质醇在操纵情绪和健康、调控免疫细胞和炎症、调节血管和血压间联系，以及维护结缔组织（例如骨骼、肌肉和皮肤）等方面具有特别重要的功效。

2. 作用机理

（1）促进高密度脂蛋白的合成，促进细胞生长、分化，修复受损的神经、肌肉和表皮细胞，促进创伤的愈合；加速低密度脂蛋白的分解，因此能降低血甘油三酯，降低总胆固醇水平。

（2）通过增强对葡萄糖的吸收和糖原的合成，可降低血糖；同时，增强人体对胰岛素的敏感性，因此对糖尿病具有很好的疗效。

（二）超级生命素（SuperIGF-1 DNA）

1. 成分和功效

（1）人类生长素（HGH）：详见高级生命液（Advanced HGH DNA）。

（2）胰岛素生长因子（IGF-1）：详见顺势光谱营养液（DNA-RNA Spectrum）。

（3）促生长激素（GHRH）：是丘脑分泌的一种促激素，可刺激脑下垂体分泌更多的HGH。

（4）人胚干细胞诱活因子（Stemcells Factor）：激活人体处于休眠或呆滞状态的干细胞向组织分化，替代机体衰老死亡的细胞，发挥其正常功能，使人体组织和器官重新焕发青春活力，分化和替代衰老、损伤的皮肤细胞。

（5）蛋白胶元素（Protein Adhesive）：促进结缔组织储存水分，防止皮肤水分丢失而过早进入衰退期，让皮肤更加丰满而有活力。

（6）复合氨基酸（All Amino Acids）：氨基酸是蛋白质合成的原料，复合氨基酸是构成酶的主要成分，参与制造、修复受损组织，也是抗体和激素的主要成分。

（7）脂褐素崩解因子（Lipofuscin Disintegrating Factor）：将脂褐素有效分解为碎片，排出细胞外。

（8）维生素E（Vitamin E）：抗氧化，清除自由基，增强免疫功能。

（9）砷酸（Arsenious Acid）：治疗糖尿病，减少并发症。

（10）碳酸钡（Barium Cabonate）：治疗动脉脂肪沉积，调节血压和血管弹性。

（11）石松（Lycopodium）：治疗泌尿和消化系统疾病，改善肝功能；对慢性病、功能性衰退、营养不良及消瘦等有良好的治疗效果；消除皮肤黄斑、灰黄脸色、眼眶蓝圈；改善抑郁、惧怕孤独、无事自忧、过于敏感、思维紊乱、记忆力减退等症；用于牙痛、口干舌燥、消化能力减退、头痛；用于头发脱落、头发早白，消除湿证。

（12）氯化钾（Potassium Chloride）：治疗慢性鼻炎，缓解鼻塞和疼痛。

（13）牛脑提取物（Ox Brains Extract）：滋补大脑。

（14）金箔（Native Gold）：可治疗微循环障碍，缓解头痛、骨痛、关节痛；可治疗腺体癌、抑郁症和男性不育。

（15）山金车花（Arnica Montana）：治疗过度扩张的小血管、心悸，促进受损组织的愈合，提高肌肉的兴奋性。

（16）意大利蜂（Apis Mellifera）：缓解过敏，消除皮肤红肿，可治疗膀胱炎和尿道感染，保护前列腺，并能减轻退行性骨关节病的症状。

（17）西班牙甲虫（Spain Coleoptera）：促进消化，缓解疼痛，具有抗炎作用，用于治疗膀胱炎和肾病。

（18）白屈菜汁（Herba Chelidonii）：可治疗肝、胆、肺部疾病，可抗痉挛，缓解疼痛，用于治疗肝炎、胆结石。

（19）金鸡纳树皮（Cinchona）：可治疗失眠、发烧、头痛及消化不良，能缓解疲劳综合征，减少体液的丧失。

（20）槚如树果（Anacardium Occidentalie）：又名鸡腰果，可减轻压力，缓解抑郁和焦虑，并能治疗皮肤过敏，强化骨骼、牙齿、头发和指甲，促进皮肤的修复，增强抗感染能力。

（21）磷（Phosphorum）：改善血液循环，促进消化，能治疗气喘、支气管炎、肺炎。

（22）硒（Selenium）：有抗环氧化物和过氧化物作用，增强免疫力，延缓衰老。

（23）锰（Manganum）：是体内多种酶的辅助因子，与机体的抗氧化功能有关，被誉为"长寿金丹"。

（24）锌（Zinc）：锌对性器官的发育和性功能的提高十分重要。

（25）铬（Chromium）：可预防糖尿病、动脉硬化。

（26）钴（Cobaltum）：钴是维生素 B_{12} 的重要组成部分，对蛋白质、脂肪、糖类代谢、血红蛋白的合成都具有重要作用，对预防心血管病有良好的效果。

2. 作用机理

（1）抗衰老：IGF－1 是迄今为止科学界所认知的最有效的抗衰老物质，其抗衰老作用是 HGH 的 10 倍。

（2）骨质疏松症：IGF－1 能促进骨的基质合成，抑制骨骼的分解代谢，防治骨骼中钙的流失，维持骨骼的正常结构和功能，因此在防治骨质疏松症中效果明显。

（3）糖尿病：IGF－1 的降血糖作用与胰岛素相似，特别对胰岛素非依赖型糖尿病，又称 2 型糖尿病有直接的疗效。实验显示，2 型糖尿病患者在接受 IGF－1 治疗的第二天，血中葡萄糖浓度即下降，到第 4~5 天即为正常水平。

（4）心血管疾病：IGF－1 的舒张血管作用，使其在心血管疾病治疗中也占有一席之地，特别是在治疗心肌梗死所致的心力衰竭中有明显的疗效。IGF－1 能有效预防心肌缺血再灌注损伤。

（三）顺势营养液（LIFE－HGH）

这是选自于《美国顺势疗法药典》的不含 IGF－1 的第二代抗衰老产品，除 HGH 外，尚含有 17 种活性成分。

1. 成分和功效

（1）人类生长激素（HGH）：详见高级生命液（Advanced HGH DNA）。

（2）青蒿（Abrotanum）：减轻压力，缓解抑郁焦虑，治疗皮肤过敏。

（3）砷酸（Arsenicum Aibum）：治疗糖尿病，减少并发症。

（4）碳酸钡（Baryta Carbonica）：治疗动脉脂肪沉积，调节血压和血管弹性。

（5）槚如树果（Anacardium Occidentalie）：减轻压力，缓解抑郁和焦虑，并能治疗皮肤过敏，强化骨骼、牙齿、头发和指甲，促进皮肤的修复，增强抗感染能力，缓解关节僵硬，改善早晨起床后疲软无力的感觉。

（6）碳酸钙（Calcarea Carbonica）：主要对腺体、皮肤和骨骼起刺激作用；克服心悸不安症状；利于呼吸通畅，缓解咳嗽和阵发性胸口痛；克服不求上进、健忘、脑子糊涂、情绪低落、过于忧虑等衰老心理。

（7）萤石（Calcarea Fluorica）：对静脉曲张、骨骼营养不良具有良好的治疗作用；消除恶心、呕吐，改善睡眠质量。

（8）磷酸钙（Calcarea Phosphorica）：缓解或消除关节的疼痛僵硬（在季节交换时症状恶化），作用尤为明显。

（9）铁（Forrum）：减轻浮肿，消除针刺样疼痛、耳鸣；消除红眼和流泪；治疗皮肤惨白、肌肉松弛无力，消除心神不定。

（10）墨角藻（Fucus Vesicuiosis）：治疗肥胖症、非毒性甲状腺肿，促进消化。

（11）海克拉火山石（Hekla Lava）：用于骨骼坏死，具有护骨作用。

（12）黑喷根草（Helleborus Niger）：消除忧郁性狂躁症、意志消沉、反应迟钝、思绪混乱及夜盲；消除面部皱纹及皮肤黑斑，改善肌肉松弛无力；改善呼吸功能，促进睡眠，改善视觉、听觉和味觉。

（13）吕宋豆（Ignatia Amera）：消除心神不定、过于敏感、易于激动；消除悲伤和忧虑悲切的心理。

（14）石松（Lycopodium）：治疗泌尿和消化系统疾病，改善肝功能；对慢性病、功能性衰退、营养不良及消瘦等有良好的治疗效果；消除皮肤黄斑、灰黄脸色、眼眶蓝圈；改善抑郁、惧怕孤独、无事自忧、过于敏感、思维紊乱、记忆力减退等症；用于牙痛、口干舌燥、消化能力减退、头痛；用于头发脱落、头发早白，消除湿证。

（15）烟碱（Nicotinamidum）：消除思维减退、注意力不集中等精神状态；消除视觉模糊、听觉迟钝症状；用于下肢无力、呼吸急促、呼吸困难；用于胸口闷压，可改善睡眠质量。

（16）麦角（Secate Cornutum）：消除皮肤皱缩，祛除面部黑斑，消除眼圈发黑；消除堵塞性头痛、鼻塞；消除胸口闷痛和心悸，促进睡眠，消除噩梦；防治颤抖、步履不稳、痛苦痉挛，消除麻木。

（17）硅石（Silicea）：改善苍白皮肤和玫瑰色皮肤，消除身体和精神上的疲劳，改善沮丧、思想僵滞和大脑疲劳；消除臀部、大腿、膝盖和双足的骨痛，是骨骼疾病的良药；也可消除梦游和噩梦。

2. 作用机理

（1）抗衰老：这是不含 IGF-1 的第二代抗衰老药物，它是针对出现的衰老症状来配方的。

（2）心理性疾病的治疗：克服不求上进、健忘、脑子糊涂、情绪低落、过于忧虑等衰老心理。消除精神上悲观失望的情绪，消除抑郁、狂躁等症状。

（3）消除皱纹、黑斑、眼圈发黑等衰老症状。

（四）莱福汉斯口服液（LIFENHANCER）

此为第三代抗衰老产品。

1. 成分和功效

（1）西洋参皂苷（Panax Quinquefolium）：抗疲劳，抗氧化，提高免疫力。

（2）低聚原花青素（Pinus Massoniana Lamb）：其抗氧化能力是维生素C的20倍；清除自由基，具有强大的抗衰老作用；增强皮肤的弹性和柔滑性，具有抗皱纹斑的作用；降低血脂，疏通软化血管，防止动脉硬化，强化心脏功能。

（3）胰岛素生长因子（IGF-1）：详见顺势光谱营养液（DNA-RNA Spectrum）。

（4）人类生长素（HGH）：详见高级生命液（Advanced HGH DNA）。

（5）生长素释放因子（GHRH）：刺激脑下垂体分泌更多的生长素。

（6）肝细胞活性因子（Hepatocyte Growth Factor，HGF）：详见抗菌泰（Bsaitibi）。

（7）端粒酶调控因子（Telomerase）：端粒是染色体末端的DNA重复序列，能够保持染色体的完整性。细胞每分裂一次，端粒就短一点。一旦端粒消耗殆尽，染色体则易于突变而导致动脉硬化和某些癌症。因此，端粒和细胞老化有明显的关系。端粒受端粒酶调控，端粒酶调控因子可延缓染色体减短，延长人类寿命，又称为"长寿因子"。

（8）人胚胎干细胞诱活因子（Stemcells Factor）：激活人体处于休眠或呆滞状态的干细胞向组织细胞分化，进行原位性靶向替代，替换机体衰老死亡细胞而发挥其功能。

（9）蛋白胶原素（Protein Adhesive）：促使结缔组织储存水分，防止皮肤水分丢失而过早进入衰退期，让皮肤更加丰盈而有活力。

（10）脂褐素崩解因子（Lipofuscin Disintegrating Factor）：将脂褐素有效分解为碎片，排出细胞外。

（11）复合氨基酸（Amino Acids）：是酶的主要成分，参与制造修复机体受损组织，是抗体和激素的主要部分，如氨基酸缺乏将导致机体抵抗力下降，加剧组织老化。

（12）维生素E（Vitamins E）：抗氧化，清除细胞内引起衰老的自由基，增强免疫功能。

（13）砷酸（Arsenicum Aibum）：治疗糖尿病，减少并发症。

（14）碳酸钡（Baryta Carbonica）：治疗动脉脂肪沉积，调节血压和血管弹性。

（15）石松（Lycopodium）：治疗泌尿和消化系统疾病，改善肝功能；对慢性病、功能性衰退、营养不良及消瘦等有良好的治疗效果；消除皮肤黄斑、灰黄脸色、眼眶蓝圈；改善抑郁、惧怕孤独、无事自忧、过于敏感、思维紊乱、记忆力减退等；用于牙痛、口干舌燥、消化能力减退、头痛；用于头发脱落、头发早白，消除湿证。

（16）氯化钾（Potassium Chloride）：治疗慢性鼻炎，缓解鼻塞和疼痛。

（17）金箔（Native Gold）：治疗腺体癌和男性不育，治疗循环系统疾病，缓解头痛、关节痛、胃痛，治疗抑郁症。

（18）山金车花（Arnica Montana）：增强肌肉，提高性欲。

（19）意大利蜂（Apis Mellifera）：缓解过敏，消除皮肤红肿，可治疗膀胱炎和尿道感染，保护前列腺，并能减轻退行性骨关节病的症状。

（20）西班牙甲虫（Spain Coleoptera）：促进消化，缓解疼痛，具有抗炎作用，用于治疗膀胱炎和肾病。

（21）白屈菜汁（Herba Chelidonii）：可治疗肝、胆、肺部疾病，可抗痉挛，缓解疼痛，用于治疗肝炎、胆结石。

（22）金鸡纳树皮（Cinchona）：可治疗失眠、发烧、头痛及消化不良，能缓解疲劳综合征，减少体液的丧失。

（23）槚如树果（Anacardium Occidentalie）：减轻压力，缓解抑郁和焦虑，并能治疗皮肤过敏，强化骨骼、牙齿、头发和指甲，促进皮肤的修复，增强抗感染能力。

（24）磷（Phosphor）：改善血液循环，促进消化，能治疗气喘、支气管炎、肺炎。

（25）硒（Selenium）：有抗环氧化物和过氧化物作用，增强免疫力，延缓衰老。

（26）锰（Manganum）：是体内多种酶的辅助因子，与机体的抗氧化功能有关，被誉为"长寿金丹"。

（27）锌（Zinc）：锌对性器官的发育和性功能的提高十分重要，能增强身体机能。

（28）铬（Chromium）：可预防糖尿病、动脉硬化。

（29）钴（Cobaltum）：钴是维生素 B_{12} 的重要组成部分，对蛋白质、脂肪、糖类代谢、血红蛋白的合成都具有重要作用，对预防心血管病有良好的效果。

（30）蓟属圣玛丽（Silybummarianum）：圣玛丽的蓟属植物，可促进血液循环。

（31）漆树（Anacardiaceae）：治疗风湿，可减轻由于组织炎症引起的疼痛、红肿。

（32）曼陀罗叶（Datura Candida）：振奋情绪，愉悦心情，减少抑郁。

（33）美国海芋（Alocasia）：减轻呼吸困难、气喘，消除黏膜炎症。

（34）烟酰胺（Nicotinamide）：是辅酶的重要组成部分，为脂质代谢和糖原分解所必需的物质，参与体内的生物化学反应过程。

（35）黄槿（Hibiscus Tiliaceus）：清热、止咳、化痰、解毒。

2. 作用机理

（1）端粒酶调控因子（Telomerase）：含有端粒酶调控因子的产品称为第三代抗衰老产品，端粒是染色体末端的一段 DNA 片段，其实端粒也是 DNA，只不过端粒是染色体头部和尾部重复的 DNA。①细胞越老，其端粒长度越短；细胞越年轻，端粒越长，端粒与细胞老化有关系。衰老细胞中的一些端粒丢失了大部分端粒重复序列。当细胞端粒的功能受损时，出现衰老；而当端粒缩短至关键长度后，衰老加速，临近死亡。②正常细胞端粒较短，细胞分裂会使端粒变短，分裂一次，缩短一点，就像磨损铁杆一样，如果磨损得只剩下一个残根时，细胞就接近衰老。细胞分裂一次，其端粒的 DNA 丢失 30～200bp（碱基对）。③研究发现，细胞中存在一种酶，它合成端粒。端粒的长短是由酶决定的。细胞内酶多酶少可预测端粒的长短。正常人体细胞中检测不到端粒酶。一些良性病变细胞，体外培养的成纤维细胞中也测不到端粒酶的活性。但在生殖细胞睾丸、卵巢、胎盘及胎儿细胞中，此酶为阳性。令人吃惊的是，恶性肿瘤细胞具有高活性的端粒酶，端粒酶阳性的肿瘤有卵巢癌、淋巴瘤、急性白血病、乳腺癌、结肠癌、肺癌等。人类肿瘤中广泛存在着较高的端粒酶活性。这样一来，我们又发现了一种肿瘤细胞的特异物质。把端粒酶注入衰老细胞中，延长端粒长度，使细胞年轻化，这是可能的，科学家们对此寄托了厚望。将来医生给老人注射类似端粒酶的制剂，延长老者的端粒长度，达到返老还童的目的。把端粒酶抑制剂注入癌细胞中可治疗癌症。卡罗林斯卡医学院 10 月 5 日宣布，将 2009 年诺贝尔生理学和医学奖授予美国科学家伊丽莎白·布莱克本、卡萝尔·格雷德和杰克·绍斯塔克，以表彰他们"发现端粒和端粒酶是如何保护染色体的"。罗林斯卡医学院发布的新闻公报说，这三位科学家的发现，"解决了一个生物学的重要课题，即染色体在细胞分裂的过程中是怎样实现完全复制的，同时还能受到保护，不至于发生降解"。

（2）增强大脑功能：诱导脑垂体分泌足量的生长素，促使坏死的神经细胞修复和再生，提高脑功能，增强记忆力。还能提高 β－内腓肽的分泌，使人保持乐观和愉悦的心情。

（3）增强性功能：促进蛋白质合成和细胞分裂，促进性激素的分泌，促使性器官再生。血流的改善，也使性功能增强。

（4）增强心肺功能：能增加心肌细胞数量，增加心室壁的厚度，从而增加心脏的收缩力和泵血功能，改善肺的呼吸功能。

（5）增强免疫功能：使萎缩的胸腺再生，促进免疫细胞的成熟。同时，骨髓造血功能的增强，又促进干细胞的生成，使免疫功能进一步增强。

3. 用法和用量

（1）直接喷于舌下，含服 1～2 分钟后吞下，每天 2～3 次。急救时加量。

（2）30 岁以上人群常规保健量：第一瓶每日 3 次，每次 2～3 喷。第二瓶每日 1～2 次，每次 1～2 喷。长期使用，每年使用 4～6 个月。

（3）急、重症病人：①快速冲击法：每 5 分钟 1 次，每次 2 喷，至症状消失50%，改为常规法。适用于急症患者。②快速循环法：每日 4 次，每次 8 喷（每 5 分钟 2 喷），至病情缓解减半。适用于重症患者。

（4）慢性病人：第 1～3 瓶每日 3 次，每次 2～3 喷。第 4 瓶每天 1～2 次，每次 1～2 喷。至少使用 3 个月，方可减量使用。

（5）儿童用量减半，用法同上。

4. 注意事项

（1）本品和其他药物有协同作用，或治疗方式有协同作用，但使用前后需间隔半小时以上。

（2）最宜空腹服用。

（3）有些人服用后会出现口渴、口干现象，应多饮水。

（4）用药期间有些人会出现头痛、关节痛、腹泻、发烧等症状，这是好转反应，不必处理，坚持用药。

（5）疾病好转后不可立即停药，必须连续使用 3 个月，以维持细胞深层次的修复。

（五）生命源（Lifesourcer）

1. 成分和功效

（1）干细胞再生因子（Stemcells Factor）：激活人体处于休眠或呆滞状态的干细胞向组织分化，替代机体衰老死亡的细胞，发挥其正常功能，使人体组织和器官重新焕发青春活力，分化和替代衰老、损伤的皮肤细胞。

（2）肝细胞活性因子（Hepatocyte Growth Factor，HGF）：详见抗菌泰（Bsaitibi）。

（3）胰岛素样生长因子（IGF－1）：详见顺势光谱营养液（DNA－RNA Spectrum）。

（4）人类生长素（HGH）：详见高级生命液（Advanced HGH DNA）。

（5）生长素释放因子（GHRH）：刺激脑下垂体分泌更多的生长素。

（6）端粒酶调控因子（Telomerase）：延缓染色体减短，延长人类寿命，又称为"长寿因子"，详见莱福汉斯（LIFENHANCER）。

（7）人类表皮生长因子（hECG）：详见天然康茵素（Nature Estromone）。

（8）蛋白胶原素（Protein Adhesive）：促使结缔组织储存水分，防止皮肤水分丢失而过早进入衰退期，让皮肤更加丰盈而有活力。

（9）复合氨基酸（All Amino Acids）：是酶的主要成分，参与制造修复机体受损组织；是激素的主要部分，如氨基酸缺乏将导致机体抵抗力下降，加剧细胞老化。

（10）复合维生素（Vitamin Mul.）。

（11）胶体状矿物元素（Colloidal Minera Elemnt）。

2. 作用机理

（1）生命源能够逆转衰老：医学博士特里（美国威斯康星医学院教授、神经内分泌专家，鲁德曼博士的同事和朋友）与陈蒙德博士（康复理疗专家）做了一次大型的临床研究，治疗对象有 800 多人，包括一些影视明星和著名企业家及医生，结论显示：服用生命源是一项全面的抗衰老治疗。它几乎影响到身体的每个细胞，效果达 100%，使用生命源后，人体向年轻化的方向发展。鲁德曼博士在《美国老年社会杂志》上指出：生命源能够逆转衰老。在随后的临床对比研究中，他得出惊人的结论，并发表在权威而保守的《新英格兰医学杂志》上，他指出，在服用生命源 6 个月后，逆转人体衰老的程度相当于 10 年至 20 年！也就是说，那些老年人都不同程度地年轻了 10～20 岁。

（2）参与身体的新陈代谢过程：对细胞的生长、发育和修补以及对器官组织发生着广泛、强大的重要生理作用。伦敦国际老年学会的 PhiHicans 博士认为：从现在开始的几十年内，生命源将成为全世界人们的保健首选。它除了在抗衰老领域成效卓著外，还将在预防和治疗心脑血管疾病、慢性消化系统疾病、慢性呼吸系统疾病及内分泌失调所引起的诸多急慢性疾病方面给予全面的调理。

（3）细胞再生（Cell Regeneration）：生命源中的诸多细胞因子可全面激活人体已衰弱或失去活力之干细胞，再生受损或衰老的器官细胞，恢复及激活机体细胞，改善因衰老而引起的一系列问题，如皮肤重新恢复紧致、弹性、光泽。对于像烧伤毁损之皮肤、肝硬化之肝脏等再生能力十分弱化的细胞，也能重新焕发再生的功能。

（4）增强自愈（Enhance Self‐healing）：生命源可调节人体正常的新陈代谢，能极大地增强人体的自愈系统功能，有利于形形色色的疾病康复和预防各种慢性退化性疾病。特别是对于慢性疾病的治疗，机体在和疾病内耗的斗争中，已经大大削弱了自身的治愈功能，因此通过生命源的调理，可以重新增强机体的自身治愈能力，再次拥有能量同疾病作斗争。

3. 适用人群

除健康少年儿童之外的所有人群，慢性病患者尤佳。

（1）健康人群：期望年轻、美丽、拥有充沛精力和活力的人士。

（2）亚健康人群：失眠、神经衰弱、乏力、犯困、消化系统功能减弱、眩晕、慢性疲劳综合征、性功能减退、肥胖等。

（3）疾病人群：抑郁症、脂肪肝、关节炎、前列腺肥大、骨质增生、糖尿病、高血压、心脏病、先天性脑瘫、老年性痴呆、肿瘤、肝硬化、卒中后遗症、白血病、甲状腺功能减低、更年期综合征以及各种损伤（包括骨折、烧伤、整形美容等）。

4. 用法用量

（1）直接喷于舌下，含服 1～2 分钟后吞下。

（2）30 岁以上人群常规保健量：每天 2～3 次，每次 2 喷。长期使用或每年使用 4～6 个月者，用 5 天，停 2 天，或连用 3 个月，停 1 个月，均可实现不同程度的年轻、健康，提高生命质量。

（3）急、重症病人：在传统治疗收效甚微的情况下，每小时使用 1 次，每次 2 喷，视症状缓解情况而延长间隔时间，每 2～3 小时使用 1 次，逐渐过渡至每天 3 次，每次 2 喷。

（4）慢性期病人：第 1～3 瓶，每天 3 次，每次 2 喷，第 4 瓶及以后，每天 1～2 次，每次 2 喷。至少需连用 3 个月后方可减量使用。

（5）儿童用量减半，使用方法同上。3 岁以下儿童（尤其是易感冒、久咳者）可将 1 喷产品喷于喷头上的透明盖中，加入凉开水，然后一次或分两次饮用，吞咽前需在口腔内含漱 1～2 分钟。症状好转后即停用。

5. 注意事项

（1）与其他药物有协同作用，但是使用前后需间隔半小时以上。

（2）最宜空腹服用，有些人会出现口渴、口干现象，请平日多饮水。

（3）患者使用本品时，不可立即停用原药品或原有的对抗疗法，视症状改善情况，可逐步减量。

（4）疾病好转后，不可立即停药，必须连续使用3个月，以维持细胞深层次的修复。

九、抗癌药物

（一）顺势葡聚糖（β-1，3-D Glucan）

1. 成分和功效

主要成分是酵母葡聚糖（Dextran）。从酵母菌中萃取的最高纯度的顺势葡聚糖，是最有效的免疫功能调节剂。葡聚糖有多种，唯有从酵母中提取的 β-1、3-D-葡聚糖主链的活性最强，高达99.01%。临床实践证实，β-1、3-D-葡聚糖能提高人体对感染和恶性肿瘤的抵抗力，是有效的葡聚糖制剂。β-葡聚糖与吞噬细胞膜内的 β-葡聚糖受体结合，通过活化巨噬细胞的吞噬能力，激活细胞免疫因子，启动免疫应答过程，活化 T 细胞和 B 细胞，增强免疫系统的防御功能，改善免疫缺陷，提高杀灭肿瘤细胞的能力，促使肿瘤消退，使自体免疫性疾病得以新生。美国哈佛大学医学院、图伦大学、华盛顿大学以及美国空军放射生物学研究中心等都证实 β-葡聚糖有显著的提高免疫力作用。

其功效是促进细胞生长抑制素的生成，对抑制肿瘤生长起重要作用。口服顺势葡聚糖能够提高三种重要细胞生长抑制素的生长：①II 型白细胞介素：它是由 CD_4 和 CD_8 T 淋巴细胞生成的一种细胞生长抑制素。它不仅是主要的 T 细胞生长因子，还可刺激细胞毒素 T 细胞介质，刺激天然杀伤细胞的生长和分化，刺激被激活的 B 淋巴细胞的分化，激活单核细胞。②α-肿瘤坏死因子：它是由单核细胞或巨噬细胞及 T 淋巴细胞分泌的多效性细胞生长抑制素。α-肿瘤坏死因子是对抗革兰阴性菌的天然免疫的主要介体，也是炎症反应和脓毒性休克的关键性介体。③g-干扰素有时也叫免疫干扰素，它由于抗原或促有丝分裂刺激的结果，主要由 T 淋巴细胞生成。g-干扰素具有多方面活性，可引发主要组织相容性复合物（MHC）、巨噬细胞活化，对淋巴细胞分化起作用。还可激活巨噬细胞和嗜中性白细胞，是抵御细菌、真菌、某些病毒感染和癌症的第一道防线。它还刺激嗜中性白细胞的噬菌作用，使嗜中性白细胞的杀伤效力提高 20～50 倍，是最为有效的非特异性免疫刺激剂。

2. 作用机理

抗癌、抗感染。

（二）抗癌多肽（Iridodi）

1. 成分和功效

（1）小分子多肽（Minor Polypeptides）：自昆虫中提取的多肽蛋白，作用有以下 3 个方面：①能快速高效地杀灭致病菌，使染色体的合成受阻。②使 DNA 断裂，导致肿瘤细胞死亡。③能促进白细胞的生成，调动机体的免疫功能。④多肽蛋白拥有遗传性的基因修复能力，修复受损的 DNA。

（2）完全氨基酸（All Amino Acids）：肽与蛋白质均是有机生命体组织细胞的基本组成成分，是构成酶的主要成分，参与制造、修复受损组织，也是抗体和激素的主要成分。

（3）维生素 B_2、维生素 E、维生素 P（Vitamin B_2、E、P）：维生素 B_2 促进发育和细胞的再生。维生素 E 有抗氧化作用，清除细胞内引起衰老的自由基，增强免疫功能。维生素 P 增强它们的协同作用。

（4）磷脂（Phospholipid）：增强脑力，安定神经，平衡内分泌，提高免疫力和再生力，解毒利尿，清洁血液，健美肌肤，保持年轻，延缓衰老。

（5）皂苷（Saponins）：双向调节免疫作用。

（6）核酸（Nucleic Acid）：核酸是基本的遗传物质，在蛋白质的生物合成上也占有重要位置，因而在生长、遗传、变异等一系列重大生命现象中起决定性的作用。

（7）寡糖（Oligosaccharide）：低聚糖主要有两类，一类是低聚麦芽糖，可延长供能时间，增强机体耐力，抗疲劳。另一类是异麦芽低聚糖，长期食用可抑菌、防癌、抗癌。

2. 作用机理

（1）本品能提高免疫细胞的功能和体液免疫，具有 NK 细胞和吞噬细胞的功能，有利于术后免疫功能的恢复。

（2）能进入肿瘤细胞，激活抗癌基因 p53，而 p53 基因是一种肿瘤抑制基因，能够修复损伤的 DNA，当 DNA 损伤严重而不能修复时，它能促使肿瘤细胞凋亡。

3. 适用人群

各种肿瘤患者；体质差，易患各种流行病者。

4. 使用方法

口服，每日 2～3 次，每次 1～2 粒。

（三）麦特克口喷剂（Maitake）

1. 成分和功效

主要成分是灰树花菌素（Maitake）。灰树花是食用菌。灰树花的主要活性成分是灰树花多糖（Grifolan），其结构的活性成分为 β－（1，3）葡聚糖，侧链 β－（1，6）葡聚糖。灰树花提取物具有抗癌活性，尤其适用于肿瘤患者放疗、化疗引起的副反应。

2. 作用机理

Maitake 适用于抑制肿瘤生长，调节免疫功能，阻止癌症基因，抑制癌症生长，阻止癌症转移。

（1）Maitake 能够直接抑制癌细胞分裂的 Myc 基因，降解 Myc 基因产生 Myc 蛋白质，从而切断癌细胞分裂的原动力，关闭癌细胞分裂开关，达到抑制癌细胞生长、阻止癌细胞转移的目的。免疫聚焦，杀死癌细胞，缩小肿块。

（2）Maitake 具有多靶点免疫激活作用，能在短时间内大量激活人体内抗肿瘤的免疫细胞和因子，并与肿瘤细胞达到一定的效靶比，产生聚焦效应，靶向杀死体内的癌细胞，缩小肿块。

（3）特异性：①激活多种免疫细胞，使它们产生抗体和细胞因子。②免疫细胞能识别癌细胞（免疫监视）。③杀伤癌细胞，不损害正常细胞。

3. 临床应用

临床用于癌症各阶段的治疗。

（1）对各期癌的作用：早期可抑制恶性肿瘤的生长；癌症中期可防止癌症扩散和转移，适用于手术前，术后与化疗、放疗联合应用可提高疗效，减轻放、化疗的副作用；癌症晚期可以减少癌转移，增加免疫力，减轻疼痛，改善症状，延长生命。

（2）Maitake 与化疗、放疗协同作用，可减轻对免疫功能的损害和骨髓抑制等毒副反应。

（3）抗菌作用，减少术后感染和感冒。

（4）预防食品中化学致癌物和化学诱变剂对 DNA 损伤。

（5）非常安全，美国 FDA 把它列为 GRAS。经临床证实：Maitake 的抗癌效果不仅远远优于灵芝，而且其抑瘤率整整高出灵芝 16.5 倍，即使将灵芝的药量加大 50 倍，其抑瘤效果仍然无法与 Maitake 相提并论。另外，Maitake 在与常规化疗药物丝裂霉素的疗效对比中发现，疗效超越丝裂霉素 35%，与丝裂霉素联合使用，效果则更为理想。

Maitake 在临床上的抗癌率高达 99.4%，美国临床肿瘤学会（ASCO）2005 年 6 月 5~8 日年会上，Maitake 以及生物疗法成为会议关注的焦点。大会主席在总结报告中也认为："这使肿瘤的治疗更加安全、更加有效；癌症不再是可怕的幽灵，在与癌症的大战中，我们看到了胜利的曙光……这是肿瘤治疗方法的一次革命！"

美国国立癌症研究所也断言："Maitake 独特的优势，说明生物疗法是肿瘤治疗的第四种方法，也是最有希望彻底战胜肿瘤的一种方法！"

2005 年，在由美国癌症治疗研究财团主办的"癌症治疗研讨会"上，科学家公布了一个"出乎意料"的实验结果：①Maitake 单独给药，抗癌效果达 80%。②Maitake 和丝裂霉素合并用药，抗癌效果达 98%。这个实验结果，不仅说明 Maitake 单独应用的抗癌效果比丝裂霉素单独应用的效果好，而且两药合用后对癌细胞的杀伤具有相乘的效果。

日本神户药科大学难波宏彰教授的研究报告证明：Maitake 的抗癌效果是目前所有药用抗癌真菌药物中最好的。

4. 使用方法

成人和 12 岁以上者：每次舌下喷 2 下，每天喷 3 次。

第六章 顺势医学的临床应用

哈尼曼指出："最理想的治疗是能快速地、温和地、永久地治愈病人，并能以最短促、最可靠、最安全的方法来根治疾病。"这就是顺势疗法的精髓所在，它是把人体作为一个整体去诊断和治疗疾病，针对疾病的根源治病而非传统西医的压制症状，且疗效迅速，可以根除疾病。

第一节 总 论

一、顺势医学能治疗的疾病

凡是中药、西药能够治疗的疾病，顺势疗法均可治疗。但对下列疾病具有特殊疗效：

（一）感染性疾病

顺势疗法产品对感染性疾病的治疗原理是：①增强免疫系统的免疫功能，顺势疗法能促进蛋白质的合成，促进细胞的再生，使免医系统功能完善。使用顺势疗法产品后，人很少得感染性疾病。②顺势疗法产品的量子银对 605 种微生物具有杀灭作用，具有广谱、高效、快速的特点，不产生耐药性。

（二）疑难病

所谓疑难病，就是用常规的方法治疗无效的疾病。常见的疑难病有以下几类：

1. 免疫性疾病

风湿和类风湿性疾病（如风湿和类风湿性关节炎、风湿性心瓣膜病、风湿性脑病）、过敏性疾病（如过敏性哮喘、过敏性紫癜）、强直性脊柱炎、肾小球肾炎、肝炎、系统性红斑狼疮等。

顺势疗法可调节免疫系统的功能，对免疫性疾病具有很好的疗效。

2. 多基因遗传性疾病

高血压、高血脂、冠心病、脑卒中等为多基因遗传性疾病。多基因遗传性疾病除了染色体中多个遗传基因外，和外界环境因素有很大的关系。顺势疗法对控制环境因素具有重要意义。

3. 代谢性疾病

代谢性疾病如糖尿病、痛风、肥胖等。顺势疗法对糖、蛋白质、脂肪和水盐代谢具有调节作用，因此对代谢性疾病具有治疗作用。

（三）慢性病

发病因素持续存在，引起组织和器官的病理改变。慢性支气管炎、慢性肺气肿、慢性肺源性心脏病、慢性胃炎、慢性肾炎、慢性肝炎、类风湿性关节炎等为常见慢性疾病。任何慢性疾病，只要正常基因存在，顺势疗法就有根治这种疾病的可能。

（四）老年病

组织细胞的退行性变，引起组织和器官功能衰退，如冠状动脉硬化性心脏病、老年性痴呆、老年性精神病、帕金森病、颈椎病、退行性骨关节病等。顺势疗法产品对衰老基因的修复，特别是 HGH 的应用，对抗衰老具有重大意义。

（五）损伤性疾病

包括烧伤、冻伤、创伤、电磁损伤，特别是褥疮、下肢静脉曲张和糖尿病引起的溃疡，具有特殊的疗效。顺势疗法通过平衡生物电磁场，促进 DNA、RNA 的合成，修复受损的基因。顺势疗法促进蛋白质的复制，在细胞水平上修复自愈系统。

（六）心理性疾病

心理性疾病的本质是大脑皮质、丘脑及传导系统的生物电磁场的紊乱。顺势疗法治疗心理性疾病有 200 多年的历史，其原理是平衡脑的生物电磁场，使其迅速恢复，顺势疗法是治疗心理性疾病的唯一有效的疗法。

（七）精神病

顺势疗法能激活网状上行激活系统，可调节大脑皮层的兴奋和抑制，因此对精神病的治疗取得非常好的疗效。

（八）神经系统疾病

神经系统疾病难治的原因是神经细胞的再生困难。如脑卒中引起的偏瘫，脊髓横断引起的截瘫、脑瘫、脑空洞症、脊髓空洞症、脊髓侧索硬化症、进行性肌萎缩等。顺势疗法对神经细胞的再生和神经细胞的传导有独特作用，因此对上述疾病具有独特的治疗作用。

二、顺势疗法的局限性

1. 顺势医学作为一种医学体系，仍是不完整的。顺势医学的诊断比较古老而烦琐，需要与现代医学结合，完善它的诊断体系。

2. 顺势医学的治疗原理说不清楚，尤其是通过数次稀释振荡之后仍然具有疗效，现代医学是无法理解的。本书应用现代物理学、生物学、基因学的理论提出了"现代顺势医学原理"，并希望医学界、生物学界、物理学界的朋友用实验加以证实。

3. 顺势医学疗法在下列疾病的治疗上存在局限性：

（1）先天性疾病：如先天性心脏病、先天性脊柱裂。

（2）单基因遗传性疾病：指受一对等位基因控制的遗传病，有8500多种，如白化病、血友病、红绿色盲。

（3）发育不全：如大脑发育不全、肾发育不全。

（4）畸形：如小儿麻痹后遗症、脊柱结核。

（5）急症：如大出血、穿孔、机械性梗阻。

（6）大的结石：直径超过 1cm 的胆结石、肾结石。

（7）寄生虫病：如血吸虫病、丝虫病。

（8）晚期癌症、艾滋病、肾衰竭。

（9）临终状态。

第二节　治病原则

一、急性病的治疗原则

1. 急性病的治疗原则

（1）使用高稀释度药物。

（2）病情越是严重和危急，服用的次数越多。

2. 陈树祯博士提倡的迅速治疗法

（1）迅速治疗法：①单方。②高稀释度：200C、1M。③时间：30 分钟 1 次，直到症状减轻 50%。

（2）迅速梯升治疗法：①单方。②梯升：由 30C 迅速升至 200C、1M、10M。③时间：30 分钟梯升 1 次，直到症状减轻 50%。

（3）循环迅速梯升治疗法：①单方。②梯升：由 30C 迅速升至 200C、1M、10M。③时间：30 分钟 1 次，循环给药，直到症状减轻 50%。

3. 推荐使用

（1）快速冲击法：每 5 分钟 1 次，每次 2 喷，至症状消失 50%，改为常规法。适用于急症患者。

（2）快速循环法：每日 4 次，每次 8 喷（每 5 分钟 2 喷），至病情缓解减半。适用于重症患者。

二、常规使用原则

1. 保健法

每日 2 次，每次 2 喷，早、晚各 1 次，时间 3 个月。适用于亚健康人群。

2. 常规法

每日 3 次，每次 2 喷，至症状完全消失。早、中、晚各 1 次，时间 3 个月。适用于慢性病患者。

第三节　临床应用

一、内科疾病

CT、核磁共振等检查设备的临床应用，使内科疾病的诊断水平有了很大的提高，但在治疗学上，仍然没有取得实质性的进展。顺势疗法进入中国，将为内科疾病，特别是慢性病、疑难病、心理性疾病的治疗带来新的希望。

（一）精神 - 神经系统疾病

1. 精神分裂症

李某，男，18 岁，河北人。

患者为高中二年级学生，学习成绩优秀，高二时要求报考大学，在得到家长和老师同意后，学习更加努力，每天晚上 12：00 之后睡觉，凌晨 3：00 起床。2004 年 10 月 11 日起，接连 5 天失眠，整夜不能入睡。12 月 19 日再次发作，七天七夜不能入睡，能听到别人的声音，但看不到人。表现为妄想，猜疑心重，哭笑无常。曾去医院就诊，服中药数剂无效。后经朋友介绍，使用顺势产品。12 月 26 日中午 12：00 喷超级生命素 2 喷，下午仍未入睡。晚上 7：00 又喷 2 喷，8：00 开始入睡，一觉醒来，已是第二日下午 2：00。起床后视物清楚，见到母亲后第一句话是："妈妈，您还是原来的妈妈。"之后，每日 3 次，每次 2 喷，持续用药 3 个月停止。修学一年后继续上高二，第三年考上大学，至今未复发。

讨论：患者具有知觉障碍、思维障碍、情感障碍，可诊断为青春型精神分裂症。人体内的活动分为两类：一是生理活动，二是心理活动。生理活动的障碍就是内、外、妇、儿等科的疾病，它符合生物学模式。而心理活动是难以捉摸的，不宜纳入生物学模式。精神病是心理活动障碍，其中包括感觉障碍、知觉障碍、思维障碍、情感障碍、注意障碍。

该患者发病是压力过大所致。人脑的网状上行激活系统和大脑皮层的功能与人的意识有关，当各种因素使网状上行激活系统的功能降低时，大脑皮层的功能兴奋性增强，可产生不同程度的心理、意识障碍。这种障碍归根结底是脑的生物电磁场的失衡，顺势疗法产品可以平衡生物电磁场，具有快速、高效的特点。

2. 抑郁症

赵某，女，34 岁，加拿大籍华人。

患者 1 年前因婚姻不幸，出现失眠，情绪低落，悲观失望，思想负担重，全身无力。经医生诊断为抑郁症。2004 年 9 月服用顺势产品超级生命素，每日 2 次，每次 2 喷，7 天后病情好转，有精神，睡眠足，情绪稳定，生活信心增强，体能改善。

讨论：抑郁症是以心境低落为主要特征，表现为心情苦闷、不愉快，自信心降低，自我贬低，心境不安，重者惶惶不可终日。患者不思饮食，感到绝望无助，严重者有自杀念头或企图。几乎所有病例都有失眠、早睡或通宵不眠的睡眠障碍。

顺势产品具有非常好的抗抑郁效果，其作用机理是 HGH、IGF - 1 可降低脑中的多巴胺浓度，提高 β - 内啡肽的浓度，可以激活大脑的思维能力，使人心情愉快，脾气变好，使大脑的兴奋性增强，使脑的思维场平衡，睡眠好，能集中注意力，记忆力增强，醒来后精神奋发。

3. 帕金森病

关某，男，65 岁，北京人。

患者手颤抖，走路不稳 10 余年，去医院检查诊断为帕金森病。患者自 10 年前开始，拿东西时手发抖，出行困难，走路不稳，往前冲，想停步又停不下来。平时需用拐杖方能行走，上下楼梯时双腿无力。近十几年来，患者记忆力越来越差。自 2005 年 1 月 8 日起，使用顺势产品超级生命素，每日 3 次，每次 2 喷。使用 1 瓶后，症状减轻，使用 3 瓶后，症状基本消失，手已不抖，走路不用拐杖，行走平稳，精神状态好。现改为每日 1 次，每次 2 喷。

讨论：帕金森病是由于大脑基底神经节黑质和黑质纹状体通路的变性而引起的疾病。由于大脑缺血，引起该部位的神经细胞萎缩、减少或变性和空洞。

左旋多巴由黑质体生成，是纹状体的抑制性神经递质，乙酰胆碱是纹状体的兴奋性神经递质，正常人的纹状体中，这两种物质处于动态平衡，当黑体病变时，分泌的左旋多巴功能丧失时，纹状体失去抑制功能，乙酰胆碱的兴奋性功能增强，就会出现震颤性麻痹，又叫帕金森病。

顺势产品含有 HGH、IGF - 1，它可调节人体 119 种内分泌激素，因此，可平衡左旋多巴和乙酰胆碱这两种内分泌激素的动态平衡，从而达到治疗帕金森病的效果。此外，超级生命素中含有细胞再生因子，对变性的黑质细胞和纹状体具有修复和再生功能。顺势产品对脑血管内皮细胞的损伤也具有修复作用，因此可以改善因动脉硬化引起的脑供血不足，从另一个角度治疗帕金森病。

4. 癫痫

杨某，男，29 岁，北京人。

患者自出生 8 个月起，反复发作性抽搐，口吐白沫，意识消失，诊断为癫痫。经多方治疗，未见好转，反而日益加重。自 2003 年使用顺势医学产品高级生命素，每日 3 次，每次 2 喷，当夜睡眠好，第 2 天情绪好，心情不烦闷。第 1 个月只发作 1 次，第 2 个月未发作。多年来精神压力消除，心情也变得愉快，对生活充满信心。治愈后随访 2 年，未见发作。

讨论：癫痫是由多种原因引起的脑部慢性疾病，它是脑细胞过度放电引起的反复发作的突然而短暂的脑功能失调。根据发生的部位表现为运动、感觉、意识、行为、自主神经功能等不同程度的障碍。患者可突然昏倒，口吐白沫，意识消失，双眼上翻，四肢抽搐，醒后如常人。脑细胞的过度放电，是癫痫发作的主要原因。顺势产品实质上是含有微观粒子的生物电磁场，可平衡脑细胞的异常生物电磁场，并能进一步修复受损的基因，修复自愈系统的自身稳定性，可根治癫痫的发作。但外伤、遗传引起的癫痫，在致病因素不能消除的情况下，根治是困难的。

5. 脊髓的横断

李某，男，57岁，北京丰台人。

2004年11月5日，患者回家敲门时，突然被门上的高压电击倒，摔倒在地上，造成四肢瘫痪，但仍有痛觉，大小便失禁，送医院诊断为"高位截瘫"，在医院住院治疗半年，毫无改善。2005年7月16日起，使用顺势产品超级生命素，每日4次，每次2喷。第1次使用后2小时，患者打来电话，称上肢已不痛，并能稍稍抬起。患者信心大增，每日按时使用，到了第10天，患者已能站立3~5分钟。当第2瓶用到一半时，患者白天已能控制小便，搀扶行走了8分钟。患者受伤后，双手一直肿胀，经1个多月的治疗，肿胀消除，右手握力达3kg，左手握力为1kg。用完3瓶后，一般情况良好，但仍不能控制大便，夜间小便不能控制。直到用完第4瓶，上述症状才完全消失。

讨论：造成患者截瘫的原因到底是摔伤，还是脊髓电击伤，值得研究。笔者认为摔倒不致引起患者的高位截瘫，而是脊髓的电击烧伤，而且烧伤的部位在脊髓前角，其证据是患者的运动神经遭到损伤或破坏，使损伤部位以下的运动神经丧失运动功能，而后角感觉神经纤维通过的地方未受到破坏，因此，患者的感觉仍然存在。

患者使用顺势疗法的疗效如此突出，是由于超级生命素的干细胞再生因子起着重要作用。干细胞再生因子修复了前角细胞，如果是脊髓真正的横断断裂，可能患者就没有这么幸运了。

6. 小脑萎缩

潘某，男，64岁，辽宁营口人。

患者13年前诊断为小脑萎缩，腰弯曲，需拄拐杖方可行走，步伐不稳，需人搀扶。说话言语不清，每天昏睡，怕冷，不能下蹲。2004年10月13日使用顺势产品超级生命素，每日2次，每次2喷，用药后第3日起，病情好转，能下蹲，不再怕冷，但仍然很困，睡不醒。用药第10天，自觉有力，精神好，一口气能下蹲20次。第23天，已丢去拐杖，自己行走。第25天，能围绕谷场跑几圈。

讨论：脑萎缩是指各种原因所引起的脑组织结构体积缩小，脑实质减少，脑重量减轻，细胞数目减少，脑回变平，脑沟增宽增深，脑室、脑池和蛛网膜下腔扩大。根据脑萎缩的部位和涉及范围，又分为大脑、小脑、橄榄体、脑桥萎缩，局限性及弥漫性萎缩，皮质型和中央型萎缩。

小脑萎缩，病理学上是以小脑及其传入、传出途径的变性为主体的疾病，临床上是以肢体共济失调和构音障碍为主要特征。

大量临床研究表明：小脑萎缩的大多数患者是属于遗传性的，且病情呈慢性、进展性恶化，若得不到有效的控制，很快就会危及生命。

顺势疗法产品中的 HGH 不仅对人体各个器官具有强大的调节作用，而且对大脑本身也有强大的良性作用。随着年龄的增大，人的大脑逐渐萎缩，有资料记载：90 岁老人的大脑的大小相当于 3 岁幼儿的大小。大脑萎缩，脑下垂体也同样发生萎缩，因此 HGH 的分泌减少。而补充 HGH，能使萎缩的大脑和垂体重新生长。

美国科学家在大脑受损、中风、老年神经细胞功能退化变质为对象的实验中证明：HGH 能终止整个大脑细胞，其中包括大脑皮层、海马回（分管思维和记忆）、纹状体（对帕金森病起重要作用）细胞的"程序死亡"。实验也证明：IGF－1 是唯一能够在大脑受损后有治疗作用的药物。IGF－1 有可能是人类发展史上第一次有了可以对付细胞的"程序死亡"的武器。在老年人的血液中，只要能保持年轻时的 IGF－1 水平，就能阻止神经元细胞的减少，就能在这个生命跨度中，保持大脑的青春长存，功能完整。

7. 肠功能紊乱

谢某，男，73 岁，福州人。

患者有慢性肠炎 10 余年，每日饭后排便 1 次，每天平均 4～5 次稀便。既往有高血压史，血压为（160～185）/90mmHg，服用降压药维持。此外，尚有高脂血症，痔疮经常发作。自 2004 年 6 月，使用高级生命素，每日 3 次，每次 2 喷。1 周后，睡眠好，食欲增加，10 天后，排便次数明显减少，每日 1～2 次，大便成形，精神状态好。1 个月来未服降压药，血压降至（140～150）/（80～90）mmHg，体重增加，面色红润，手脚麻木现象消失。以往夏天皮肤瘙痒，抓破后引起皮炎，服用顺势产品后，皮肤病痊愈，痔疮消失。目前，精神状态好，行走有力，继续服用高级生命素，每日 2 次，每次 2 喷。

讨论：腹泻为常见病，腹泻在 2 个月以上为慢性腹泻。该患者腹泻与进食有关，可排除感染和肿瘤，可能与肠功能紊乱及大肠吸收水分不良有关。此病虽不是大病，但中西医无特殊治疗方法。而顺势疗法治疗这些疾病则轻而易举，其主要通过调节肠的交感和副交感神经的平衡和自愈系统的稳定性，增强小肠对营养的吸收功能和大肠对水分的吸收功能来达到治疗目的。所以，患者使用顺势疗法产品后，血压恢复正常，腹泻消失，体重增加，整体状况得到改善。

（二）心脑血管疾病

1. 高血压/冠心病

高某，男，68 岁，沈阳人。

患者患有高血压、冠心病 10 余年，经常有心绞痛发作，尤以夜间为甚，每年住院 2～3 次，但都只能缓解症状，出院后又加重。患者经常头晕，血压 180/110mmHg。患者于 5 年前诊断为慢性前列腺炎、脂肪肝、高脂血症。

患者自 2003 年 10 月起，开始使用顺势疗法产品高级生命素，每日 3 次，每次 2 喷，用药后第 6 日起，感觉良好，看书看报时胸闷憋气减轻，睡眠也好。自第 10 天起，因家中有事，连续 3 天每日早起晚睡，往返外地，按原来的身体状况，肯定要犯病，但这次却很正常。到第 3 个月，血压由原来的 180/105mmHg 降至 135/90mmHg，心绞痛也未发作，体力增强，精神好，B超、心电图检查未见异常。当使用到6个月时，精神焕发，红光满面，脸上皱纹减少，老年斑消退，腹部脂肪减少，双腿肌肉变结实，走路有力，无疲劳感。超声波检查提示脂肪肝已消除，白头发变黑。前列腺炎引起的尿急、尿频均消失。此外，10年的脚气痊愈，胃肠功能正常，性功能也恢复正常。

讨论： 动脉硬化的形成：动脉血管内壁长期受到血流的冲击，血管内皮受损，血小板云集于受损部位，当血脂增高时，血液黏稠度增大，低密度脂蛋白就沉积于血小板表面，形成动脉硬化斑块，使血管变狭窄，血流减少，心肌缺血缺氧，引起心绞痛、心肌梗死。

顺势疗法的治疗原理：①顺势产品中的HGH可降低低密度脂蛋白的浓度，促进高密度脂蛋白的合成，降低血液黏稠度，将动脉硬化斑块上的低密度脂蛋白分解，通过血流带走。②增强免疫功能：增强吞噬细胞的吞噬功能，将死亡的血小板吞噬。③对血管内皮细胞的修复功能：顺势产品中的干细胞再生因子具有细胞的再生功能，可将受损的血管内膜修复。

2. 偏瘫

曾某，男，73岁，沈阳人。

患者左侧肢体偏瘫，不能行走6年。患者于6年前因患脑血栓入沈阳某医院治疗，经多方治疗偏瘫无明显改善而出院。出院后长期卧床，记忆力完全丧失，精神抑郁，痴呆。曾做CT检查：右侧脑部有5cm×6cm大小的多个梗死灶。自2003年使用顺势疗法高级生命素，每日3次，每次2喷，两周后患者自觉情绪好，记忆力逐渐恢复。1个月后能下床扶着墙壁站立，3个月后能拄拐杖行走，年轻时发生的事情能重新记起。2004年初，又做CT检查，最大梗死灶为0.3cm×0.5cm，多腔隙性梗死灶消失。

讨论： 过去认为心肌细胞、脑细胞是终端细胞，不能再生。近年来，科学家在心肌组织和脑组织中也找到了干细胞，说明心肌组织和脑组织也能再生。顺势疗法的应用证实了这一科学发现。本例患者不仅临床症状有了显著的改变，CT检查也证明脑细胞的再生功能。

关于脑梗死的治疗问题，急性期和慢性期采用不同的治疗方法。①急性期：在1个月内为急性期，可采用快速循环法，即高级生命素每日4次，7天为1个疗程。4次的时间为：早晨6：00、上午11：00、下午4：00、晚上9：00，每次8～10喷，分4～5次给药，即每5分钟喷2喷。大部分急性期患者可在1周内康复，康复之后每日4次，每次2喷，待症状基本消失后，持续治疗天数为：年龄×2。该患者73岁，持续时间为146天，大约5个月。持续治疗期间按常规疗法用药，即每日3次，每次2喷。脑梗死的急性期治疗主要是平衡生物电磁场的紊乱，修复受损基因的完整性，恢复脑细胞的再生功能。急性期后对血脂、血管、血压进行调整。②慢性期（脑血栓后遗症期）：时间超过1个月以上者，常规治疗，即每日3次，每次2喷。本例患者即采用常规治疗法。

【附：续老汉之死】

2006年6月9日，在某煤矿老板的请求下，笔者退掉回京的车票，晚上12：00赶到太原某医院，看望一个即将进行高位截肢的老人。

续老汉今年78岁，15年前患了糖尿病，近1年来脚趾发黑，足背溃烂。此外，还患有高血压、冠心病及老年性痴呆。平时说话少，不能控制情感，儿子从外地回家，总是哭。2006年4月起，下肢发黑，而且进展很快，采用中西药物治疗无效，请求笔者用顺势疗法保留他的肢体，或截得短一些。

在暗淡的灯光下，借助手电筒，发现骨瘦如柴的老人卷曲在病床上。患者的左下肢发凉，膝关节以下呈紫黑色。2~4足趾坏死，足背深度溃烂。用手触摸，无知觉，左足背动脉、股动脉搏动消失，右侧减弱。截肢是不可避免的。

在家属的请求下，同意使用超级生命素及抗菌泰进行治疗。其目的是增强机体的免疫功能，使术后伤口能快速愈合，保护右下肢免于截肢。如5日内病情有好转，由家属与院方协商。笔者采用快速循环法，1周内用完这两瓶顺势产品。

笔者每天都在等待来自山西的消息。

第3日家属来电说，患者左下肢有知觉，有疼痛感。

第4日左下肢变暖。

第5日足背动脉有搏动。

于是，家属提出不再手术，自动出院。

回家后每日照样来电：告之病情逐日好转，儿子从外地回来，主动与儿子说话，不再哭泣。两个月后，笔者驱车百里，专程去看望老人。

老人在院子里踱步，好像是在等待笔者的到来。老人变得白胖，谈吐正常。老人把笔者拉到室内，脱掉袜子，卷起裤脚。下肢皮肤颜色较深，但足趾仍为黑色，为干性坏死，足背溃疡仍然存在，足背动脉搏动仍弱。问及原因，患者未按要求使用顺势产品。

8月13日，是老汉79岁生日，儿孙四世同堂，为老人祝寿。高兴之时，饮酒数杯，直到深夜12：00，还和儿孙闹着玩。夜深了，老汉去睡了，但他再也没有醒来。

顺势疗法保住了老汉的腿，但酒夺去了老汉的命。

3. 急性心肌梗死

刘某，男，53岁，北京人。

患者因心前区突发性的疼痛，于2004年2月14日上午9：00入院，诊断为前后壁心肌梗死，住ICU病房抢救。患者既往有高血压、高血脂、脂肪肝、冠心病史20余年，5年前发生过广泛性前后壁心肌梗死。

入院后病情发生急剧变化，几次发生心搏骤停，血压测不到，使用起搏器电击，注射"三联"针，但效果不佳，患者生命垂危。此时使用顺势疗法高级生命素，配合抢救，每10分钟舌下喷1次，每次2喷，半小时后病人开始有脉搏，每分钟20次，然后改为每小时2喷。到下午2：00，病人脉搏已上升到56次/分，血压110/70mmHg，病情稳定。第2日，高级生命素用量改为每2小时1次，每次2喷，3周后康复出院，继续使用高级生命素，每日3次，每次2喷。

1个月后回医院复查，血压、血脂正常，脂肪肝消失，心电图显示陈旧性心肌梗死。

讨论：心脏的前壁是由左冠状动脉供血，后壁是由右冠状动脉供血，双侧冠状动脉阻塞时，即发生前后壁心肌梗死，为多发性心肌梗死。多发性心肌梗死的死亡率极高，而且患者5年前发生过广泛性前后壁心肌梗死，此次为再发性心肌梗死。多发性、再发性心肌梗死的死亡率更高，而且患者伴有心律失常、心源性休克。

心律失常产生的原因：由于缺血缺氧，使碱基对上的氧原子缺乏电子，引起电磁场减弱；严重缺血，导致起搏细胞功能的丧失，引起心律失常，心搏骤停。快速性心律失常的原因是由于控制心律的交感神经和副交感神经的功能失常而引起。

心源性休克发生的原因：心脏和血管是维持血压的主要因素，当心肌收缩力减弱，血管的舒张功能发生障碍时，血压必然要下降，导致休克的发生。而心源性休克，多因心肌收缩力减弱、心律失常所致。

心衰发生的原因：心肌收缩力是维持心输出量的主要因素。心肌收缩力取决于心肌蛋白的合成速度和质量，当生物电磁场紊乱时，DNA的合成中断，心肌收缩力减弱，心输出量减少，心衰发生。

西方医学在抢救上述三大并发症时常使用以下药物：快速性心律失常多使用利多卡因，缓慢性心律失常多使用阿托品；心源性休克时，常给予多巴胺、多巴酚丁胺、间控胺及正肾素，如无效则使用血管扩张药；心衰时常使用洋地黄类药物。

而顺势医学则认为，生物电磁场的紊乱是冠心病、心肌梗死等并发症的主要原因，在治疗时选择含有HGH、IGF－1的产品，只是在用法和用量上的不同而已。

此例患者抢救成功，开辟了顺势疗法在中国抢救危重病人的先河。既往认为顺势疗法对慢性病、疑难病有效，但抢救危重病人还得靠西医。像本例这样危重病人在医院中绝大部分都是死亡的，本例患者抢救成功，是顺势疗法创造的奇迹。顺势疗法抢救病人的原理是调动应激系统的功能，应激系统是自愈系统的一部分。

本例顺势药物的使用还要斟酌，还可加大用量，使用快速法和快速循环法。

细胞食物的使用：细胞食物是一种有助于细胞快速吸收的高科技氧补充品，在人体内能将水分子裂解为新生的氧和氢，并释放能量，给细胞补氧。细胞食物是利用重氢在人体内使水分子裂解，缓慢产生氧气，增加血液中的溶解氧量，给细胞补氧。同时，细胞食物水解产生的氧是在人体需要时才会进行，所以供氧不会过量。而且，水解产生的 OH^- 和 O^-，可以源源不断地提供电子，有效清除体内过量的自由基。

（三）呼吸系统疾病

1. 急性咽炎

钟某，男，64岁，北京人。

患者既往有慢性咽炎史、慢性支气管炎史40余年，自2005年8月1日起，咽部刺痒，咳嗽，有少量痰。每当受凉时或受热时咳嗽加重，两个月来间断使用抗菌泰治疗，但无明显疗效。2005年11月6日，因气候变化，不间断地咳嗽、咳痰，呈现急性咽炎症状。此时，仍使用抗菌泰，采用快速循环法，仅 3 次共 24 喷，咳嗽、咳痰明显减轻，再经一次治疗，共 32 喷，症状全部消失，结束 3 个月的痛苦折磨。

讨论：本例患者间断使用抗菌泰两个月，并没有控制慢性咽炎的发作，当急性发作时，采用快速循环法，仅 12 小时就控制了发作。快速循环法的使用方法：早晨 6：00、上午 11：00、下午 4：00、晚上 9：00，每次 8 ~ 10 喷，一天总量 32 ~ 40 喷，待症状控制后，改为常规治疗法，每日 3 次，每次 2 喷。

患者有慢性咽炎史、慢性支气管炎史 40 余年，此次发作期间仍以保健量使用高级生命素，这次发作是否是好转反应，值得考虑。如果是好转反应，也为今后处理好转反应积累了经验。

2. 慢性支气管炎

程某，男，60 岁，山西古交市交管部门干部。

患者慢性咳嗽、咳痰 20 余年，每年冬天或气候变化时加重，当地医院诊断为老年性慢性支气管炎。平时有关节痛，肌肉酸痛，无力。检查：面色苍白，头顶脱发。既往有下肢静脉曲张史 30 年。2004 年 9 月 25 日来顺势医疗门诊，给予超级生命素治疗，每日 3 次，每次 2 喷，10 天后咳嗽、咳痰消失，"老花眼"明显好转，丢掉老花镜可以看书写字。使用 20 天后，关节痛消失，下肢青紫色皮肤退掉，变为红润的皮肤，隆起的血管消退，患者十分高兴。10 月 26 日又进行第 2 个疗程的治疗，当第 3 个疗程结束时，患者觉得自己像年轻人一样，不仅所有症状消失，头顶脱发处长出了许多黑发。随访 2 年，气管炎未复发。

讨论：顺势疗法在该患者身上起到 3 个功效：治愈了 20 年的慢性支气管炎；治愈了 30 年的下肢静脉曲张；明显的抗衰老功能。

抗菌泰含有量子银、果蝇多肽、表皮生长因子等成分，可对抗 650 种微生物感染，具有广谱、快速、高效的特点，不产生耐药性。此外，还可增强免疫力。所有顺势产品都有修复自愈系统的功能，增强免疫力，具有抗感染能力。

3. 支气管哮喘

应某，女，53 岁，上海人，退休干部。

患者于 3 岁时患哮喘病，经多方治疗无效，反复发作。自 2004 年 9 月使用超级生命素，每日 2 次，每次 2 喷，但病情无明显好转。自 10 月份加用抗癌多肽，每日 2 次，每次 1 粒，然后出现咽喉烧灼感，1 周后吐出两块直径约 1cm 的深黄色硬痰，随后病情发生了转机，咽喉通畅，一瓶用完后哮喘未发作。此时正赶上搬家，1 日内上楼 10 余次，晚上双腿疼痛难忍，但哮喘始终未发作，用完超级生命素 6 瓶后，已停用一切产品，随访到 2005 年 11 月中旬，哮喘未复发。

讨论：当变态反应原进入机体后，可生成 IgE 免疫球蛋白，IgE 可与机体各种免疫细胞结合成多种活性物质，致使气管的平滑肌收缩，黏液分泌增加，血管的通透性增强，产生炎性反应而发生支气管哮喘。

支气管哮喘是一种多基因遗传性疾病，70%～80% 的患者有遗传倾向，所谓多基因遗传病，就是多个致病基因所致，现已发现支气管哮喘的免疫反应基因位于第 5 和第 6 对染色体上。

支气管哮喘发生的另一个原因是气管对多种刺激因子的高反应性，这种高反应性具有家族遗传倾向。

本例患者使用超级生命素及抗癌多肽的效果比较满意，观察 1 年 3 个月，未见复发。

超级生命素可调节机体的免疫反应，这在大量的病例中得到证实，但能否根治支气管哮喘值得我们进一步研究和对本例患者的追踪观察。患者未提供家族的遗传倾向，笔者一直对具有遗传性的疾病能否根治持否定的态度，那么，本例患者能否推翻这一结论，仍需更多的事实和理论加以进一步研究。

关于抗癌多肽应用于支气管哮喘和其他非癌症病例，需要加以研究并在更多的病例中加以证实。本例患者开始使用超级生命素，效果不佳，加用抗癌多肽后有明显的疗效。支持使用抗癌多肽的人认为其可增加机体的免疫功能，而持否定态度的人认为增强机体的免疫功能会导致病情加重。而本例患者恰恰是病情好转，那么，我们应该从更加广泛的角度去探讨。

4. 肺源性心脏病

李某，女，73 岁，北京人。

患者多年来患有咳嗽、哮喘 30 余年，诊断为肺气肿、肺源性心脏病、高血压、老年性痴呆。季节转换或天气变化时，哮喘就会发作，患者每年至少住院 2 次。2003 年 10 月 7 日，患者因哮喘、肺心病、急性肾衰竭昏迷而入首钢医院呼吸重症监护室。检查：血压 180/120mmHg，全身浮肿，少尿。血肌酐 990μmol/L（为尿毒症）。病房医生让家属准备后事。10 月 9 日，经朋友介绍，使用顺势产品高级生命素，每 10 分钟喷 1 次，每次 2 喷，当日病人清醒，哮喘缓解，有尿。第 2 日改为每小时 1 次，每次 2 喷，患者能坐起进食，尿量增加。1 周后改为每日 4 次，每次 2 喷。患者咳嗽、哮喘显著好转，血压 120/80mmHg，血肌酐 205μmol/L。10 月 28 日好转出院，回家继续使用顺势产品。

讨论：患者的临床诊断为哮喘性支气管炎急性发作、肺气肿、肺源性心脏病、高血压、老年性痴呆、急性肾衰竭。但威胁患者生命的是哮喘和急性肾衰竭。

当支气管哮喘合并感染时，称为哮喘性支气管炎。慢性支气管炎、支气管哮喘均可使排气受阻，使肺泡内残气量增加，压力增高，形成肺气肿。长期肺气肿，引起肺部血管病变，肺动脉压力增高，致使右心室肥大，形成肺源性心脏病。顺势产品高级生命素中含有 HGH，可增强机体的免疫功能，对缓解支气管哮喘、改善心肺功能具有重要意义。

急性感染、心力衰竭、损伤均可造成急性肾衰竭。急性肾衰竭通过治疗可以完全恢复功能，HGH 对急性肾小管的坏死具有修复作用，因此，它对肾小球的过滤、肌酐和非蛋白氮的排出具有良好的促进作用。

（四）消化系统疾病

1. 胃及十二指肠溃疡

钟某，男，64岁，北京人。

反复性上腹隐痛5年。患者于10年前，因患颈椎病经常服中西药，后发生上消化道出血，经胃镜检查，诊断为胃溃疡。平时餐后2小时开始上腹部隐隐作痛，有时吃点饼干或喝些水能够缓解。近3年来，晚上不敢吃饭，消化不好，无法睡觉。患者既往有高血压史10余年，慢性支气管炎30余年。膝关节骨质增生，有时行走困难。

自2005年4月20日下午开始，使用高级生命素，每日2次，每次2喷，不到2小时就睡着了，晚上睡眠也好。但到第3日，突然头晕，面色苍白，不能起床，但2小时后缓解。1个月后偶然间发现，颈部鸡蛋大的疙瘩消失了。后来又使用超级生命素，在半年中，又两次头晕，两次膝关节疼痛，不能行走。支气管炎也复发，不停地咳嗽，半年中，几乎一生中的十余种病都重演一次。到2005年底，除胃病之外，所有症状均消失。到2006年年初，突然胃病发作，不思饮食，但两天后就好了。患者近十几年未运动，自2006年始，每日早晨长跑，从2km增加到8km。

讨论：该患者在治疗过程中，两个突出的表现是：①赫尔凌定律在他身上的完美表现：从上至下，从内至外，从较为重要的器官至较为次要的器官。在治疗过程中按照症状的先后顺序，轻重缓急，有顺序、有系统地减轻和根治。患者最早减轻的症状是颈椎病引起的头晕，这是"从上至下"，也是他最严重的疾病。患者曾说："顺势疗法对胃病疗效不好。"到2006年，胃病最后治愈，患者才相信赫尔凌定律所说"从较为重要的器官至较为次要的器官"的治病规律。患者的胃溃疡虽然不是最先治愈的，但它验证了一条真理，正如医学之父希波克拉底曾说："真正了解你的是你的身体。"②好转反应：顺势疗法是帮助人体自我改善、自我修复的一种医学。好转反应是人体迈向健康无病过程中最重要的一步，是疾病好转的前兆。对抗医学是以抑制为治疗手段；顺势疗法是以疏导、排除为治疗手段，把疾病逼出或排出体外。

2. 肝胆疾病

李某，女，82岁，上海市人。

患糖尿病17年，血糖达28.6单位。患多发性胆结石、胆囊炎2年。2005年3月16日起，患者持续高烧，体温达39℃。B超显示：肝脓疡，大小为7.2cm×7.8cm×8.3cm。伴有腹水，全身浮肿，住院后报病危。在医生不知情的情况下，女儿周女士给母亲使用超级生命素和抗菌泰。

3月18日入病房，体温达39℃，5、10、15、20、25分钟各喷2喷超级生命素和抗菌泰，30分钟后改为每半小时喷2喷上述产品，持续9小时。

3月19日，患者体温38.7℃，每小时喷上述产品2喷。

3月20日，体温37.8℃，用法同上。

3月20日，体温正常，上述产品改为每3小时1次，每次各2喷。

之后，每天间隔时间增加 1 小时，直到每日 4 次，每次各 2 喷，持续用药。

3 月 28 日，自动出院回家治疗，按医生要求，1 个月后到医院复查，结果显示：血糖 14 单位，B 超显示肝脓疡消失。医生问家属，这么大年纪，为什么好得这么快？周女士才如实告诉医生："我们使用了顺势疗法。"

讨论： 患者如此年老，病情又如此严重，好得又如此之快，令人难以置信，这是一个了不起的奇迹。再次显示：顺势疗法对年龄越大、病情越重、身体越弱的患者，疗效越好。

肝脓疡是肝脏化脓性坏死，由于患者有严重的糖尿病，极易感染，感染后又极难愈合。顺势疗法中的抗菌泰，对任何微生物的感染都有强大的杀伤力，而且不产生耐药菌株，被称为"耐药菌株的终结者"。

超级生命素含有干细胞再生因子，具有干细胞的再生功能，使如此大的空洞，仅 1 个月就愈合了。除此之外，顺势疗法能修复自愈系统的基因，完善自愈系统的功能，增强免疫系统的功能，也是抢救成功的主要原因。

我们曾制定过顺势疗法产品的应用常规，规范它的用法和用量。由于顺势疗法产品无毒、无害、无副作用，所以在危重病人的抢救中，可以打破这个常规，灵活应用。该例患者的成功应用就说明这一点。

【附：大出血的治疗】

一天下午，业务员小王急急忙忙跑进我的办公室，问我："顺势产品可引起大出血吗？"

"绝不会的。"我肯定地回答。

"那你能帮我接一个电话吗？"说着她拿起电话就拨。

"可以。"

正说着，电话里传来一个女人的声音。我问她是谁，她说姓何，声音挺大，带有一股怒气。"你们的超级生命素是什么玩意儿，我用了之后大出血，整整吐了半脸盆，而且我的蛋白也倒置了。"

一听说蛋白倒置，大出血，职业的敏感性使我想到了肝硬化腹水引起的食道静脉曲张，造成上消化道出血。我心平气和地问她："你得过肝炎吗？"

"得过，可那是 10 多年前的事了。"何女士的声音变小了。

我说："你不仅得过肝炎，而且已经发生肝硬化，现在已经肝腹水了。你的上消化道出血是由于食道静脉曲张引起的。"

"是的，医生在我的床头牌上就是这么写的，你怎么知道的？"

我没有回答她，我想了解她得的是什么肝炎，我问："你得的是什么肝炎？"

"丙肝。"

我又明白了，丙型肝炎都是由输血引起的。我问："你以前一定输过血吧。"

"输过。"

我问："你为什么要用我们的超级生命素？"

"关节痛。"

"用了几天？"

"三天。"

"治好了吗？"

"没有。"

"你没有告诉小王你患肝硬化腹水吗？"

"我没有告诉她，肝硬化腹水是大病，医院都治不了，她不会治好我的病。关节痛是小病，也许用你们的药有效。"

我说："你的病我们能治，你得把实情告诉她。你尽管放心，顺势疗法无任何副作用，更不会引起大出血。"

何女士听了很高兴，她要小王接电话，请小王到她家，她要再购一些我给她配的药。

1个月后，何女士给我打来了电话，除说了些感激的话之外，还告诉我一个好消息，她的腹水消失了，蛋白倒置开始好转了。3个月后小王告诉我说何女士的肝硬化好多了，关节也不痛了，她希望继续用药。

（五）泌尿生殖系统疾病

1. 尿毒症

张某，男，48岁，天津人。

患者患肾炎及高血压20多年，血压为（180～200）／（100～120）mmHg，服用降压药无效，病情逐渐加重。2004年9月住院治疗，诊断为慢性肾炎、尿毒症、肾性高血压，医院要求做透析疗法。正在此时，经朋友介绍，使用超级生命素，每日3次，每次2喷，服用后当晚睡眠好。之后，感觉体力、精力明显改善，但血压仍降不下来。使用第2瓶后的第3天，测血压为120/80mmHg，各种症状均消失，化验指标明显好转，于是一直未做透析，病情稳定，目前一直在使用顺势疗法产品。

讨论：尿毒症又称肾衰竭，是肾脏实质性的损害，失去对水盐代谢、酸碱平衡、废物排泄功能，使代谢系统发生紊乱。肾衰竭时，肾小球毛细血管内皮、基膜、上皮细胞足突等组成的过滤膜遭到损害，滤过率下降，或完全失去对废物的排泄功能。于是，尿量减少，尿素、肌酸、肌酐排出量减少，这些废物在血中的浓度就会升高，严重者，引起恶心、呕吐、浮肿、血压升高。

顺势疗法产品对尿毒症的治疗原理是修复受损的肾小球毛细血管内皮、基膜、上皮细胞足突等组成的过滤膜，但这种修复也是有限的，对于早、中期肾衰竭，疗效较好，当肾衰竭到晚期时，肾小球毛细血管呈玻璃样变，此时顺势疗法也无能为力。

高血压发生的原因是水钠潴留，血循环量增加，心排出量增加，外周阻力增加，引起血压增高。同时，由于肾脏的缺血，肾小球旁器分泌的肾素增加，也会引起高血压。所以，顺势疗法的降压效果，要在各种症状好转之后方可出现。

2. 淋病

孙某，男，41岁，山西古交人。

近1年多以来，患者尿急、尿频、尿痛，尿道口有白色分泌物，经医院检查，诊断为淋球菌尿道炎，在省城医院治疗无效。为了治病，家中所有积蓄被花光，患者认为得了不治之症，情绪低落。2004年9月27日到顺势医疗门诊就诊，使用抗菌泰和茶多酚，采用快速循环法，7天为1个疗程，第1个疗程结束后症状消失，去医院检查：淋球菌阴性。然后改为常规治疗，每日3次，每次2喷。茶多酚每日3次，每次2粒。

讨论：淋病是淋球菌感染引起的泌尿生殖系统化脓性急病，主要通过性交传播，是最常见的性病。淋球菌带有菌毛，容易黏在泌尿生殖系统的细胞上，由于尿液为酸性，所以不易感染肾脏。细菌进入尿道后引起炎性反应，30小时左右引起黏膜广泛性水肿，并有脓性分泌物，刺激局部神经而引起疼痛。炎性反应引起黏膜糜烂，脱落后形成脓性分泌物，并刺激括约肌，引起尿急、尿频，如果损伤小血管，可有血尿。细菌进入黏膜下层，可引起脓肿。

顺势疗法产品中的抗菌泰，含有量子银，可与网状内皮系统结合，形成网络，把细菌包围在网络中，一举歼灭。抗菌泰中含有果蝇多肽，能破坏细菌的细胞膜，引起细菌代谢功能紊乱而死亡。

3. 前列腺炎

吴某，男，38岁，陕西白河人。

患者尿急、尿频，排尿灼痛感，睾丸胀痛2年，去医院检查，诊断为前列腺炎，入院治疗后效果明显。出院5天后病情复发，较前更为严重。2004年8月来顺势康复中心求治，使用抗菌泰快速循环疗法给药，第1个疗程结束，主要症状减轻2/3，心理压力明显减轻。又进行第2个疗程的治疗，用完之后，症状完全消失，患者担心再次复发，故意停药两个月，结果无复发症状，彻底治愈。

讨论：前列腺是男性生殖器官中最大的附属腺，它只有核桃大小，输精管由上部进入前列腺，开口于前列腺中间的隐窝处，因此前列腺疾病常累及性功能。前列腺炎是中青年最常见的疾病，由于通常的药物很难达到腺体内，所以难以达到有效的治疗目的。

顺势疗法中的抗菌泰具有以下特点：①Ag原子通过纳米技术切割形成10^{-10}的粒子结构的量子银，可长期悬浮于水分子表面。纳米级的量子银进入人体后，与体内网状内皮系统结合并沉积下来，当与病原体接触时，量子银与病原体基因的碱基形成交叉连接，导致病原体DNA变性，使其灭活。②果蝇多肽是具有生物活性的小分子多肽，具有广谱抗菌特点，能破坏细菌的细胞膜，引起细菌代谢功能紊乱而死亡。果蝇多肽能抑制病毒DNA复制，对病毒引起的疾病具有较好的疗效。果蝇多肽对肿瘤细胞有选择性的杀伤作用。③速效、长效：体外10分钟内可将大肠杆菌杀灭，6分钟内可将所有病原体灭活。感冒可在6小时内治愈，即使高频死亡率的细菌性痢疾患者，可在48~72小时内症状消失，大便成形。败血症患者可在48小时内控制体温和不适症状，恢复正常。由于经纳米技术处理，颗粒微小，每一粒子都带有相同的电荷，互相排斥，悬浮于水分子中，可保持药效达几个月到几年。④无耐药：不产生耐药性，对使用抗生素耐药患者，抗菌泰可取得非常好的疗效。

（六）内分泌系统疾病

1. 甲状腺功能减退

侯某，男，71岁，北京人。

两年前患者因感冒引起甲状腺疼痛、肿大，经医院诊断为甲状腺炎。经治疗后导致甲状腺萎缩，患者无精神，面部及全身浮肿，走路气喘，心慌无力。2004年初，通过化验检查，发现 T_3、T_4 降低，TSH 升高，诊断为甲状腺功能减退。之后服用甲状腺片，每天 150mg。自 2004 年 11 月，使用顺势疗法产品超级生命素，每日 3 次，每次 2 喷。1 周后浮肿消退，症状消失，停用甲状腺片，症状也未出现。半年后去医院检查：T_3 由原来的 5.89 上升到 8.32；T_4 由原来的 8.46 上升到 10.62；TSH 由原来的 12.82 下降到 4.58，恢复到正常范围。

讨论：甲状腺功能减退简称为"甲减"，是指分泌的甲状腺素不足或缺乏的一种病理状态。按年龄可分为三类：①机能减退发生于胎儿或出生后不久的新生儿，称为呆小病。②机能减退发生于发育前儿童者，称为幼年黏液性水肿。③机能减退发生于成人者，称为甲状腺功能减退症，严重者称为黏液性水肿。本例为甲状腺炎引起的甲状腺萎缩。

"甲减"的典型表现为：①低基础代谢症候群：疲乏、嗜睡、行动迟缓、怕冷无汗、记忆力减退、体温降低。②黏液性水肿面容：呆板迟钝、面部虚肿、面色苍白、言语缓慢、音调低沉、头发干燥及稀疏。③精神神经系统表现：精神迟钝、嗜睡、记忆力差。④心血管系统病症：心跳减慢、心动过缓、心输出量低、全心扩大。

本病例的记载是根据疾病的发生顺序记录的，但认识这个疾病的过程却是相反的过程。患者来就诊的原因是心慌气短，走路无力，继之面部及全身臃肿，多次去医院就诊，通过追溯病史，发现 1 年前感冒发烧，后来甲状腺疼痛与萎缩。之后进行甲状腺检查，发现 T_3、T_4 降低，TSH 升高，最终确立甲状腺功能减退的诊断，而并非本病例开头的记载。

西医的治疗方法是终身服用甲状腺片。顺势疗法是通过促进甲状腺泡的再生，使甲状腺泡能正常分泌。甲状腺素的分泌增加，反馈地引起促甲状腺素 TSH 分泌的减少，消除甲状腺肿。顺势疗法的 HGH 对各种激素均有调节作用，使其恢复正常。

2. 更年期综合征

肖某，女，50岁，教师，河北涿州人。

患者 5 年来，患有严重的更年期综合征，整天瞪着眼睛不能入睡，血压增高到 180/110mmHg，伴有头晕、恶心、出汗，不能起床行走。脾气急，易发怒，情绪极不稳定，说哭就哭，自感生不如死，对生活失去信心。

自 2006 年 2 月 20 日开始使用顺势疗法高级生命素，3 小时后发生强烈反应，上述症状加重，引起全家人的惊恐，要求停止使用，但到了晚上，睡眠特别好。第 2 天起床后，自感眼睛发亮，感到从来没有过的舒服，精神特别好，体力增强。继续使用数日，一切恢复正常，自觉性格、脾气、为人处世都发生明显的转变。

讨论：更年期是指妇女由育龄到失去生殖功能的时期，也叫绝经期。其发生原因是由于卵巢功能的退缩，卵巢分泌雌激素和孕激素的减少，对下丘脑－垂体反馈系统作用减弱，进而出现下丘脑和垂体功能亢进，引起内分泌功能紊乱而导致各种症状，称为更年期综合征。

顺势疗法对更年期综合征发挥重要作用的是 HGH，它可以调节内分泌功能，稳定神经系统的功能，因此可以稳定人的情绪，激发人的思维能力，振奋人的精神，使人精力充沛，注意力集中，记忆力增强，心情愉快，脾气变好。

3. 糖尿病

徐某，女，50 岁，某军区总医院科主任。

患糖尿病 20 年，使用胰岛素泵。每日用量 78 单位，能保持血糖正常。患者有心动过速，眼底出血，曾 11 次使用激光治疗，视力下降到 0.1～0.4，需人搀扶方能行走。手足发麻，皮肤破溃后不易愈合，容易形成溃疡。左足第 1、5 趾变黑，足踝水肿。由于长期服药，胃肠功能紊乱，粪便需从口中排出。患者极为悲观，有自杀倾向。患者已停经 4 年，更年期反应强烈，已提前退休。

经亲属介绍，于 2004 年 10 月使用超级生命素，每日 2 次，每次 2 喷。服用当日即感手指、足趾肿胀，难以弯曲。第 2 天精神好，第 3 天后反应症状消失，10 天后左腿有冷热感，患者感觉良好，皮肤有光泽、红润，脾气大为改善，糖尿病的各种症状（如口渴、多尿、多食）明显改善。胃肠功能也明显好转，能自动排便，同时，面部老年斑淡化。

半年后，患者已停用胰岛素泵。1 年后，每日只需注射 4 单位胰岛素。2 年后随访，没有找到本人，打电话到原单位，说去外地出差了。

讨论：既往认为糖尿病是一种难以治愈的疾病，需终身使用胰岛素和降糖药。使用顺势疗法 IGF－1，彻底改变了糖尿病不能治愈的现状。据美国医学专家本格森博士研究证明：使用 IGF－1 六个月后，组织对胰岛素的敏感性可恢复正常，85% 的糖尿病患者病情得到控制，14% 的患者不再复发，获得彻底治愈。

该例患者病情比较严重，并发症也多，每日需 78 单位胰岛素才能控制病情，使用含有 IGF－1 的超级生命素，半年后停用胰岛素泵，1 年后只需注射 4 单位胰岛素，各种症状消失。由于长期服药，胃肠功能紊乱，大便无法排出，只好从口中排出，这对患者来说是十分痛苦的。顺势产品中的 IGF－1 对胃肠功能的调节具有显著的疗效。HGH、IGF－1 对人体性激素的调节非常突出，因此，对更年期综合征具有突出的疗效，有时一次用药后就可缓解，持续用药两个月，可彻底根除更年期综合征。

2 型糖尿病与肥胖有关，发生糖尿病的原因是细胞对胰岛素的敏感性降低，细胞无能力使用胰岛素。人体深部脂肪的增加是产生对胰岛素敏感下降的主要原因。HGH 能消除深层脂肪，增加组织对胰岛素的敏感性。一般使用 IGF－1 一个月后，血糖能显著下降。

达美特（Diabetes Formulae）是美国著名的顺势疗法专家法兰克博士研制的专门针对糖尿病患者的高效糖调节剂，是具有修复胰岛功能的顺势疗法复合配方药物。

我们选择了 100 人试用，男性 60 人，女性 40 人。1 型糖尿病 35 人，其中 15～35 岁 20 人，35～50 岁 15 人；2 型糖尿病 65 人，35～55 岁 20 人，55～65 岁 35 人，65～75 岁 10 人。

结果显示：95% 人次效果显著，3% 人次效果理想，1% 人次效果良好，1% 人次效果缓慢（第 2 个疗程见效）。

背景：达美特（Diabetes Formulae）可修复胰岛病变基因，彻底改善胰岛细胞的功能，促进静脉循环，增进血管弹性和神经递质生长，从根本上消除糖尿病的代谢紊乱综合征，治疗并发症。临床证实对 1 型、2 型糖尿病均有显著疗效。

一个疗程结束：95% 人次效果显著，3% 人次效果理想，1% 人次效果良好；两个疗程结束：99% 人次效果良好，1% 人次效果缓慢（第 2 个疗程见效）。

本品属非对抗疗法药物，非直接降低血糖，而是通过修复胰岛功能，逐步使血糖水平恢复正常。故初次使用者不可立即停用原有降糖药，而应视病症好转程度逐步减量使用至停用，或和传统降糖药合并使用，以期降低长期使用传统药物带来的毒副作用，提高疗效。

（七）血液系统疾病

闫某，女，52 岁，北京人。

1987 年患肠结核，一直服用抗结核药。1997 年以来，患者经常感冒发烧，伴有贫血，有时身上有出血点。经化验检查，发现全血细胞减少，后经骨髓穿刺，诊断为再生障碍性贫血，靠输血维持生命。由于输血引起丙型肝炎，肝脾肿大，肝硬化腹水，血压维持在 70/50mmHg，生命垂危。经 22 次输血抢救，患者已无生存下去的愿望。正在此时，经朋友介绍，使用超级生命素，每小时喷 1 次，每次 2 喷，当夜患者睡眠非常好，第 2 天患者精神好。持续使用 3 天后，患者能下床走动，她开始闻到饭菜的香味，有了食欲，体力开始恢复，活动量逐渐增加，病情好转时，改为每日 3 次，每次 2 喷，使用 3 周后，各种症状明显好转，血压升到 110/70mmHg，已不再需要别人照料，于是出院回家。回家后能做一些家务，能为丈夫做可口的饭菜。正在患者高兴之时，突然发高烧 39℃，全身布满了出血点，急忙送往医院，患者绝望了。此时给她送药的朋友又来了，告诉她这是好事，这叫好转反应。正像朋友所说，3 天后烧就退了，出血点逐渐淡化，1 周后所有症状都消失了，经化验，各种指标都恢复正常。当笔者第 2 次见到她时，她说她要到她的第二故乡内蒙古去办顺势产品专卖店。

讨论：再生障碍性贫血的发病原因有多种，但化学药品的使用对骨髓造血功能的损害是最常见的原因。本例患者使用抗结核药造成再生障碍性贫血，输血又造成丙型肝炎、肝硬化腹水，几乎夺去了她的生命。世界卫生组织（WHO）报告说，1/3 的死亡病例不是疾病的本身，而是药物的毒副作用。

再生障碍性贫血是疑难病，无特殊药物可治，临床上常使用雄性激素，但损害了病人的免疫功能。输血是唯一有效的治疗方法，但一个人的生命如果完全依赖别人的血来维持，那结果是人财两空。本例患者输血又引起丙型肝炎、肝硬化腹水，最终仍会夺去她的生命。

顺势疗法产品超级生命素含有 IGF-1、干细胞再生因子、肝活性因子，可促进骨髓再生和肝细胞再生，给本例患者带来了生的希望。

（八）免疫系统疾病

1. 过敏性紫癜

邢某，女，9 岁，山西古交人。

3 年来，患者胸部及四肢反复出现紫斑，发痒，伴有关节疼痛。发作与劳累有关，不能走长路，否则就复发。曾多次住院，诊断为过敏性紫癜。采用中西医治疗，有好转，但仍经常反复发作。2004 年 10 月 31 日采用顺势疗法产品超级生命素，每日 3 次，每次 1 喷。用药 3 天后，口渴，肛门排气多，且很臭。继续用药，患者精神好，吃饭香，走路不累，并能参加体育锻炼。一瓶用完后没有再用，观察 2 年未复发。

讨论：过敏性紫癜是机体对某些物质过敏，发生变态反应，引起毛细血管通透性和脆性增高，产生皮下出血点。常伴有皮疹、关节炎、腹痛和胃炎。传统的治疗方法是使用抗过敏药（如苯海拉明等）及皮质激素（如强的松等）。顺势疗法对免疫系统具有调节作用，降低机体对过敏物质的反应性，改变毛细血管的通透性和脆性，从而达到治疗作用。顺势疗法深层次的作用是修复自愈系统的基因，所以症状消失之后，仍持续用药一段时间，从而达到真正治愈的目的。

2. 系统性红斑狼疮

李某，女，62 岁，北京人。

患者自 2002 年起，发烧，消瘦，疲乏无力，关节痛，卧床不起。患者同时感到记忆力严重衰退，注意力不集中。去协和医院就诊，做免疫学检查，发现 ANA 抗体、DNA 抗体、补体 C_3、补体 C_4、补体 C_5 均为阳性，IgG 升高，确诊为系统性红斑狼疮。使用激素治疗 2 年，无明显疗效。2004 年 9 月，使用超级生命素，每日 2 次，每次 2 喷。3 日后，患者感到睡眠好；用药 2 周后，关节疼痛减轻；持续用药 1 个月后，记忆力开始恢复。到 2005 年 4 月，已无疲乏无力，精神好，记忆力完全恢复。去协和医院检查，ANA 抗体、DNA 抗体、补体 C_3、补体 C_4、补体 C_5 转为阴性，IgG 正常，其他各项检查均正常。到 2005 年 11 月底，已用 4 瓶超级生命素，病情未复发，改为每日 1 次，每次 1 喷。

讨论：红斑狼疮是一种自身免疫性疾病，累及全身各个系统，因此称为系统性红斑狼疮。机体在正常情况下，免疫系统中的 T 细胞和 B 细胞保持平衡，当机体受到某种因素作用时，两类细胞失去平衡，T 细胞的功能下降，B 细胞的功能亢进，产生多种激活抗体，可与人体自身组织发生免疫反应，引起组织损伤，产生各种临床表现。

实验室检查可发现如下改变：免疫球蛋白 IgG、IgA、IgM 升高；红斑狼疮细胞在

40%～70%的患者中出现阳性；抗核抗体 A. A 在 80%～95%的患者中呈阳性；脱氧核糖核酸 DNA 抗体在所有患者中呈阳性；抗球蛋白抗体 D. P 阳性；补体试验 C_3、C_4 阳性。

本例患者组织损伤主要侵犯到神经系统、骨关节系统和消化系统，实验室检查呈现典型的红斑狼疮免疫学反应，因此，可诊断为系统性红斑狼疮。顺势疗法对系统性红斑狼疮的治疗主要是对受损基因的修复，对免疫系统自身稳定性的修复，恢复 T 细胞和 B 细胞功能的平衡。

值得注意的是，本例患者顺势疗法产品的用量很小，每日 2 次，每次 2 喷，也照样能起到治疗作用。因此，有人把顺势疗法产品称作"信号弹""多米诺骨牌效应"。其作用原理就是微观粒子对自愈系统的修复。

3. 类风湿性关节炎

徐某，女，60 岁，北京人。

患类风湿性关节炎 20 年，手指、足趾、膝、腕关节肿痛，部分变形。肩关节抬举困难，晨起时僵硬，颈椎关节更为明显。骶、髋关节在翻身及活动时疼痛加剧，平时靠止痛药维持。核磁共振、X 线显示颈椎、腰椎有明显改变。实验室检查：血沉 70mm/h，类风湿因子阳性。平时易患感冒和腹泻。

自 2004 年 9 月 21 日接受顺势疗法，使用超级生命素，每日 3 次，每次 2 喷。用药 3 天后，自感全身发烧，但体温不高，各关节肿痛加剧，坚持连续使用 13 天后，疼痛开始缓解，第 28 天时，肿痛又加剧，活动受限。到第 40 天时，疼痛又明显减轻，于是停止使用止痛药。此时已能做一般家务事，并可短途骑自行车出行。在治疗过程中，曾发生感冒，但很快治愈，已不再腹泻，睡眠质量提高，精神状态良好。用完第 3 瓶后，血沉正常，类风湿因子阴性。

讨论：类风湿性关节炎是一种以关节滑膜炎为特征的慢性自身免疫性疾病，滑膜炎反复持久地发作，导致关节内软骨和骨的破坏，关节功能障碍，甚至残废。类风湿性关节炎属疑难病症，至今尚无特殊的治疗方法。

要想治疗类风湿性关节炎，首先要从"自身免疫"这个问题上加以认识，所谓自身免疫，可比喻为机体内细胞之间在"打内战"，细胞之间相互作用，产生大量的免疫球蛋白和类风湿因子及其免疫复合物，沉积于滑膜上，产生了滑膜炎，导致骨和关节的破坏。

免疫系统是人体自愈系统，当它本身受到损伤，功能存在缺陷时，就无法发挥它的自愈功能。因此，修复自愈系统是治疗的关键，顺势疗法中的超级生命素，含有 HGH、IGF－1，可对受损的基因进行修复，干细胞再生因子可促进骨髓产生更多的免疫细胞。这可比喻为加强了"领导"之后，即可消除"内战"，团结对外。

（九）传染病

1. 乙肝（小三阳阳性）

刘某，男，46 岁，河北省人。

该患者自幼是"小三阳"阳性，无任何症状，家中母亲和两个妹妹均为"小三阳"

阳性，患者自 2005 年 5 月 13 日采用顺势产品治疗。

第一疗程：快速循环法。选用抗菌泰，夜间 1：00~3：00，5、10、15、20 分钟各 2 喷，共 10 喷。上午 11：00、下午 16：00、晚上 21：00 重复上述治疗。疗程：7 天用完 1 瓶。

第二疗程：抗菌泰快速循环法。抗癌多肽，每次 1 粒；超级生命素，每日 3 次，每次 2 喷。疗程：28 天为 1 个疗程。

第二疗程结束，做血清免疫试验，如仍为阳性，重复上述疗程，直到治愈。该患者第二疗程结束时，除抗－HBs 阳性外，其余皆为阴性，表明患者已治愈。

讨论：乙肝血清免疫试验的五项指标：①HBsAg：乙肝表面抗原；②抗－HBs：乙肝表面抗体；③HBeAg：乙肝 e 抗原；④抗－Hbe：乙肝 e 抗体；⑤抗－Hbe：乙肝核心抗体。

上述五项指标又称"两对半"，老百姓将①、③、⑤项称为"大三阳"，将①、④、⑤项称为"小三阳"。

"大三阳"肯定有乙肝病毒正在感染，病毒正处在活跃复制期，病毒数量多，传染性强。"小三阳"肯定有乙肝病毒正在感染，但病毒数量比"大三阳"少。"小三阳"还要根据病毒 DNA 复制情况，如病毒 DNA 复制阳性，肝功、B 超检查正常，病毒已不复制，无传染性，无需治疗和隔离。如病毒 DNA 复制高水平，肝功、B 超检查异常，有转化为肝硬化和肝癌的可能性，应积极治疗。

抗－HBs（乙肝表面抗体）阳性为乙肝治愈标准。抗－HB 为保护性抗体，如为阳性，说明乙肝病人到了恢复期；或感染过乙肝病毒，现获得免疫，抗－HBs 永远不会从体内消失，以后也不会再得乙肝；单纯性抗－HB 阳性，为注射乙肝疫苗后，说明免疫成功。

抗菌泰的使用：第 1 周使用抗菌泰，可采用快速循环法，采用"集中兵力打歼灭战"的方式，快速将病毒消灭，否则，如小剂量多次使用，乙肝病毒在不利的环境下会形成保护性的"外壳"，为以后的治疗带来困难。在这种情况下，有可能出现"大三阳"转阴，出现治愈假象，但不会出现抗－HBs 阳性。

超级生命素：在有效消灭病毒后，再使用超级生命素，可以修复受损基因，修复自愈系统，修复和再生肝细胞。

抗癌多肽：它是从欧洲蚂蚁中提取出来的基因修复物质，为小分子多肽，对受损的肝细胞具有修复作用。

2. 乙肝（大三阳阳性）

郭某，女，34 岁，沈阳人。

患者自 1995 年检出 HBsAg、HBeA、抗－HBe 阳性，经治疗未见好转，于 1998 年到沈阳传染病医院住院 3 个月，使用丽珠风、拉米替叮治疗，病情依旧，精神萎靡，食欲差，睡眠不好，工作力不从心。服用顺势产品 1 周后，睡眠改善，食欲、精力逐渐好转，患者自愿停用西药，服药后第 3 个月后，感觉好，食欲好，体力增强，心情好，脸色红润有光泽，服完 6 瓶时，化验证实"大三阳"已转阴。

讨论：患者为"大三阳"阳性，肯定有乙肝病毒正在感染，病毒正处在活跃复制期，病毒数量多，传染性强，诊断是很明确的。

患者经传染病医院 3 个月的治疗，出院后一直在用药，但均无好转，说明用分子生物学的方法解决不了基因病的问题。顺势疗法通过平衡生物电磁场的方法，解决了乙肝的治疗难题。

3. 空洞性肺结核

吴某，男，20 岁，西安人。

患者低烧、盗汗、乏力 2 年，诊断为肺结核。两年来使用过多种抗结核药治疗，效果不明显，病情进一步恶化，肺部多个空洞。由于药物的毒副作用对肝脏的损害，致使患者面色灰暗，不思饮食，消瘦，乏力。自 2003 年 8 月 10 日起，使用顺势产品高级生命素，每日 3 次，每次 2 喷。两个月后，胸闷、气短、乏力、盗汗、低热等症状逐一消失，面色红润，食欲好，体重增加，体力增强。3 个月后经 X 线检查，肺部病灶及空洞消失。

讨论：抗结核药物的长期使用，导致耐药菌株的产生，致使该患者经久不愈，肺泡组织的不断坏死日益扩大，形成了空洞性肺结核。另外，抗生素的长期使用引起免疫功能抑制和衰退，并使肝肾功能也遭到了损害。

值得注意的是：2003 年抗菌泰尚未进入中国，当时使用的仍然是高级生命液，该产品中含有 HGH、肝活性因子以及脑垂体提取物。

高级生命液的治疗作用：①修复了受损的基因，于是肺结核的各种症状都得到了控制。②增强了机体的免疫功能，保持了机体的自身稳定性，促进了机体组织的自我修复。

到了 2005 年，超级生命素的出现，抗菌泰也进入中国，我们对治疗结核病（包括肺结核、骨结核、肠结核、肾结核）更加有信心了。

二、五官科疾病

1. 中耳炎

张某，男，47 岁，涿州市税务局干部。

患者自 1990 年患上中耳炎，鼓膜穿孔，失聪 10 余年。平时两耳流脓，有臭味。因此，老张口袋中总装有一包棉签，每隔几十分钟用棉签蘸一下脓。他曾去北京、天津、上海各大医院求治，结果都让他失望。经朋友介绍，于 2004 年 12 月 28 日购买了抗菌泰和超级生命素治疗。

讨论：超级生命素每日 3 次，每次 2 喷，喷于舌下；抗菌泰每小时 1 次，每次 2 滴，侧卧，滴于外耳道内。当日晚上，患者双耳已不再流脓，3 日后改为每 2 小时 1 次，10 天后听力稍有恢复。患者自觉有了明显好转，用完一瓶后就没有再用。2005 年 10 月 24 日复发，患者再次使用上述产品，两周后好转。患者吸取上一次复发的教训，坚持用药半年，观察两年，未再复发。

抗菌泰的主要原理是通过纳米技术，将银原子制成量子银，量子银和人体网状内皮系统结合并沉积下来，当与病原体接触时，与病原体碱基对结合，形成交叉连接，导致病原体 DNA 变性而灭活。

抗菌泰中还含有果蝇多肽，其能破坏细胞膜，引起病原体代谢功能紊乱，使病原体失活。

该患者还同时使用超级生命素，通过干细胞再生因子和表皮再生因子，促进 DND 的合成，修复受损的鼓膜。

患者的复发引起了我们的关注，其原因是病程长，患者仅用 10 余天，认为不流脓就算好了。事实上，创面因未能全部修复而造成复发。所以，我们建议用药不少于 3 个月。

2. 扁桃体化脓

刘某，男，7 岁，河北涿州市人。

双侧扁桃体肿大、化脓，伴高热，需打针、输液，住院 1 周，花上数千元才能控制。2005 年 3 月 10 日，其母又送患儿去医院，路过小学肖老师家门，肖老师告诉其母，使用顺势疗法可不必住院。于是，肖老师使用抗菌泰，每 20 分钟喷 1 次，每次 1 喷。8 小时之后，体温正常，总计费用 90 元。

1 个月后，患儿又发作，患儿对其母说："妈，给我 100 元，我去找肖老师治。"此次治愈后，观察 1 年，未再发作。

讨论：耐药菌株的终结者——抗菌泰可对抗 650 种病原体感染，具有广谱、快速、高效的特点，不产生耐药性。根据体外试验，10 分钟内可将大肠杆菌杀灭，6 分钟内可将所有病原体灭活。临床使用证明：感冒可在 6 小时内治愈，即使高频死亡率的细菌性痢疾患者，可在 48 ~ 72 小时内症状消失，大便成形。败血症患者可在 48 小时内控制体温和不适症状，恢复正常。

儿童患者最害怕输液、打针、吃药。不输液、不打针、不吃药就能把病治好，这对儿童来说，是一个天大的喜讯。而最重要的是：治愈之后很少生病。儿童之所以会经常生病，其根本原因是儿童的自愈系统尚不完善，自愈能力差。顺势疗法的精髓是提高人的自愈能力，我们提倡预防为主，未病先治，重要的手段是推广顺势疗法。

笔者访问过孩子的母亲，孩子以前每月都要住院，少的要花 1000 多元，多的花 2000 ~ 3000 元，给家庭带来了沉重的负担。使用顺势疗法不到 100 元，而且自第 2 次治好后，就没有再得病。孩子的母亲问笔者："顺势疗法为什么不能进医院呢？"

3. 耳聋

2005 年夏天，我听同事讲，一个朝鲜战争中的老兵，耳朵被炮声震聋，用了顺势产品后，听到了声音，这并未引起我的注意。2006 年，我去了山西临汾，一个退休的老局长到我那里去看病，我问他几个问题，他总是非答所问。但最终他还是说出了一个问题，关节疼痛，他说是在朝鲜战争中得的，他说炮声把耳朵也震聋了，我给他使用了超级生命素。后来，临汾的同志打电话告诉我，说他能听到声音了。2007 年，我又去了临汾，我先给他打电话，是他接的，我去了他家，这次谈话不像上一次那么费劲，交流很自如，他说不仅耳朵完全恢复了，而且关节痛也好了许多。我问他用药后多长时间起作用，他说 1 周，是突然间听到了电话铃声。

讨论：现在我们要讨论的是 50 多年的耳聋，为什么还能恢复？

鼓膜、听骨损伤时，气传导明显下降，造成听力下降，此为传导性耳聋。当螺旋器、窝神经或中枢神经病变而影响听力时，称为神经性耳聋。在此我们不去分析他是传导性耳聋还是神经性耳聋，但我们相信"万病之源是基因受损"，他在受到强烈的炮声震动之后，分管听力的等位基因均受到了严重损害，现在有了这种微观粒子，它能透过细胞核、核膜，直接去修复 DNA 上的基因。过去，中西药物均为分子水平，进不了细胞膜和核膜，故多无作用。

三、儿科疾病

打针、吃药对儿科病人来说，确实是件难事，特别是药物毒性给儿童带来的损害是无法估量的，顺势疗法简单、方便、无毒、无副作用，并且具有高效、快速的特点，对儿科病人来说是值得庆幸的事。

1. 脆骨病

武某，10 岁，北京大兴人。

患者自幼经常发生骨折，而且不易愈合，每次骨折后需 3～4 个月才能愈合。2001 年 1 月，被解放军 301 医院诊断为"脆骨病"。2003 年 10 月，又一次发生骨折，经别人介绍，使用顺势产品高级生命素，每日 3 次，每次 2 喷。患者自觉良好，伤处不痛，用后第 20 天，去 301 医院检查，X 线显示骨折已愈合，医生十分惊奇。

讨论：脆骨病是先天性骨膜化骨障碍，骨长径发育正常，而周径受阻。因而，骨干细长，骨皮质菲薄，骨关节松弛，蓝巩膜，耳骨疏松，骨传导障碍，导致耳聋。骨关节松弛是由于胶原纤维形成障碍。脆骨病是先天遗传性疾病，X 线显示骨密度降低，故极易发生骨折。科学家已发现了脆骨病基因，位于第 11 号染色体上。

顺势疗法可加速骨折的愈合，其主要原理是 HGH 促进蛋白质的合成，促进成骨细胞的成熟，所以患者 20 天内就使骨折愈合。脆骨病是先天性单基因遗传性疾病，顺势疗法也无法根治，但是，顺势疗法能促进胶原蛋白的合成，可促进骨折的快速愈合。如在患病早期持续小剂量使用含有 HGH 的产品，使患者平稳度过发育期，虽不能消除病理基因，但能使患者不发生骨折，使骨骼发育正常。

2. 哮喘

杨某，女，6 岁，南京市人。

患者既往有哮喘发作史，自 2004 年 7 月 16 日，因家长忙于工作，未能及时送往医院，晚上 12：00 病情加重，于是给孩子使用超级生命素，等天亮后送往医院。使用方法是：每次 1 喷，每 5 分钟 1 次。当喷完第 3 次，孩子就想睡觉，醒来之后，哮喘发作停止。第 2 天改为每日 3 次，每次 1 喷，3 天后停止使用。随访两年，未发作。

讨论：支气管哮喘与变态反应有关，当变态反应原进入机体后，可生成 IgE 免疫球蛋白，IgE 可与机体的各种免疫细胞结合成多种活性物质，使气管平滑肌收缩，黏液分泌增加，血管通透性增加和产生炎性反应，发生支气管哮喘。

支气管哮喘是多基因遗传性疾病，70%~80% 的患者有遗传倾向，所谓多基因遗传就是多个致病基因作用所致。现已发现免疫反应的 IgE 基因位于第 5、第 6 对染色体上。另一个发病原因是气管对多种刺激因子的高敏反应，这种高敏反应具有家族性。

关于治疗问题：①多基因遗传性疾病是多个致病基因作用所致，与环境有关。顺势疗法产品 HGH、IGF-1 可控制环境因素，达到控制发作的目的。②免疫系统是自愈系统，顺势疗法可调控自愈系统的自身稳定性，即平衡机体的免疫功能，抑制变态反应的发生过程和平滑肌的收缩，从而缓解支气管的痉挛，直到终止哮喘。支气管哮喘具有遗传倾向，只要有遗传基因存在，就难以根治。

四、妇科疾病

宫颈炎、宫颈糜烂、阴道炎、附件炎、子宫肌瘤是妇科常见病、多发病，这些疾病严重影响了妇女的身心健康。顺势疗法对根治妇科常见病和多发病，展示了十分美好的前景。

1. 附件炎/盆腔炎

吴某，女，39 岁，山西古交市人。

患者自诉腰痛、腹痛、白带多，呈白色块状分泌物，月经不正常，医院诊断为附件炎、盆腔炎。2004 年 4 月 24 日到顺势医学门诊就诊，使用圣茵康侣 3 粒，6 天用完，用完后病人感到轻松，各种症状明显减轻。2004 年 6 月 6 日第 2 次用药，6 天后症状基本消失，同时面部的青春痘全部消退，皮肤光亮、娇艳，精神好。

讨伦：圣茵康侣是世界卫生组织专项拨款开发的项目，该产品具有以下几种功能：

（1）杀菌作用：对滋生于阴道和子宫的各种细菌及病毒，具有快速和持久的杀灭作用，因此可治疗霉菌性阴道炎、宫颈糜烂、子宫内膜炎、盆腔炎、性病等疾病。

（2）缩阴复原，增强弹力：本品具有明显的细胞再生功能，可促进阴道细胞再生复原，增强弹性和张力，使阴道内壁紧缩，达到基本闭合。

（3）排毒养颜：快速剥落和排除长期堆积于子宫和阴道的陈旧、坏死的上皮细胞，将陈旧血块排出体外，并能诱导女性激素的分泌，激活乳房脂肪细胞，光洁皮肤，使皮肤细腻、嫩白。

（4）青春活化，抗衰老：活化经过生殖器的细胞，更新神经细胞，并调节微循环，增加局部血流和淋巴循环，排出毒素，复原女性生殖器官，实现青春不老。

2. 盆腔感染

刘某，女，42 岁，山东武城县人。

患者因尿急、尿频、尿痛，下腹坠痛，腰痛，于 2002 年到山东省第二医院就诊，诊断为阴道炎、盆腔炎、宫颈炎、附件炎、尿道炎、膀胱炎等疾病，服用抗生素等多种药物，未见明显改善。2005年8月，又因上腹痛入院，诊断为胆囊炎，住院7天。由于长期服用抗生素，又引起胃痛、食欲差、体弱，对治疗丧失信心。

2005年7月16日，使用顺势医学产品超级生命素，每日4次，每次2喷，20天后改为每日2次，每次2喷，同时使用圣茵康侣，清洁外阴后，送入阴道深部，间隔24小时后再用第2粒，6天为1个疗程。20天后，妇科疾病及胃炎、胆囊炎痊愈，所有症状消失，观察1年余，未见复发。

讨论：圣茵康侣对细菌和病毒具有快速、持久的杀灭作用，因此对各种病原体引起的阴道炎、盆腔炎、宫颈炎、附件炎的治疗，有效率达95%以上。超级生命素可修复受损基因，对受损的胆囊、胃的基因进行修复，从而达到治愈的目的。

3. 子宫肌瘤

赵某，女，52岁，河北省人。

患者自1998年起多汗，每小时1次，医院诊断为更年期综合征，去医院就诊，给予己烯雌酚，到2005年病程已达7年。自2005年2月底，B超发现子宫内有10余个大小不等的子宫肌瘤，靠近阴道处还有一个囊肿。自2005年3月16日起，使用圣茵康侣，将一粒栓剂送入阴道深部，间隔24小时使用1粒，3粒为1个疗程。当第1个疗程结束时，囊肿消失，其他无感觉。自第2个疗程起，阴道内排出大量大便样物质。第3个疗程后，排出的分泌物更多，后经超声检查，所有子宫肌瘤全部消失。

讨论：女性到50岁左右，卵巢功能衰退，卵泡逐渐萎缩，逐渐停止女性激素的分泌，于是产生了更年期综合征，该患者出现的多汗即为更年期综合征的临床表现。更年期综合征西医用替代疗法，使用己烯雌酚补充卵巢激素的不足。但补充女性激素可增加患子宫肌瘤和子宫内膜癌的风险，本例患者的多发性子宫肌瘤就是长期使用己烯雌酚引起的。子宫肌瘤的治疗方法，一般采用子宫的次或全切，本例患者使用圣茵康侣3个疗程，肌瘤坏死脱落，全部排出，B超显示肌瘤全部消除。

五、外科疾病

外科手术在疾病的治疗上有不可取代的地位，但在外科感染、损伤和术后的恢复上往往显得无能为力，此时若采用顺势疗法，也许会出现意想不到的奇迹。

1. 褥疮

杨某，男，58岁，山西古交市人。

患者于10年前井下作业，因事故导致脊柱断裂，下肢完全性瘫痪，无任何知觉。3年前因感冒住进总院第二医院骨科治疗，由于护理未到位，造成右侧臀部和股部交界处发生溃烂。面积越来越大，形成褥疮，3年后直径达7cm，深度为3cm。医院承诺3个月内治愈褥疮，但未能如愿。曾向民间"招标"，花了3000多元，也无济于事，患部仍在扩大，化脓、恶臭。此时，顺势医疗弓矢云大夫接到邀请，前往诊治。当弓大夫检查病人时，发现大量白色的蛆到处爬，并有恶臭味。弓大夫责成护士清洗创面后开始使用抗菌泰，每日4次，每次10~20喷，向创面喷洒。同时加用超级生命素进行口喷，每日4次，每次2喷。3天后，创面底部的肌肉长平，创面2/3已愈合，到第7天，全部愈合。

讨论：褥疮多见于下肢瘫痪患者，由于长期卧床不能翻身，局部受压，引起患部皮肤受损，造成细胞死亡，组织坏死。于是，局部免疫功能下降，大量的坏死组织液化，引起细菌感染，导致新的细胞死亡。创面进一步扩大，皮肤失去了天然屏障，又引起失水、疼痛。临床上常用抗生素治疗感染，长期使用抗生素又导致耐药菌株的产生。于是，形成了恶性循环，创面经久不愈，成为治疗上的难题。

本疗法具有以下两个优势：①抗感染：抗菌泰具有强大的抗微生物能力，能对抗650种微生物感染，并且不产生耐药性。②再生能力：抗菌泰中含有表皮生长因子，此项成果曾获诺贝尔奖，具有强大的表皮再生能力，因此能快速治愈这一医学上的难题。该例患者的褥疮已有3年之久，经多方治疗毫无进展，而且创面在一天天扩大，利用顺势疗法仅7天就治愈，创造医学史上又一奇迹。

本例患者病情非常严重，创面较大，因此需10~20喷才能将其覆盖。

2. 下肢慢性溃疡

例1：靳某，男，60岁，山西古交人。

患者下肢静脉曲张引起静脉炎10余年，双侧小腿呈青紫色，皮肤糙裂，左侧足背上有4cm直径大小的溃疡，溢脓2年多。曾在本地中心医院治疗半年多无效。2004年7月12日来顺势医疗门诊就诊，使用抗菌泰喷于患处，每日3次，每次5~6喷。自第2天起，患处不再流脓，3天后，溃烂处已长平，收口痊愈。患者因家境贫困，无钱医治，溃疡治愈后，放弃治疗静脉曲张。

例2：李某，男，80岁，北京人，离休干部。

患者双下肢静脉曲张20余年，站立时双下肢静脉隆起，呈指头大的一团团疙瘩，小腿皮肤呈黑色。自2003年底开始，使用高级生命素，每日3次，每次2喷。3个月之后，隆起的血管变平，皮肤的颜色恢复正常。患者既往有冠心病史20余年，经常出现房性早搏、阵发性房颤。还患有慢性支气管炎10余年，每当受凉或感冒时发作，咳脓黄痰，需住院用抗生素治疗。使用顺势产品1年后，早搏、房颤、气管炎从未发作。

讨论：下肢静脉曲张多见于站立工作的人，由于静脉瓣的功能不良，两个瓣叶不能对合，导致关闭不全，引起血液倒流，使静脉血滞留于下肢。久而久之，下肢静脉变粗，静脉瓣的功能完全丧失，血液瘀积于双侧下肢，于是血浆渗出，下肢浮肿。由于缺血、缺氧及色素沉积，使肢体变黑。皮肤的抵抗力极差，局部溃烂、感染，形成慢性溃疡。

下肢静脉曲张无特殊治疗方法，外科常选择注入硬化剂或手术方法，采用大隐静脉结扎术和瓣膜重建术，疗效极差，都是姑息疗法。

下肢静脉曲张形成的溃疡更难治疗。由于坏死组织引起细菌感染，导致新的细胞死亡，使创面进一步扩大，经久不愈，成为治疗上的难题。顺势疗法主要解决了感染和再生这两大难题。

3. 股骨头坏死

高某，女，75岁，北京人。

患者平时走路时双下肢疼痛，2010年3月因下楼不慎滑倒，到医院拍片发现双腿股骨头坏死伴有摔伤侧骨裂。摔伤侧大腿根部肿得发亮，当时医院建议给老人置换金属股骨头，不然将终生瘫痪在床。当时老人坚决反对置换，于是安排子女轮班伺候。首先伺候的子女中有一位已用过顺势药品，他坚持用顺势药品给老母亲治病，在摔倒当天就及时用上顺势药品，在肿胀的大腿根部喷涂，用两种药品，每天4次，每次各2喷，喷于口腔黏膜下。两天后肿胀完全消失，而且已不痛。1个半月后，老人能手扶暖气站立行走，3个月后，行走自如，并能自己上下楼，此时到医院拍片子一看，连她做全科医生的女儿也不敢相信，顺势药物能使老人家的股骨头恢复得如此之快，非常震惊，简直是奇迹！

讨论：以局部创伤、滥用激素药、过量饮酒引起的股骨头坏死较为多见。其共同的核心问题是各种原因引起的股骨头的血液循环障碍，导致骨细胞缺血性坏死。

本例患者在摔倒前已经发生了缺血，此次摔倒，骨质发生裂纹，血管受损后，股骨头全部或部分失去血运，伤后血运阻断8小时后即可造成缺血坏死。

股骨头坏死分为以下四期：

Ⅰ期：此期为出现症状的最早临床阶段，最常见的症状为髋部疼痛，关节活动多有轻度受限，尤以内旋、外展为明显。X线片所见关节间隙正常，股骨头外形正常，骨小梁正常或相对模糊，或呈斑点状骨质疏松。早期X线无改变，需用血流动力学和活检来确诊，磁共振检查可早期确诊。

Ⅱ期：临床症状持续或加重，X线片示股骨头外形与关节间隙仍无任何变化，可见弥漫性骨质疏松或骨质硬化现象，可见股骨头内囊泡改变，若见到关节面下的线性透亮区，称为新月征，是软骨下骨小梁坏死吸收的表现，表示病变由Ⅰ期进入Ⅱ期的过渡阶段。

Ⅲ期：临床上疼痛持续并进一步加重，关节活动明显受限，患肢功能下降，明显跛行，多数需用拐杖，X线片见关节间隙仍正常，但由于软骨下的死骨在应力作用下碎裂、骨折，股骨头关节面可见负重区塌陷变平或关节活动度逐渐消失，X线片示关节活动度变窄，关节面塌陷，骨赘增生。

Ⅳ期：此期病变股骨头扁平畸形，为适应其形态，髋臼顶也随之发生变形，由球状体关节变为圆柱体关节。此期常合并骨性关节炎的发生，X线片上常难将骨性关节炎和缺血性坏死相鉴别。

顺势疗法需用两种产品：①具有再生功能：含有HGH的顺势产品，具有合成DNA和RNA的功能，促进蛋白质的合成，对细胞的生长、发育和修复以及对器官和组织具有强大的再生功能。②具有抗衰老功能：IGF-1是当前最具抗衰老功能的产品，它可以增强免疫功能和恢复衰老器官，使胸腺恢复到年轻时的水平，增加T细胞和抗体，使人少得病或不得病。

4. 脑积水

例 1：刘某，女，14 岁，福建人。

患者于 2003 年 11 月，不明原因的发烧后形成脑积水，引起剧烈头痛。40 天内经 5 次开颅手术，清除积水，但手术后能维持 8~10 天，又再次形成积水，脑压增高，剧烈头痛。继之，意识消失，逐渐变成植物人。

2004 年 1 月，经人介绍，使用顺势疗法产品高级生命素，每日 4 次，每次 2 喷。1 周后患者有了知觉，并逐渐清醒。两周后患者能够说话、进食。1 个月后，头痛等各种症状逐渐消失，能下床自由活动，两个月后康复，恢复正常生活。

例 2：吴某，男，46 岁，山西太原人。

患者 5 岁时头部受伤，昏迷数天后苏醒，成年后能参加正常活动。37 岁时，经常头痛，右手、右腿无力。去医院检查，发现左侧颅内有骨碎片压迫脑组织。于是进行开颅手术，取出骨碎片，但仍有头痛和右侧肢体无力。又经 CT 扫描，提示左脑严重萎缩，并有脑积水。于是又进行第二次手术，将脑积水用导管引入胃内，但症状仍未缓解。2004 年 7 月 13 日起，使用顺势疗法产品超级生命素，每日 3 次，每次 2 喷。两周后，病情明显好转，能骑摩托车外出，还任公司经理。

讨论：这又是顺势疗法的一个奇迹，可以毫不夸张地说，没有顺势疗法，就没有这个小女孩的生命。没有顺势疗法，就没有吴先生的今日。

脑积液过量的原因：①分泌过多，由感染引起的血管通透性增加，如例 1 患者。②吸收太慢。③循环障碍。脑积液过量使颅内压力过高，引起肢体活动障碍，患者剧烈头痛、恶心、呕吐、昏迷。

西医的治疗方法是消除炎症引起的血管通透性增加，可用地塞米松，还可以用利尿剂减少脑积水。手术治疗是进行脑积液排除术和脑积液分流术，常用的有侧脑室 - 小脑延髓分流术、侧脑室 - 腹腔分流术、颈外静脉分流术等。例 2 是采用侧脑室 - 腹腔分流术，将脑积液用导管经皮下引入胃内。但上述两例均未能解决脑积水问题。

在例 1 中，顺势疗法可增强机体的自愈功能，消除炎症，修复血管内皮组织，阻止液体渗出。在例 2 中，脑积液分流术解决不了脑萎缩问题，超级生命素中 IGF - 1 和细胞再生因子，可促进脑细胞再生，激活脑细胞，使脑功能重新恢复。

5. 脂肪瘤

张某，男，47 岁，北京人。

患者自 10 年前开始，腰背部有两个脂肪瘤，大小约 3cm×3cm，质地软。面部有 2 个粉瘤，大小约 0.5cm×0.5cm。自 2005 年 4 月起，使用超级生命素，每日 2 次，每次 2 喷。用后想睡觉，持续约 2 周，之后睡眠恢复正常，精神好，不累。用完 2 瓶后，脂肪瘤逐渐变小，然后消失。面部 2 个粉瘤破溃，流出黄黑色坏死组织，恶臭。到 2005 年 11 月，破溃处皮肤已经长好，与正常皮肤无差异。与此同时，部分白发根部长出黑发，皮肤也显得光滑、红润、有光泽。

讨论：脂肪瘤是脂肪组织在异常代谢时堆积于皮下组织而形成，而粉瘤则为脂肪和蛋白质的异常代谢，此外，尚有死亡的白细胞等形成像"豆腐渣"一样的物质，存留在毛囊附近形成的粉瘤容易破溃。顺势产品中的高级生命素和超级生命素含有 HGH、IGF-1，其有调节作用，使体内低密度脂蛋白（如甘油三酯）转变成高密度脂蛋白（如磷脂）。IGF-1 对肝细胞有修复和再生功能，加强胆固醇在肝脏中的分解，使胆固醇转变成胆酸，通过胆管排到胆囊中，然后从消化道排出体外。超级生命素中含有表皮生长因子，对破损的皮肤有修复和再生功能。使用后，大部分人的皮肤变白，变得细腻而有光泽。使用超级生命素后，能调节糖代谢，使有氧代谢增强，产生的乳酸减少，所以人们使用后疲劳感消失，感到精力充沛，是中老年人保健的最佳选择。

6. 头癣

赵某，男，29 岁，山西古交人。

患者于 3 年前开始，患有头癣，奇痒，搔之出血，流水、流脓，有黄色结痂。后来双手背、手腕，均有 5 分钱币大小的硬皮癣。近 1 年来加重，整个头部长满了癣，厚约1cm，形成一个硬壳，敲之有响声。曾去多家医院皮肤科求治，外用药物，在使用期间，症状减轻，停药后又加重。2004 年 8 月 10 日到顺势门诊就诊，使用抗菌泰和茶多酚。抗菌泰喷于头部，每日 4 次，每次数喷；茶多酚每日 3 次，每次 2 粒。2 周后，开始有结痂脱落，患者用手一撩，整个结痂脱落，下面露出粉红色的皮肤。持续用药 2 个月，症状全部消失，头上长出了黑发。观察 1 年，未复发。

讨论： 头癣是头皮和头发的浅部真菌感染，根据病原菌和临床表现的不同，可分为黄癣、白癣和黑点癣三种。头癣好发于儿童，传染性较强，易在托儿所、幼儿园、学校及家庭中互相传染。主要通过被污染的理发工具传染。

本例为黄癣，黄癣的致病菌为黄癣菌。典型损害为碟形硫黄色黄癣痂，中心有毛发贯穿，癣痂可形成萎缩性瘢痕，造成永久性秃发。

本例治疗使用抗菌泰加茶多酚。抗菌泰已在多个病例中作过介绍，本例重点介绍茶多酚。茶多酚是一种多羟基（—OH）化合物，茶多酚提供的是羟基—OH，是一个原子团，其大小也在纳米级。因此，其作用原理：①茶多酚利用自身的氧化，提供—OH 与自由基结合，来保护人体内易氧化物质，使细胞功能正常进行；②由于—OH 是纳米级，可通过细胞膜和核膜，修复受损的基因。

六、癌症

晚期癌症的治疗在临床上仍然十分困难，本文所报道的案例仅仅是个案。顺势疗法对减轻症状、延长寿命具有一定的价值，特别是手术后或放疗、化疗时配合使用顺势疗法，可提高患者的生存率。

1. 肝癌

白某，男，80 岁，沈阳市人。

患者因肝区疼痛，持续高热两周入院。体温 39℃，精神状态极差，经 B 超检查发现肝右叶占位性病变，大小为 6.35cm×4.01cm×3.25cm，脾肿大，食道下端管壁增厚，腹股沟淋巴结肿大，诊断为原发性肝癌，淋巴结转移。

自 2003 年 9 月 8 日，使用顺势产品高级生命素，每小时 1 次，每次 2 喷，使用 1 周后无明显反应，两周后体温下降到正常。此时，患者能够进食，体力明显改善，肝区疼痛消失。第 4 周查房时发现肝脏变软、变小。自第 40 天开始，肿块逐日缩小，患者面色好看，体力增强，食欲改善，并能下楼散步，此时用量减为每 3 小时 1 次，每次 2 喷。两个月后，病人症状明显好转，可外出锻炼、买菜。3 个月后经彩超检查，肝右叶未见明显回声，肿块消失。

讨论：患者持续高热，肝区疼痛，肝右叶占位性病变，淋巴结转移，晚期肝癌的诊断可以确立。顺势疗法治疗晚期癌症的价值是：

（1）增强机体的免疫功能：顺势疗法能促进蛋白质的合成，促进淋巴细胞的再生，淋巴细胞中的杀伤细胞（K 细胞）是癌细胞的杀手，它可释放淋巴毒素将癌细胞杀死。所以使用顺势疗法后，肿块逐日缩小。但在癌症晚期，癌细胞侵犯到各个组织器官，在"敌强我弱"的情况下，K 细胞也无能为力了。因此，大部分晚期癌症患者还是离开了我们。

（2）增强各个组织器官的功能：顺势疗法能促进细胞的再生，可增强各个组织器官的功能。使用高级生命素后，大部分癌症患者面色好看，体力增强，食欲改善，有的重新走上工作岗位。

（3）调节神经系统的功能：心理恐惧对健康的危害极大，长期的忧虑、烦恼、不安可加快自身的衰老和死亡的速度。据专家透露：目前死亡的肿瘤病人，有三成是被活活"吓"死的。当交感神经兴奋时，人就激动、恐惧。顺势疗法可调节交感神经和副交感神经的功能，因此在病人离时，情绪稳定，安然自若，没有恐惧感。

2. 乳腺癌术后

冯某，女，50 岁，徐州人。

因患乳腺癌肿晚期于 2000 年 11 月 19 日入院，做肿块切除。2002 年 4 月因癌转移，进行第 2 次根治术。术后进行化疗。两次手术带来了严重的后遗症，患者剧烈腰痛，下肢水肿，睡眠极差，几乎从未熟睡过。因长期化疗，体质很差，每 3~4 天就感冒 1 次，精神萎靡，面容憔悴，导致不敢出门。

经人推荐，于 2006 年 3 月 17 日开始使用顺势疗法产品——全光谱全效型顺势诺梨精华液。开始每 2 小时喷 1 次，每次 2 喷。到第 11 天时，开始有想睡觉的感觉，于是，手术后 4 年来第 1 次睡了 2 个小时。到第 13 天，睡眠有了明显好转，能正常睡眠。

讨论：患者 10 余年前患过肺结核，后又患有气管炎、咽喉炎，每年冬天咳嗽、咳痰。在使用顺势疗法药物期间，咳嗽、咳痰反而加重，但未停止用药，几天后症状全部消失，也未再发生过感冒，腰也不痛了，肩周炎也好了，身体感觉非常好。3 个月后停止使用顺势产品达 1 年，无任何不适。自 2007 年开始，再次使用 DNA 光谱营养液、女性高级营养液、顺势诺梨精华液、顺势高级 IGF-1。1 个月后，发现皮肤有光泽，面部变得紧致，下肢水肿消失。

3. 子宫内膜癌术后

田某，女，52岁，徐州人。

2004年因子宫内膜癌做子宫切除术，术后由于长期服用孕激素，身体臃肿，肥胖变型，精神状态很差，下肢浮肿，同时患有高血压、慢性胃炎、阴道炎。经朋友介绍，使用了顺势女性高级营养液、DNA光谱营养液、顺势诺梨精华液、顺势排毒精华液。在服用第2天时，与朋友去餐厅吃饭，发生了食物中毒，导致发烧39℃，伴有呕吐、腹泻10余次，但无里急后重，无脓血便。同去吃饭的朋友已住院治疗，但该患者未去医院，加大顺势诺梨精华液的用量，并同时使用顺势排毒精华液，当日夜间体温正常，但仍有轻度腹泻，无不适，精神好，3天后痊愈。1个月后血压正常，慢性胃炎、阴道炎痊愈，下肢浮肿消失，体重下降4kg，性生活也有了明显改善，面色红晕、光亮。

讨论：顺势疗法在癌症手术治疗中的地位：①促进伤口的愈合：癌症的手术创伤是对病人机体的严重损伤，由于顺势疗法能促进蛋白质的合成，促进细胞的再生，使伤口迅速愈合，一般4天以内达到一级愈合，而且不留瘢痕。尤其对于瘢痕体质者，手术后不仅没有瘢痕，而且过去粗大的瘢痕还能消失。②防止感染：顺势疗法抗感染是通过两个途径实现的。一是抗菌泰对病原体的强大杀伤力；二是提高机体的免疫功能。③顺势疗法对其他器官功能的恢复也具有重要价值。如消化功能的迅速恢复，神经系统的稳定，内分泌系统的平衡，运动功能的恢复，都具有重要的价值。

4. 肺癌晚期

夏某，女，67岁，河北涿州人。

患者经4次切片病理检查，于2004年1月8日确诊为晚期肺癌（腺癌），经CT检查，发现全身有12处骨转移。患者疼痛难忍，不能进食，无力行走。经放疗和化疗后，体质更差，扶着也只能坐5分钟，整日卧床不起，精神萎靡。

2005年1月5日，给患者使用顺势疗法产品超级生命素，每日4次，每次2喷；抗癌多泰，每日2次，每次2粒。1个月后，患者全身疼痛消失，行走自如，并能干一些家务。2006年8月去医院检查，肺部肿块消失，胆结石也消失，白细胞恢复正常。目前患者精神好，食欲好，经常出现在小区活动场所。

讨论：1998年综合报告指出：接受放疗的患者实际上比未放疗者过早过世。放化疗可以杀死癌细胞，但它不分青红皂白地把正常细胞也杀死。放化疗不但不能延长生存率，反而会加速死亡。

自20世纪70年代起，西方已放弃了放疗和化疗，但中国仍在盛行。放化疗对人体的损害主要是扼杀了人体的免疫系统，白细胞急剧减少。有一患者白细胞下降到800个/mm^3，正常人接近他就感染发烧，只好将其放在玻璃罩中，当使用顺势疗法产品后，第3天白细胞就升到2000个/mm^3，1周后恢复正常。我们不赞成使用放疗和化疗，但放疗和化疗时一定要使用顺势疗法。

第七章　　顺势医学与预防

　　希波克拉底在 2400 年前强调："人体本身就拥有促进健康的本能，医生只是帮助病人恢复健康的助手而已。"当您肯定人体本能比医生高明，才能把自身交由人体去自发改善，否则人体在发动改善的过程中，出现痛苦和异常现象，就加以干预，这不仅浪费金钱，也不能真正把病治愈。

　　1300 年前，中国伟大的医学家孙思邈指出："上医医未病之病，中医医欲病之病，下医医已病之病。""治未病"是中医学重要的思想。孙思邈以"上病之道"，使自己活了 101 岁高龄。此后，"治未病"的思想经过历代医家的发展与完善，成为中医药理论体系的重要组成部分，其思想价值在于：将"治未病"作为奠定医学理论的基础和医学的崇高目标，倡导人们珍惜生命，注重养生，防患于未然。

　　"治未病"，就是采取相应措施，维护健康，防止疾病的发生与发展。严格来说，"治未病"涵盖未病先防、既病防变、病后防复三个层面，强调人们应该注重保养身体，培养正气，提高机体的抗邪能力，达到未生病前预防疾病的发生，生病之后防止进一步发展，以及疾病痊愈以后防止复发的目的。这种重在"治未病"的思想，实质上体现了中医重视预防疾病的思维模式。而将能够掌握"治未病"思想理念、擅"治未病"的医生称为"上医"，也说明了中医对"治未病"的重视程度。事实上，中医药学几千年的医疗保健中，一直都在应用"治未病"的思维方式。正因为如此，"治未病"成为中国传统健康文化的核心理念之一。

第一节　　顺势医学预防疾病的原理

　　人体免疫系统的中枢器官是胸腺和骨髓，周围器官包括脾、淋巴结、淋巴管。

一、免疫系统

　　胸腺：人的胸腺从 20 岁开始退化，到 45 岁逐渐萎缩。胸腺既是一个淋巴免疫器官，又是一个分泌器官。骨髓是产生干细胞的器官，干细胞发育成红细胞和白细胞，白细胞中的淋巴细胞到胸腺后变成了具有免疫功能的 T 细胞。人到老年，骨髓干细胞减少，骨髓造血功能减退，免疫功能降低。

　　顺势医学产品中的 HGH 和 IGF－1 可使胸腺的大小和分泌功能恢复到年轻时的水平，同时也能使骨髓的造血功能恢复到正常水平。HGH、IGF－1 能促进 T 细胞的成熟，B 细胞分泌抗体，粒细胞的增殖，杀伤细胞（K 细胞）和自然杀伤细胞（NK 细胞）数量的增加和活性的增强，吞噬细胞的吞噬功能增强。所以，使用顺势产品后，人体的免疫功能大大的增强，不仅消除了病原体，而且使用后人很少得病。

骨髓：骨髓是产生干细胞的器官，它可以分化成 T 细胞和 B 细胞，顺势医学产品能促进干细胞的生成，这对组织的再生具有重要意义。过去认为心肌细胞、神经细胞是终端细胞，不能再生。现在科学家在这些组织中也找到了干细胞，顺势疗法产品的应用也证明这些组织能够再生。

二、顺势疗法对免疫系统的作用

包括人类在内的高等生物，自愈系统包含免疫系统、应激系统、修复系统（愈合和再生系统）、内分泌系统等若干个子系统。顺势疗法产品对免疫系统的作用体现在以下几点：

（1）平衡紊乱的生物电磁场：顺势疗法产品是含有微观粒子的生物电磁场，可直接进入细胞膜和核膜，修复碱基对上的原子或原子团，从而修复受损的基因。

（2）促进基因的正常复制：促进 DNA、RNA 的合成，将氨基酸输送到细胞内，促使细胞内蛋白质的合成。

（3）促进细胞和组织的再生：促进蛋白质的合成，促进细胞和组织的再生，促进自愈系统修复，完善自愈系统的功能。

人体每个细胞内都有 3 万～4 万对基因，我们把它们分成两大类：即自愈系统的基因和非自愈系统的基因。非自愈系统的基因修复比较容易，能够达到"立竿见影"的效果，称之为浅层次修复。而自愈系统的基因修复好之后，它不会"声张"，只是等到机体需要它的时候，方显出"英雄本色"，或暗自做不为人知的"幕后英雄"。在顺势疗法中，你常听到抱怨者说对他无效，可是在体检时，发现自己的病好了，或者在愤怒之下停止所有治疗，数日之后病却好了。因此，我们把自愈系统的基因修复称为深层次修复。

三、自愈系统

自愈系统是生物储存、补充和调动自愈力以维持机体健康的协同性动态系统。对于包括人类在内的高等级生物，自愈系统包含免疫系统、应激系统、修复系统（愈合和再生）、内分泌系统等若干个子系统，当其中任何一个子系统产生功能性、协调性障碍或者遭遇外来因素破坏，其他子系统的代偿能力都不足以完全弥补，自愈系统所产生的自愈能力必然降低，从而在生物体征上显现为病态或者亚健康状态。自愈系统是与生俱来的自然治愈本能。当人体有了病变时，就用药物来代替自然治愈本能，久而久之，人体自然治愈本能将逐渐消失。顺势医疗产品可修复每个受损的基因、细胞和组织，当自愈系统的基因、细胞、组织健全时，人体的自愈本能也随之增强。顺势疗法的过程，就是自我修复、自我改善的过程。

第二节 顺势医学可预防的疾病

一、对感染性疾病的预防

（一）免疫

1. 先天性免疫

又叫非特异性免疫，这种免疫性生来就有，人人都有，是遗传的。使用顺势疗法之后，机体的免疫功能的提高，人体的自愈系统得到修复，机体的免疫功能增强。人体的主要免疫器官是胸腺和骨髓。使用顺势产品后，人体的免疫功能大大增强，不仅消除了病原体，而且使用后人很少得病。顺势疗法产品还能促进干细胞的生成，这对组织的再生具有重要意义。过去认为心肌细胞、神经细胞是终端细胞，不能再生。现在科学家在这些组织中也找到了干细胞，顺势疗法产品的应用也证明这些组织能够再生。呼吸系统最常见的疾病是呼吸道感染，呼吸道感染分为上呼吸到感染和肺部感染。上呼吸到感染简称"上感"，它和流行性感冒（简称"流感"）不同。上呼吸道感染包括鼻炎、咽炎、扁桃体炎、喉气管炎、支气管炎，由细菌和病毒感染引起。"流感"是由流感病毒引起。不管是呼吸道感染还是肺部感染，都与病原体的毒性及机体的免疫性有关。

顺势疗法的两个基本作用是：①对抗病原体感染：这属治疗篇中的内容，本节不再赘述。②提高机体的免疫功能：使用顺势产品后，人体的自愈系统得到修复，机体的免疫功能增强，此后人体很少得感染性疾病，即使得的话，病情也较轻，时间也较短。

这里值得提及的是，如果你过去有过严重的感染性疾病，可能会引起好转反应，过去的症状可能会重新出现，也可能会发烧。这时你可能有一种想法：本来没有病，使用顺势疗法后，反而添病了。这时你不必害怕，也不必去处理，如果比较严重，你可以停药两天，病情好转后可继续使用。有的好转反应几小时就过去了，有时可达数日，在这期间你可能又在想：到底是真的反应，还是又病了？我还得告诉你，不必担心，雨过天晴，在持续使用顺势疗法产品的过程中，几乎所有（95%以上）症状都与好转反应有关。只有你在病情好转之后，回过头来看一看，你才认为这是真的好转反应。

2. 获得性免疫

又叫特异性免疫，这种免疫只针对一种病原体。哈尼曼研究了英国医生杰纳种牛痘的方法，将恶性疾病的病变组织渗出液接种给病人，于是，病人就获得了预防天花的免疫能力，这就是第一例疫苗接种。用顺势疗法方法种牛痘，会引起一种十分类似天花的疾病。在这之后，种过牛痘的人不再得这种传染病，获得了终身免疫。

利用这种方式，我们可以对乙型肝炎、艾滋病等目前尚未能控制的传染病进行预防，相信会取得很好的预期效果。

（二）乙肝

唐某，男，46岁，上海松江人。

乙肝"大三阳"阳性，肾功能衰退，肾炎。患者曾在中医专家处吃了将近3年的中药，病情仍不见好转，专家很头痛，他自己也非常苦恼。这天，遇到了医生就谈起了顺势产品，他就急忙要求购买，在他认真地服用下，马上有了好转反应，持续几个月，1年后肾功能正常了，乙肝也已经消失。自己去找了工作上班，现身体非常健康。他说每次厂里体检，身体各项指标都正常，连肝上的一块黑影都不见了，肝部非常光滑。他非常高兴，也非常感谢我们，脸上总带着笑容。

讨论：乙型病毒性肝炎是由乙型肝炎病毒（HBV）引起的一种世界性疾病。发展中国家的发病率高，据统计，全世界无症状乙肝病毒携带者（HBsAg携带者）超过2.8亿，我国约占1.3亿，多数无症状，其中1/3出现肝损害的临床表现。目前我国有乙肝患者3000万。乙肝的特点为起病较缓，以亚临床型及慢性型较常见。无黄疸型HBsAg持续阳性者易慢性化，乙肝是多基因遗传病，为常染色体隐性遗传。血缘关系在乙肝病毒表面抗原携带上起重要作用。

【乙肝病毒的特性】

1. 嗜肝性

乙肝病毒感染人体后，随着血流进入肝脏，通过肝细胞膜上的乙肝病毒受体直接与肝细胞膜结合，先脱去外壳，其核心进入胞浆，然后脱去核壳，其病毒基因进入胞核内复制。治疗药物必须是小分子才能进入细胞内，而且还要对肝细胞无毒性作用。

2. 泛嗜性

随着检验技术的进步，发现乙肝病毒可以感染淋巴细胞不能达到的组织，如周围血单核细胞、脾、骨髓、淋巴结、小肠、胰腺、肾上腺、睾丸、卵巢等。近年肝移植术后结果提示，在没有采取任何预防措施的前提下，乙肝病毒相关性肝病行肝移植术后，乙肝病毒的再感染率高达90%。采取乙肝高价免疫球蛋白和拉米呋定联合抗病毒措施，可使其再感染率降低至30%。可见，患者体内其他组织潜伏的病毒，是术后肝脏再感染的来源。

3. 变异性

乙肝病毒是一种易于变异的病毒，为了逃避机体对其消除和杀伤而发生的变异，可在乙肝病毒结构的不同部位发生变异，可自发或在药物治疗后发生。变异的乙肝病毒不仅对人体致病性发生改变，还将影响对乙型肝炎的诊断、治疗和预防。发生变异的乙肝病毒对首选有效的药物产生抵抗时，可降低疗效或产生耐药现象。

4. 不可杀性

乙肝病毒进入人体的肝细胞内，在细胞酶的作用下，最后形成共价闭合环状基因（CCCDNA），它是形成乙肝病毒的原始模板，稳定存在于细胞核内，不断复制乙肝病毒。当今尚未研究出一种杀灭这种模板的药物。目前使用的药物主要是抑制模板的复制，一旦停药解除抑制作用，这种模板又会重新复制乙肝病毒。

【乙肝的传播途径】

本病主要通过血液、母婴和性接触进行传播。

1. 母婴传播

母婴传播起重要作用，如母亲 HBsAg 阳性，90％的可能性传给婴儿。因此，预防乙肝应从新生儿开始。

2. 医源性传播

在医院的检查或治疗过程中，因使用未经严格消毒而又被 HBV 污染的医疗器械导致感染的，叫医源性传播，包括手术、牙科器械、采血针、针灸针和内镜等。

3. 输血传播

输入被 HBV 感染的血液和血液制品后，可引起输血后乙型肝炎的发生。

4. 密切生活接触传播

包括一起吃饭，生活当中只要皮肤黏膜受到损害，那就有可能被感染。皮肤黏膜受到损害之后，乙肝患者的体液落到破损的皮肤和黏膜就有可能被感染；也可在日常生活中共用剃须刀、牙刷等引起 HBV 传播，这都叫密切生活感染。

5. 性传播

乙肝患者是可以通过性传染的，性传播也是属于体液传播的一种。另外，接吻也能传播，如果口唇黏膜破损了也有这种可能性。

【乙肝的预防】

乙肝疫苗的应用是预防和控制乙型肝炎的根本措施，乙肝疫苗注射的有效率为87.8％，可以保护95％以上的人不受感染。

1. 血源性乙肝疫苗

此疫苗是用无症状的 HBsAg 携带者的血液制成，这是顺势疗法"相同者能治愈"在今天的应用，故称血源性乙肝疫苗。它的制备步骤大致是：采用高滴度 HBsAg 阳性携带者的血液，分离出血浆并除去其中有感染的 HBV 颗粒后，再将 HBsAg 予以浓缩与纯化，充分灭活，以消灭其中可能存在的已知病毒，消除 HBsAg 表面可能存在的全部宿主蛋白，然后添加佐剂及防腐剂而成。为确保疫苗的安全，每一阶段均取样做无菌试验、热源试验及动物安全试验等，以检查疫苗中有无其他病原体及血液中的抗原物质。

此种疫苗的免疫原性与安全性均已获得解决，但尚有一些缺点：①为防止可能存在的某些病原体在制备过程中逃避灭活，采用了严格复杂且费时的物理与化学方法纯化 HBsAg 抗原与灭活措施，使制备成本提高而疫苗产量不高。②随着乙肝疫苗长期而广泛的使用，无症状 HBsAg 携带的数目势必逐渐减少，最终将难以再用他们的血液制备疫苗。

使用方法：①HBsAg 阳性孕妇的新生儿：每次 30μg，共 3 次，出生后 24 小时接种。②HBsAg 阴性孕妇的新生儿：第 1 次 30μg，第 2、3 次各为 10μg，出生后 24 小时接种。

③其他易感人群：儿童 10μg，成人 20μg，共 3 次，按照 0、1、6 个月程序。新生儿接种乙型肝炎疫苗越早越好，要求在出生后 24 小时内接种。接种部位为新生儿大腿前部外侧肌肉内，儿童和成人为上臂三角肌中部肌肉内注射。

2. 基因工程疫苗

利用基因工程研制重组 DNA 乙肝疫苗，曾先后研制过大肠杆菌系统、啤酒酵母细胞系统、哺乳动物细胞系统和牛痘病毒系统的重组乙肝疫苗。目前多用酵母基因的重组疫苗。其具有良好的免疫原性，免疫应答特点与血源性乙肝疫苗基本相似，且多无严重的不良反应。尽管它含酵母蛋白不超过 1%，但对其产生变态反应的担忧尚未完全排除。

3. 转基因球蛋白

日本千叶丈教授把乙肝病毒抗体基因植入水稻细胞中，经栽培后，在水稻叶中提取这种抗体，每公顷可提取 100g 球蛋白抗体，可供 10 万儿童使用。

（三）艾滋病

艾滋病又叫获得性免疫缺陷性疾病（Acquired Immune Deficiency Syndrome，AIDS）。它是由人类免疫缺陷病毒（Human Immunodeficiency Virus，HIV）感染引起的。HIV 是一种能攻击人体免疫系统的病毒，它把人体免疫系统中最重要的 T_4 淋巴组织作为攻击目标，大量破坏 T_4 淋巴组织，产生高致命性的内衰竭。这种病毒在地域内终生传染，破坏人的免疫平衡，使人体成为各种疾病的载体。HIV 本身并不会引发任何疾病，而是当免疫系统被 HIV 破坏后，人体由于抵抗能力过低，丧失复制免疫细胞的机会，并感染其他的疾病，导致各种复合感染而死亡。艾滋病病毒在人体内的潜伏期平均为 9～10 年，在发展成艾滋病病人以前，病人外表看上去正常，他们可以没有任何症状地生活和工作很多年。预计到 2010 年，全球约有 4600 万人感染 AIDS，中国到 2010 年大约有 30 万人感染 AIDS。

【艾滋病的传播途径】

1. 性接触传播

包括同性及异性之间的性接触。肛交、口交有着更大的传染危险。

2. 血液传播

包括以下几种情况：①输入污染了 HIV 的血液或血液制品。②静脉药瘾者共用受 HIV 污染的、未消毒的针头及注射器。③共用其他医疗器械或生活用具（如与感染者共用牙刷、剃刀）也可能经破损处传染，但较罕见。④注射器和针头消毒不彻底或不消毒，特别是儿童预防注射未做到一人一针一管，危险更大。⑤口腔科器械、接生器械、外科手术器械、针刺治疗用针消毒不严密或不消毒。⑥理发、美容（如文眉、穿耳）、文身等的刀具、针具、浴室的修脚刀不消毒。⑦和他人共用刮脸刀、剃须刀或共用牙刷。⑧输用未经艾滋病病毒抗体检查的供血者的血或血液制品，以及类似情况下的输骨髓和器官移植。⑨救护流血的伤员时，救护者本身破损的皮肤接触伤员的血液。

3. 母婴传播

也称围产期传播，即感染了 HIV 的母亲在产前、分娩过程中及产后不久将 HIV 传染给了胎儿或婴儿。可通过胎盘传染，或分娩时通过产道传染，也可通过哺乳传染。

本病主要通过性接触，尤其是同性恋和静脉注射毒品而传染，其次为治疗性输血和注射血液制品，分娩和哺乳也可传染。高危人群有：同性恋者、性乱者、有多个性伴侣者、静脉药瘾者、接受输血及血液制品者、血友病患者、父母是艾滋病病人的儿童。最近认为，性病患者特别是有生殖器溃疡者（如梅毒、软下疳、生殖器疱疹）也应列为艾滋病的高危人群。

无论是同性、异性还是两性之间的性接触，都会导致艾滋病的传播。艾滋病感染者的精液或阴道分泌物中有大量的病毒，在性活动（包括阴道性交、肛交和口交）时，由于性交部位的摩擦，很容易造成生殖器黏膜的细微破损，这时，病毒就会趁虚而入，进入未感染者的血液中。值得一提的是，由于直肠的肠壁较阴道壁更容易破损，所以肛门性交的危险性比阴道性交的危险性更大。

血液传播是感染最直接的途径了。输入被病毒污染的血液，使用了被病毒污染而又未经严格消毒的注射器、针灸针、拔牙工具，都是十分危险的。另外，如果与艾滋病病毒感染者共用一支未消毒的注射器，也会被留在针头中的病毒所感染。

美国科学家曾经做过一次回顾性调查，找到了过去几十年里被输了带有艾滋病病毒的血液将近 1 万人，对这些病人进行研究后发现，有将近 12% 的人，在输了污染艾滋病病毒的血液后，并没有发生艾滋病，甚至没有携带艾滋病病毒。这一结论让科学家明白，体质也是决定人体是否患病的重要因素。疾病是由先天的基因体质和后天的外来因素共同作用的结果。因此，检测人的艾滋病易感基因，也是预防艾滋病的重要方法之一。

【艾滋病的预防】

我国艾滋病流行已进入快速增长期，实际感染人数已超过 30 万。为尽快在全民中普及艾滋病的预防知识，遏制艾滋病在我国的流行，卫生部疾病控制司特邀国内专家，编写了关于《加强预防和控制艾滋病工作的意见》。

1. 艾滋病是一种病死率极高的严重传染病，目前还没有治愈的药物和方法，但可以预防。①艾滋病的医学全名为"获得性免疫缺陷综合征"（AIDS），是由艾滋病病毒（人类免疫缺陷病毒 HIV）引起的一种严重传染病。②艾滋病病毒侵入人体后破坏人体的免疫功能，使人体发生多种难以治愈的感染和肿瘤，最终导致死亡。③艾滋病病毒对外界环境的抵抗力较弱，离开人体后，常温下只能生存数小时至数天。高温、干燥以及常用消毒药品都可以杀灭这种病毒。④感染艾滋病病毒 4～8 周后才能从血液中检测出艾滋病病毒抗体，但在能测出抗体之前已具有传染性。艾滋病病毒感染者的血液、精液、阴道分泌液、乳汁、伤口渗出液中含有大量的艾滋病病毒，具有很强的传染性。已感染艾滋病病毒的人平均经过 7～10 年的时间（潜伏期）才发展为艾滋病病人，在发展成艾滋病病人以前，外表看上去正常。他们可以没有任何症状地生活和工作很多年，但能够将病毒传染给他人。

⑤当艾滋病病毒感染者的免疫系统受到病毒的严重破坏，以致不能维持最低的抗病能力时，感染者便发展成为艾滋病病人，出现原因不明的长期低热、体重下降、盗汗、慢性腹泻、咳嗽等症状。⑥目前还没有能够治愈艾滋病的药物，已经研制出的一些药物只能在某种程度上缓解艾滋病病人的症状和延长患者的生命。积极接受医学指导和治疗，可以帮助艾滋病病人缓解症状、改善生活质量。⑦至今还没有研制出可以有效预防艾滋病的疫苗。

2. 艾滋病主要通过性接触、血液和母婴三种途径传播。①在世界范围内，性接触是艾滋病最主要的传播途径。艾滋病可通过性交的方式在男性之间、男女之间传播。性接触者越多，感染艾滋病的危险越大。②共用注射器吸毒是经血液传播艾滋病的重要危险行为。③输入或注射被艾滋病病毒污染的血液或血液制品就会感染艾滋病。④使用被艾滋病病毒污染而又未经消毒的注射器、针灸针或其他侵入人体的器械会传播艾滋病。⑤艾滋病传染给婴幼儿，大部分婴幼儿会在 3 岁以前死亡。⑥怀疑自己有可能感染艾滋病病毒的妇女，应在孕前到有条件的医疗机构做艾滋病病毒抗体检查和咨询。怀疑或发现感染艾滋病病毒的孕妇，应到有关医疗机构进行咨询，接受医务人员的指导和治疗。

3. 与艾滋病病人及艾滋病病毒感染者的日常生活和工作接触不会感染艾滋病。①在工作和生活中与艾滋病病人和艾滋病病毒感染者的一般接触（如握手、拥抱、共同进餐、共用工具、办公用具等）不会感染艾滋病。②艾滋病不会经马桶圈、电话机、餐饮具、卧具、游泳池或公共浴池等公共设施传播。③咳嗽和打喷嚏不传播艾滋病。蚊虫叮咬不传播艾滋病。

4. 洁身自爱、遵守性道德是预防经性途径传染艾滋病的根本措施。①建设精神文明，提倡遵纪守法，树立健康积极的恋爱、婚姻、家庭及性观念，是预防和控制艾滋病、性病传播的治本之路。②性自由的生活方式、婚前和婚外性行为是艾滋病、性病得以迅速传播的温床。卖淫、嫖娼等活动是艾滋病、性病传播的重要危险行为。有多个性接触者的人应停止高危行为，以免感染艾滋病或性病而葬送自己的健康和生命。③青年人要学会克制性冲动，过早的性关系不仅会损害友情，也会对身心健康产生不良的影响。④夫妻之间彼此忠诚，可以保护双方免于感染艾滋病和性病。

5. 正确使用避孕套，不仅能避孕，还能减少感染艾滋病、性病的危险。①正确使用质量合格的避孕套，不仅可以避孕，还可以有效减少艾滋病、性病的危险。每次性交都应该使用避孕套。避孕套预防艾滋病、性病的效果并不是 100%，但远比不使用避孕套安全。除了正确使用避孕套，其他避孕措施都不能预防艾滋病、性病。②男性感染者将艾滋病传给女性的危险明显高于女性传给男性的危险。妇女有权主动要求对方在性交时使用避孕套。

6. 及早治疗并治愈性病可减少感染艾滋病的危险。①性病患者比没有性病的人容易感染艾滋病。患有生殖器脓疮、溃疡、炎症的人更容易感染艾滋病，并且也容易将病毒传染给别人。因此，迅速治愈各种生殖器感染可以减少感染和传播艾滋病。②如怀疑自己患有性病或生殖器感染，要及时到正规医院或性病防治机构检查、咨询和治疗，还要动员与自己有性接触的人也去接受检查。部分女性感染性病后无明显症状，不易察觉，如有高危行为，应及时去医院检查和治疗。③正规医院能提供正规、保密的检查、诊断、治疗和咨询服务。切不可找游医药贩求治，也不要购药自治，以免误诊误治，延长病程，增加感染艾滋病的机会。④怀疑自己感染了艾滋病病毒时，应尽早到有条件的医疗卫生单位去做艾滋病病毒抗体检查和咨询。

7. 共用注射器吸毒是传播艾滋病的重要途径，因此要拒绝毒品，珍爱生命。①吸毒是一种违法行为，不仅严重危害吸毒者自己的健康和生命，也危害家庭和社会。远离毒品可以最大限度地避免因吸毒而感染艾滋病。②与他人共用注射器吸毒的人感染艾滋病的危险特别大。不共用注射器，使用清洁注射器或消毒过的注射器，可以有效地减少吸毒传播艾滋病的危害。③与注射毒品的人性交容易感染艾滋病。④避免不必要的输血和注射，使用经艾滋病病毒抗体检测的血液和血液制品。⑤依法无偿献血，杜绝贩血卖血，加强血液检测，是保证用血安全的重要措施。对血液制品进行严格的艾滋病病毒抗体检测，确保用血安全，是防止艾滋病经采供血途径传播的关键措施。⑥应尽量避免不必要的输血和注射，使用血浆代用品和自身血液是安全用血的措施之一。必须输血时要使用经过艾滋病病毒抗体检测的血液和一次性或经过严格消毒的输液器。⑦严格执行各项有关消毒的规章制度，是防止艾滋病经血液传播的重要环节。儿童预防注射要使用一次性注射器，如没有条件，则必须做到一人一针一管一用一消毒。

8. 医务人员和特种行业（酒店、旅馆、澡堂、理发店、美容院、洗脚房等）服务人员所用的刀、针和其他易刺破或擦伤皮肤的器具，必须经过严格消毒。

9. 关心、帮助和不歧视艾滋病病人及艾滋病病毒感染者，是预防与控制艾滋病的重要方面。①艾滋病病人及感染者的参与和合作，是艾滋病预防与控制工作的一个重要组成部分。对艾滋病病人及感染者的歧视不仅不利于预防和控制艾滋病，还会成为社会的不安定因素。②艾滋病病毒感染者是疾病受害者，应该得到人道主义的同情和帮助。家庭和社会要为艾滋病病人及感染者营造一个友善、理解、健康的生活和工作环境，鼓励他们采取积极的生活态度，改变高危行为，配合治疗，有利于提高病人及感染者的生命质量并延长生命，也有利于艾滋病的预防与控制工作和维护社会安定。

10. 艾滋病威胁着每一个人和每一个家庭，预防艾滋病是全社会的责任。①艾滋病在全世界特别是在发展中国家迅速蔓延。我国艾滋病流行已进入快速增长期。如不能及时、有效地控制艾滋病的流行，将会对社会经济发展造成严重的影响。②建立政府领导、多部门合作和全社会共同参与的艾滋病预防与控制体系，形成有利于艾滋病防治的社会环境是控制艾滋病流行的重要成功经验。我国预防控制艾滋病的策略是预防为主，宣传教育为主，动员全社会参与，实行综合治理。③宣传教育和改变危险行为已被证明是预防艾滋病的有效措施。每个人都有权且必须懂得预防艾滋病的基本知识，避免危险行为，加强自我保护。人人都应该把懂得的艾滋病预防知识告诉其他人。④向青少年宣传预防艾滋病、性病的知识，开展学校性教育，保护青少年免受艾滋病、性病的危害，是每个家庭、每个学校、每个社区和全社会的共同责任。

【艾滋病的治疗】

细胞食物（Cell Food）用于治疗艾滋病的原理尚不为人知，根据报道，南非 552 名艾滋病者服用细胞食物 18 个月，跟踪研究结果显示：96% 的患者在使用后血液检验呈阴性反应，之前未接受其他化学治疗的患者对细胞食物的反应更佳，有人甚至 3 个月就有了改善。实践证明：接受过化学治疗的患者治疗时需要增加细胞食物的剂量和时间，才能有疗效，因为人体需要细胞食物去分解和排泄体内因其他化学治疗给人体造成的毒素。

二、对心脑血管疾病的预防

高血压、高血脂、冠心病、脑卒中等为多基因遗传性疾病，多基因遗传性疾病除了染色体中多个遗传基因外，和外界环境因素有很大的关系，顺势医学疗法对遗传性基因病无能为力，但对控制环境因素具有重要意义。

1. 膳食结构与动脉硬化的形成

在成年人群中，高血压、高血脂者呈年轻化，原因与膳食结构及饮食习惯息息相关。由于血脂增高、血黏度大，易形成动脉粥样硬化斑块，血管老化严重，供血不足，导致维持生命的器官——心脑血管疾病的发生。

2. 顺势疗法对动脉粥样硬化的预防

脂肪细胞表面有人类 HGH 受体，当 HGH 与受体结合后，发生一系列的酶反应，使脂肪细胞分解，产生能量，供机体使用，同时消耗脂肪。HGH 对脂肪的消除特点是：①带走组织中低密度脂蛋白（如甘油三酯），而使高密度脂蛋白升高；②可消除腹部脂肪；③在减脂肪的同时，蛋白质的合成增加，总的体重不变。

顺势疗法对动脉粥样硬化斑块的治疗主要是降低胆固醇，消除粥样硬化斑块，并能促进吞噬细胞的吞噬作用，将坏死的血小板斑块吞噬而通过淋巴排出体外，它的演变过程如图 7-1。

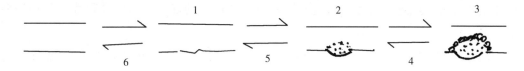

1 血管内皮受损

2 血小板聚积于受损内皮表面

3 甘油三酯沉积于血小板表面，动脉粥样斑块形成，血管狭窄

4 使用 HGH 后，促进脂肪的分解，清除斑块上的甘油三酯

5 吞噬细胞发挥其吞噬功能，清除血小板残核

6 HGH 修复受损的血管内皮细胞

图 7-1　动脉粥样硬化斑块的形成和消失

胆固醇增高的原因不在胆固醇本身，而是在肝脏，肝脏是处理胆固醇的主要器官。HGH、IGF－1和肝细胞生长因子，可促进肝细胞再生，修复受损的肝细胞，使肝细胞吸附低密度脂蛋白的受体数量增加，使低密度脂蛋白在肝脏中分解为胆酸，然后通过胆管排到胆囊中，从而降低低密度脂蛋白。在临床观察中，用药1～3个月后，甘油三酯降到正常范围，而高密度脂蛋白升高。

顺势产品对小动脉痉挛的治疗作用是通过对植物性神经的调节，消除神经系统的紧张状态，同时逐步恢复小动脉肌层的玻璃样变，恢复血管弹性，因此，需要的时间较长。

顺势医学产品可预防心脑动脉粥样硬化和小动脉硬化的发生，能增强脑功能，增加心肌收缩力，可防止心衰。此外，它还可以调节神经系统和传导系统，防止心律失常的发生。

【脑血栓的治疗】

黄某，男，65岁，河南省南阳师范学院院长助理、物理学教授。

患者患脑血栓后遗症15年，右侧偏瘫，行动不便，说话困难，并有顽固性三叉神经痛，每3～4个月就发作1次，发作时如同刀割撕裂般难忍，每3日打封闭1次。自2010年5月开始使用顺势产品，每日3次，每次2喷。7个月来三叉神经痛未再发作，其右腿也能迈步，行动感到有力，语言表达明显改善，以前吐字不清，现在越来越清晰。住在四楼，以前需人搀扶上下楼还得30分钟，现在只需10分钟。在排毒期，尿像白色药面状，将十几年服药积累的药毒都排了出来。现在黄教授精力充沛，面色红润，几层楼上去不气喘，每天看书，学习顺势医学，期望康复后重新走上讲台。

讨论：患者主要因两种疾病使他失去了生活自理能力：一种是动脉粥样硬化、脑血栓，另一种是顽固性的三叉神经痛。这两种疾病对西医来说不但无法根治，而且很多病人就是这样忍受着痛苦直到死亡。

顺势疗法的预防工作不但能做到未病先治，而且能够治病防复。顺势疗法对脑血栓的治疗作用是促进脑细胞的再生，通过基因修复，使语言功能恢复，使顽固性三叉神经痛消失。

顺势疗法治疗疾病，在疾病痊愈之前都要有一个好转反应，该患者已患病15年，各种中西药物吃得不少，毒素在体内积累得很多，现在需要排出去方能痊愈。所以，从小便排出许多白色面状物，病也就痊愈了。

高血压引起的全身小动脉痉挛和动脉粥样硬化不同，它是植物性神经的功能失调，使血管紧张度增加，全身小动脉肌层肌肉发生收缩，广泛性玻璃样变，导致动脉弹性减弱而发生动脉硬化，这容易导致脑出血。

动脉粥样硬化发生于比较大的血管，而小动脉痉挛发生于比较小的血管，前者易发生脑血栓，后者易发生脑出血。

三、对更年期综合征的预防

（一）女性更年期综合征

女性更年期是指女性进入性功能衰退期，性激素水平降低而出现的一系列改变。表现为心血管系统、精神系统、神经系统症状，如皮肤潮红、不明原因的发烧、胸闷、气短、心慌、头痛、眩晕、烦躁、易怒、失眠、耳鸣、乏力、记忆力减退、感觉异常、性欲减低、月经紊乱，甚至出现精神症状。雌激素分泌的减少，是造成女性更年期综合征的主要原因。主要表现为绝期后，阴道干涩、萎缩，逐渐对性失去兴趣，甚至产生性冷淡。

顺势医学产品预防更年期综合征的原理：保持性器官的分泌水平，在细胞水平，HGH能增加蛋白质的合成，促进细胞的分裂，使性器官的细胞再生，从而促进卵巢分泌雌激素，使其恢复到正常水平。激素分泌正常，各种症状就会消失。我们建议自 30 岁开始使用超级生命素，早 1 喷，晚 1 喷，可推迟更年期 10 ~ 15 年。

人的性行为是青春的象征，当人们对性不感兴趣时，就像什么东西永远离开了生命一样，此时他会说："我老了。"据专家统计：进入中年之后，有 60% ~ 80% 的人不"性"福。

（二）男性更年期综合征

男性阳痿，过去认为是心理因素造成的，但这是错误的。研究认为：75% 的阳痿是由身体素质造成的，到了 50 岁以上，比例升为 90% 以上。造成男性功能衰退的主要原因是：

（1）阴茎动脉硬化：阳痿患者多与胆固醇、甘油三酯升高及吸烟有关。此外，尚与糖尿病、高血压病有关。阳痿是冠心病、脑中风的先兆。

（2）睾酮分泌减少：男性睾丸素分泌减少，尤其到了 50 岁，分泌的睾丸素只有 20 岁时的 1/3 ~ 1/2，形成男性更年期综合征。此时会出现潮热、出汗、无力、情绪抑郁或激动、失眠、皮肤干燥等。

（3）生活方式也可能造成性功能减退，例如吸烟、酗酒等。吸烟可使阴茎动脉收缩，减少阴茎动脉的血流。

（4）甲状腺功能低下，对性失去兴趣。

（5）缺乏生长激素，脂肪增加，肌肉萎缩，无性欲，阴茎不举。

（三）顺势医学疗法对更年期综合征的作用

顺势产品中的超级生命素含有 HGH 及 IGF - 1，对性功能有促进作用：①促进脑垂体的再生，促进性激素分泌。②HGH 能促进蛋白质的合成，促进细胞的分裂，使性器官组织再生。③HGH 可提高性激素水平，能使睾丸素提高到正常水平，促进精子和卵子结合，治疗不育症。④能降低血胆固醇和甘油三酯，消除动脉硬化，改善阴茎动脉的血流，使阴茎勃起有力，时间延长。HGH 还可以增加心脏的功能，增加血循环，促进阴茎血流增加。

曾有一对老夫妇，已 64 岁，多年未有房事，使用超级生命素 3 ~ 4 天后，双方都有性要求。有许多绝经期妇女，使用超级生命素 3 ~ 4 个月后，月经重新来潮。有的多年不能生育，使用 HGH 后怀了孕，生了宝宝。

【更年期综合征的治疗】

刘某，女，56 岁，辽宁人。

患者已绝经 4 年，平时精力差，情绪低落，皮肤干燥无光，长有老年斑。自 2003 年 10 月使用顺势疗法产品高级生命液，每日 2 次，每次 2 喷。两个月后，月经再次来潮，皮肤明显细腻光滑，红润有光泽，手背老年斑逐渐变淡消退，精力旺盛，食欲、睡眠都有明显改善。

讨论：该女士绝经 4 年，更年期已过，自 2003 年 10 月使用顺势疗法产品高级生命液，两个月后，女性特征又显现出来了，月经来潮，皮肤变得细腻光滑，红润有光泽，手背老年斑变淡消失，精力充沛，所以说，顺势疗法产品留住青春不是梦。

鲁德曼博士是研究人类生长激素 HGH 在抗衰老方面的先驱，他指出：在 6 个月人类生长激素的补充中，逆转人类衰老的程序相当于 10 ~ 20 年，也就是说，那些老年人都不同程度地年轻了 10 ~ 20 年。

四、对神经系统疾病的预防

顺势疗法对神经系统的作用原理是：①神经 - 体液调节中枢是下丘脑，药物可直接作用于下丘脑，下丘脑与腺垂体、神经垂体是通过下丘脑促激素的释放，通过反馈和负反馈机制进行调节。②顺势疗法通过舌下给药，1 分钟内吸收到达脑垂体，脑垂体释放 HGH，对体内 119 种激素进行调节。

顺势疗法对神经系统的调节作用是双向性的，表现在交感神经和副交感神经功能的调节，神经兴奋和抑制的调节上。

例 1：弓某，男，22 岁，山西古交市人。

2003 年 12 月，因感冒引起右侧面神经麻痹，口向左喝，右侧鼻唇沟变浅。当即使用超级生命素，每日 4 次，每次 2 喷。自第 3 日起，症状减轻，第 7 日恢复正常。

例 2：李某，男，43 岁，古交河口镇人。

患者面部肌肉痉挛 1 月余，双眼睑高频率的张合，伴有右侧偏头痛。患者既往有高血压病史，血压 160/100mmHg，伴有高血脂、高血糖，空腹血糖 9 ~ 11 单位。此外，尚有脂肪肝，体胖，呆板，精神差。2003 年 9 月 21 日来诊，使用高级生命素，每日 4 次，每次 2 喷。4 天后偏头痛消失。由于患者心急，不相信顺势疗法能治好肌肉痉挛和双眼睑高频率的张合，故未坚持使用，所以其他几种疾病没有改善。患者随后去太原各大医院就诊，使用各种手段治疗，均无疗效，而且日益加重。半年之后，患者不得不又回到顺势医疗门诊。2004 年 9 月 22 日，使用超级生命素，每日 4 次，每次 2 喷。1 周后，肌肉痉挛和双眼不自主开合好转，当第 2 瓶用完后，所有症状均消失。2004 年 10 月 30 日又取第 3 瓶，继续使用。到 2005 年 10 月 30 日，观察 1 年，随访未见复发。使用 3 瓶之后，由于患者未能坚持继续使用，故高血压、高血脂、高血糖未能有效控制。

讨论：面神经麻痹又叫非化脓性面神经炎，原因不明。多与受凉、感冒或病毒感染有关，绝大多数为一侧患病。病人往往早晨起床时发现闭目不全，口角㖞斜，2~3 天逐渐加重，患侧面部表情肌瘫痪，前额皱纹消失，眼裂扩大，鼻唇沟平坦，口角下垂，面部被牵向健侧。

面神经痉挛临床表现为阵发性不规则的半侧面部肌肉的不自主抽搐或痉挛。常见于一侧发病，亦有继发于面神经麻痹。原发性面肌抽搐原因不明，可能为面神经传导通路上的某部位存在病理性刺激所引起，少数为面神经麻痹的后遗症。当面神经不完全恢复时，常发生瘫痪肌的痉挛或其他连带运动。

面神经麻痹和面神经痉挛西医都说原因不明，认为面神经痉挛可继发于面神经麻痹。量子医学认为"万病归一"，所有疾病的发生，都是生物电磁场的紊乱引起。面神经麻痹是神经细胞的生物电磁场减弱，使神经细胞的兴奋性减弱或消失；面神经痉挛是神经细胞的生物电磁场增强，使神经细胞的兴奋性增强。顺势疗法就是平衡生物电磁场，修复受损的基因，从而达到根治的目的。

五、对代谢性疾病的预防

（一）糖代谢

顺势产品对糖代谢的作用是提高组织对胰岛素的敏感性而降低血糖。2 型糖尿病与肥胖有关，发生糖尿病的原因是细胞对胰岛素的敏感性降低，细胞无能力使用胰岛素。人体深部脂肪的增加是产生对胰岛素敏感下降的主要原因。HGH 能消除深层脂肪，增加组织对胰岛素的敏感性。一般使用 IGF－1 一个月后，血糖能显著下降。此外，HGH、IGF－1 可预防末梢神经炎、闭塞性脉管炎、慢性溃疡病等并发症的发生。

（二）蛋白质代谢

顺势产品能促进 DNA 和 RNA 的合成，使蛋白质合成增加，从而促进生长和发育，促进组织的修复和再生。

（三）脂肪代谢

顺势产品对脂肪代谢的作用是促进高密度脂蛋白的合成，使磷脂增高；还能促进低密度脂蛋白的分解，使甘油三酯降低，进而使总胆固醇水平保持正常。

顺势产品对减少腹部脂肪效果十分明显，但体重却保持不变，其原因是肌肉重量的增加。

（四）对水盐代谢的调节

顺势疗法对水盐代谢是通过下述几个方面来进行调节的：

（1）肾脏对水盐代谢的调节是通过下丘脑及垂体后叶释放的抗利尿激素（ADH）的作用来控制水的排出，由于 HGH 可直接对下丘脑和垂体产生作用，所以 HGH 可直接调节水的平衡，能有效地治疗脑积水、胸水、腹水和关节腔积液等疾病。

（2）顺势疗法产品对盐类的调节是通过蛋白质的合成增加，而将 H_2O 分子和钙离子带入细胞内。顺势产品使血钙增高，使骨密度增加。顺势疗法对钾、钠及其他微量元素的调节有待进一步研究。

（3）骨质疏松是每个上了年纪的人都逃脱不掉的病症。体内骨骼失去钙等矿物质，骨质密度降低，逐渐形成骨质疏松。年龄越大，骨质变得越疏松，越容易造成骨折。随着年龄的增大，骨质变得越疏松，椎间盘之间因失水，人变得矮小、干瘪。因此，许多人用补钙及其他营养品来解决这一旷世难题。造成钙丢势的原因是什么呢？食品中缺钙或缺其他矿物质是一个方面，年龄增大之后这些矿物质越来越难于吸收是主要方面。所以，许多人进入老年之后一直补钙，但仍会发生骨密度下降和骨折。而最重要的原因是，人体生长激素 HGH 随年龄增大，分泌越来越少，是骨质疏松造成骨折的主要原因。

人体不停地进行新陈代谢，每一根骨头在不断地进行再生，新的骨细胞生成，旧的骨细胞被身体吸收。组成新骨的组织叫成骨细胞，而破坏骨头并使骨头易碎的细胞叫破骨细胞。人在 30 岁之前，成骨细胞的生长超过破骨细胞，而 30 岁之后就相反了，破骨细胞的生长超过成骨细胞。50 岁左右的男性，每年新骨的生长大约为 2%，而被身体吸收的旧骨是 22%。这样，骨质每年都以不易察觉的速度慢慢丧失，年龄越大，丧失越多，这是造成老年人骨质疏松的原因。美国克鲁博士和本格森博士等许多科学家使用含有 HGH 的产品治疗几天之后，病人抽筋的现象消失，1 个月之后，骨关节疼痛可明显减轻，用药 3 个月后，所有症状均消除。克鲁博士和本格森博士通过临床实验证明：使用 HGH 治疗半年后，骨质疏松症状得到逆转，经过 1 年的治疗，骨密度增加，两年之后，骨质变得强壮，骨折的可能大大降低。

HGH、IGF－1 不仅能使骨细胞增强，而且还加强了维生素 D_3 的作用，因维生素 D_3 可加强钙的吸收。

美国抗衰老专家克拉兹博士认为，要预防骨质丧失，最好的时间是在骨质疏松之前。因此，我们建议：30 岁之后开始使用超级生命素，促进人体 HGH 的分泌，对防止骨质疏松造成的骨折有重大价值。

顺势疗法产品对上述各系统的调节功能，使细胞内外环境保持稳定，使有机体的功能保持稳定，对保持人体健康起到重要作用。

六、对内分泌疾病的预防

（一）对下丘脑的直接作用

下丘脑具有多种功能，可对肌肉收缩、人的生长、睡眠、食欲、热量、体温、情感等多种功能进行控制和调节。顺势疗法可直接作用于下丘脑，对上述症状起控制作用。

（二）对下丘脑－垂体轴系统的调节作用

下丘脑有四粒豌豆那么大，人们称它为"万能博士"，它对人体有多种功能，如运动功能、生长功能，对甲状腺、乳腺、肾上腺、性腺都有作用；它又是睡眠中心，感情、食欲、热量的产生和体温的调节中心。下丘脑－垂体轴调节人类生长素、性腺、甲状腺、肾上腺的合成和分泌。

下丘脑可分泌 9 种下丘脑调节肽，如生长素释放激素（GHRH）、促甲状腺素释放素（TRH）、促性腺释放激素（GnRH）、促肾上腺皮质释放激素（CRH）、生长素抑制激素（CIH）、促黑色素释放激素（MRF）、抑黑色素释放激素（MIF）、黄体生成素（LH）等。

垂体位于下丘脑下方，是内分泌腺中最重要的腺体。垂体有菜豆那么大，垂体分前叶和后叶。前叶分泌的激素有：生长素（GH）、催乳素（PRL）、促黑素（MSH）、促甲状腺素（TSH）、促肾上腺素（ACTH）、促性腺激素（GTH）；垂体后叶分泌的激素有：抗利尿激素（ADH）和催乳素（OXT）。

下丘脑分泌的促生长激素，刺激垂体分泌生长激素 HGH，又刺激胸腺、甲状腺、肾上腺、性腺分泌激素。当体内的激素水平升高到一定程度时，信号又反馈到下丘脑，下丘脑分泌生长素抑制因子，使生长激素分泌减少，继而使胸腺、甲状腺、肾上腺、性腺分泌减少。胰岛素也是如此，2 型糖尿病是组织对抗胰岛素，胰岛素敏感性下降；1 型糖尿病是胰岛素分泌不足。

（三）HGH 缺乏

人体生长激素（HGH）是人体最重要的激素，是由 191 个氨基酸构成的多肽，HGH可加速 DNA、RNA 的合成，从而加速蛋白质的合成。人体生长激素的缺乏或衰减可造成人体的多种疾病。

1. 心血管疾病：心肌功能下降。
2. 运动功能下降，肌肉收缩力减弱。
3. 肾小球过滤功能下降，肾血流减少。
4. 排汗和体温调节功能障碍。
5. 能量消耗和代谢率降低。
6. 甲状腺的代谢异常。
7. 细胞外液减少。
8. 骨的矿物质合成含量下降。
9. 脂肪代谢障碍，动脉硬化，脂质沉积。
10. 心理障碍。
11. 免疫功能降低，易患感染性疾病。
12. 蛋白质合成下降，人易衰老。

顺势疗法产品中含有 HGH、IGF－1、促生长素激素，可直接调节下丘脑和垂体的分泌，调节人体的生长、发育。HGH 对人体的每个器官、每个组织、每个细胞，对内分泌系统的每种激素都具有调节作用，因此，HGH 被称为激素的"总司令"。

七、对衰老的预防

（一）应用什么样的 HGH

人体生长激素（HGH）在儿童时期每日分泌量达 2000μg，到 30 岁时开始下降，到 40 岁时仅为 200μg，人体逐渐衰老。所以，必须补充 HGH 才能使人体保持青春状态。那么，我们需要补充什么样的 HGH 呢？

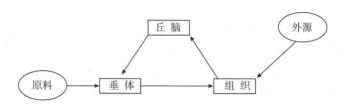

图 7-2　丘脑-垂体反馈系统图解

当垂体分泌 HGH↓时，外周组织的 HGH↓，反馈地引起丘脑分泌促垂体生长激素（CHGH）分泌↑，促使垂体分泌更多的 HGH↑。

当外源性的 HGH↑时，外周组织的 HGH↑，反馈地引起丘脑分泌抑垂体生长激素（GRIH）分泌↓，促使垂体 HGH 分泌↓；长期使用外源性的 HGH，使组织的 HGH↑，反馈地引起丘脑分泌促垂体生长激素（CHGH）分泌↓；长期使用外源性 HGH，使垂体失去了分泌 HGH 的能力，垂体产生依赖性，当外源性的 HGH 停止使用时，衰老更加严重。（图 7-2）

顺势医疗产品中的 HGH 是稀释振荡之后产生的微观粒子，为垂体提供合成 HGH 的原料，刺激垂体产生 HGH，所以不会产生依赖性。前者为外源性的 HGH，后者为内源性 HGH。

（二）老年性痴呆的诊断

老年性痴呆又叫阿尔茨海默病，不明原因的脑细胞坏死，脑萎缩进行性发展。老年性痴呆的症状：

1. 记忆力障碍，早期的症状为近期记忆力障碍，不能完成熟悉的任务。

2. 语言障碍。

3. 定向障碍，时间、地点搞不清。

4. 判断力下降。

5. 抽象思维障碍，分不清钱的多少。

6. 性格改变，多疑、糊涂、害怕、过度依赖。

7. 缺乏主动性，能几个小时待在电视机前。

（三）顺势疗法对老年病的预防

大脑萎缩时，垂体同样也萎缩，可导致老年性痴呆、老年性精神病、帕金森病；小脑萎缩导致平衡的失调。顺势医学疗法可促进脑细胞的再生和垂体细胞的再生，它能阻止大脑细胞的"程序性死亡"，其中包括大脑皮层、海马回（分管思维和记忆的器官）以及纹状体细胞，防止老年性痴呆、老年性精神病、帕金森病的发生。我们建议在 30 岁开始可应用顺势产品，每日 2 次，每次 1 喷。

美国抗衰老专家克拉兹博士在世界抗衰老大会上宣布："HGH 的成功应用是人类历史上首次干预衰老进程、恢复青春、抵抗疾病、有效延长寿命的里程碑。"美国食品药品管理局（FDA）也向世界宣布："HGH 是目前为止唯一能够逆转衰老的物质。"

【典型案例】

王某，男，65 岁，河南省南阳市人。

患者几乎一生都在机关文秘岗位上工作，加之性情好静不好动，又没有什么体育爱好，体育活动也很少参加，长期伏案工作。自 50 岁开始，出现血液稠、血脂高、血压高、颈椎骨质增生、前列腺肥大等一系列慢性疾病。虽然也用一些保健品和对症治疗药品，但没有解决根本问题。有一次他去办公室，从一楼到二楼，因行走匆匆，就出现两眼发黑、头晕、恶心、胸闷、从胸口到嗓子一阵酸麻的症状。去医院检查，血压 160/95mmHg，心电图出现早搏，心尖部缺血。此后，经常出现胸口到两腮和喉部酸麻症状，有时睡在床上没有活动也出现这样的症状。医生说这是心尖部缺血引起的心绞痛症状。经朋友介绍，得知有一种顺势药品（OTC 非处方药），是迄今为止能够抑制全身所有组织器官老化最尖端、最安全、最有效的基因产品，并具有降低血压、血脂，平衡胆固醇，防治心血管疾病等功能。于是他抱着试试看的想法，在 2010 年 7 月 21 日开始服用这种药品，每日 3 次，每次 2 喷。喷服当晚，就觉得睡眠很好，第二天上下楼也觉得两腿有力，不发软了，随后一天天觉得有精神，服用两个月后，原来前列腺肥大引起的尿频也恢复正常了，过去每晚起床 4~5 次，现在仅 1~2 次，血压 128/85mmHg，再没有出现心绞痛症状，颈背部的疼痛不知不觉也消失了。如今他还被单位返聘，工作在建设办公楼的工地上，近一阶段正值大楼骨架混凝土浇筑，他还参与工程质量监督，从地下室到顶部十二层，每层的支柱搭建、柱筋、梁筋、木模验收，浇注质量检查等，爬上爬下。监理和现场施工人员都开玩笑说："王主任身体真好，红光满面，没看见你疲劳过，以为你 50 来岁，登十来层楼像年轻人一样，想不到你 60 多了，用了什么灵丹妙药啊！"

讨论：人之所以会发生衰老，是由于随着年龄的增长，HGH 分泌减少，不仅失去了肌肉、骨骼，也失去了美好的梦想。此时必须补充 HGH，方可挽回失去的一切。但是，在补充 HGH 时，不能直接补充含有分子的 HGH，必须补充稀释振荡后的含有微观粒子的顺势产品，它能刺激机体产生自己的 HGH，即内源性的 HGH。这位王先生从 50 岁开始，血液黏稠度加大，血脂、血压增高，骨质增生，到了 65 岁时，发生了高血压、冠心病、前列腺炎。所以，我们建议从 40 岁起，每年补充 6 个月的顺势产品就足够了。

美国某议员说："我姐姐 1999 年开始患有阿尔茨海默病（老年性痴呆），一直服用 Cognex 药物治疗，后来因为副作用太大而停止，最终住进看护中心，无法进食，对医生的任何话都没有感觉和反应，整天窝在沙发上睡觉。服用细胞食物后有了很大的改观，不再窝在沙发上睡觉，开始关心周围的事情，还主动和我们交谈，她变得更有活力，走路很有精神，她再次回家的感觉真好。"

如果基因检测提示你有老年性痴呆、帕金森病易感基因，建议你从 30 岁开始使用超级生命素或生命源等细胞食物，每日 2 次，每次 2 喷，每年使用 5~6 个月，即可达到预防作用。

八、对癌症的预防

（一）癌的流行病学资料

根据卫生部《中国卫生统计提要》的数字显示，2003 年以来，癌症连续在城市居民死因中位居首位，在农村居民死因中居前 3 位，是严重危害居民健康和生命的疾病。如果不采取有效的预防与控制措施，预计到 2020 年，我国每年的新发生癌症总数和癌症死亡总数将达 300 万左右，患病总数将达 660 万。发病率较高的癌症主要是肺癌、肝癌、肠癌、胃癌、食管癌、乳腺癌等。

20 世纪 70 年代，我国每年死于癌症的人数约 70 万。城市癌症死亡率为 91.8/10 万，占全部死亡人口的 16.3%；农村死亡率为 80.8/10 万，占全部死亡人口的 11.6%。20 世纪 90 年代，我国每年死于癌症的人数约为 117 万。城市癌症死亡率为 112.6/10 万，占全部死亡人口的 20.6%；农村死亡率为 106.8/10 万，占全部死亡人口的 17.1%。

21 世纪初（2003 年），我国平均每年死于癌症的人数大约为 150 万。城市癌症死亡率为 124.6/10 万，占全部死亡人口的 22%，在各类死因中居第 1 位。农村癌症死亡率为 127/10 万，占全部死亡人口的 21%，在各类死因中占第 1 位。严重威胁我国人民生命健康的癌症主要有胃癌、食管癌、肝癌、大肠癌、肺癌、宫颈癌、乳腺癌、白血病和鼻咽癌。从 20 世纪 70 年代到 20 世纪 90 年代，这 20 年中，肺癌的相对增幅最大，男性上升了 159%，女性上升了 122.6%。我国居民癌症相对增幅最大的为女性乳腺癌，增长了 155.4%。其次为肺癌，男性增长 112.1%，女性增长 153.5%。肝癌男性增长 58.4%，女性增长 72.2%。

（二）癌的预防

世界卫生组织提出防治癌症的"三个三分之一"战略：1/3 癌症病人是可以预防的，而不发病；1/3 的癌症病人可以早发现、早治疗；1/3 的癌症病人可以用现有的医疗措施延长寿命，改善生活质量。

因此认为：癌是可防可治的疾病，不必谈癌色变。预防为主是我国的一贯方针，战胜癌症的根本出路在于预测、预防。

在后基因时代，科技给了我们真正认识自己的机会，我们可以知道影响自己生命过程的程序是怎样编写的，我们可以从一定程度上预测自己会患什么病，可以预测是胖还是瘦。我们可以对未来可能发生的病进行针对性预防，从根本上治疗我们现在难以治疗的疾病。因此，预防必须预知，要预知只有进行基因检测，才能做到有的放矢。

（1）具有癌的易感基因的人，有可能得癌症；没有易感基因的人，一定不会得癌症。因此，易感基因检测对预防癌症具有重要意义。

（2）有了癌的易感基因，要能知道是哪一种癌的易感基因，这样在癌的预防过程中能具有针对性。例如，若有肝癌的易感基因，预防方法是防止乙肝的感染，防止乙肝转变为肝硬化，因为肝硬化容易转变成肝癌。此外，酒精对肝细胞的损伤，也会促使肝癌的发展，因此应戒酒。保肝治疗对肝癌的发展起到抑制作用。

（3）癌症的易感程度：易感基因检测中，根据碱基对的变异程度可分为低度、中度和重度。即使是重度易感基因，发展到小米粒大小时，一般需 8～10 年，由小米粒大小发展到花生米大小需 1～2 年，此时 CT 检查才有表现。由花生米大小发展到核桃大小，需要 1～2 个月，由核桃大小发展到拳头大小，仅需 10～20 天。因此，临床确立诊断之后，一般几个月病人就死亡。易感基因检测可提前 10 年发现，这给临床的防治提供了宝贵的时间。

（4）每个人都拥有一个只属于自己的基因图谱，上面清楚地记录着你自己的易发疾病的数据，据此可以预测出你会不会得癌，会得什么癌，你会不会发胖，你会不会秃顶……预言大师的话你可以不听，基因图谱的话都是真的，一旦你得知致病基因后，可以在发病前及时地改造并消除它。

"预防为主"是我国一贯的方针，战胜癌症的根本出路在于预测、预防。因此，我们提出了"四个不能"：①不能单靠手术、放疗、化疗，要结合中医、西医、顺势疗法。②不能单靠临床手段，要融合心理、营养、运动共同治疗。③不能单靠医务工作者，还要病人和家属共同参与。④不能单靠医学界少数人，要全社会共同关注。

（三）顺势医学对癌症的预防

顺势医学预防癌症的价值远远超过它的治疗价值，顺势医学对癌症的预防作用主要体现在它使人体对癌的免疫功能增强。科学研究结果发现：HGH 能使胸腺的功能恢复到年轻人的水平，使人体内的细胞因子、白细胞介素 1、白细胞介素 2、免疫球蛋白 G、肿瘤坏死因子增加，增强对细菌、病毒、瘤细胞的免疫功能。免疫功能的改善，使细胞免疫功能增强，T 细胞、B 细胞、K 细胞和 NK 细胞加速成熟。NK 细胞专门对癌细胞进行监视，当正常人体细胞突变成癌细胞时，NK 细胞聚集在癌细胞周围，释放出一种毒素，叫淋巴毒素，将癌细胞杀死。正常人体每天有 3000～6000 个突变癌细胞，由于人体具有正常的免疫功能，这些癌细胞都被 NK 细胞杀灭，所以正常人或年轻人不会得癌症。当人体衰老或外界环境对人体细胞产生损害时，免疫功能受到了损害，于是癌症形成。所以，经常使用顺势医学产品的人，机体始终保持正常的免疫状态，使人不易患癌症，这对预防癌症具有非常重要的意义。

顺势医学产品中的 HGH、IGF－1 能促进蛋白质的合成，促进骨髓原始细胞的成熟，这些原始细胞发育成红细胞及各种白细胞，这些不同白细胞各具不同的免疫功能。细胞也分泌 HGH，所以，HGH 的应用，对人体形成了一个良性循环。

（四）顺势医学疗法在"获得性癌"预防中的价值

所谓"获得性癌"，是由于外界环境因素，如化学药品、化学肥料、农药及 X 线、γ 射线等高频电磁波对细胞的损害，可造成 DNA 基因的损伤和突变，这是导致癌症病人增多的主要原因，这种基因突变称为获得性基因突变，这种癌叫"获得性癌"。

基因突变分三个层次：首先是碱基对上的原子的减少，引起原子的生物电磁场紊乱；第二步是碱基对上的原子团的损伤，基团的丢失、置换；第三步是碱基对的错位、置换，引起基因突变。笔者最近观察正在使用顺势疗法产品的人，由外界环境引起的易感基因检测中，基因的易感性都很低。如能在使用顺势产品前做易感基因检测，在使用半年至 1 年后，再重复检测，这样证据就更充分。

顺势疗法产品是属亚原子、量子的纳米级和飞米级产品，容易透过细胞膜和核膜，对受损基因进行修复。所以，顺势疗法产品在"获得性癌"中的作用值得预防医学深入研究。

第八章　　　　顺势医学与保健

第一节　健康新概念

一、"四个方面"

世界卫生组织（WHO）关于健康的概念又有新发展，它指出："所谓健康就是在身体上、精神上、道德上、社会适应上完全处于良好的状态，而不是单纯指疾病或体弱。"随着社会的发展，人们生活水平的提高，医学模式的转变以及疾病谱与死亡谱的变化，人们的健康观念发生了根本的转变，对健康的定义也不断丰富完善。

1948年，世界卫生组织（WHO）在其《宪章》中提出的健康定义是："健康不仅是没有疾病和衰弱，还是保持体格方面、精神方面和社会方面的完美状态。"30年后，国际初级卫生保健大会上，《阿拉木图宣言》又重申了这一概念，其不仅阐明了生物学因素与健康的关系，而且强调了心理、社会因素对人体健康的影响。

生理方面的完美状态是指身体各系统无疾病。心理社会方面的完美状态是指一种持续的、积极的内心体验及良好的社会适应能力，能有效地发挥个人的身心潜能和社会功能。

1990年，世界卫生组织（WHO）关于健康的概念有了新的发展，把道德修养纳入了健康的范畴。健康不仅涉及人的体能方面，也涉及人的精神方面。即将道德修养作为精神健康的内涵，其内容包括：健康者不以损害他人的利益来满足自己的需要，具有辨别真与伪、善与恶、美与丑、荣与辱等是非观念，能按照社会行为的规范准则来约束自己及支配自己的思想和行为。因此将健康定义为：

1. 躯体健康

躯体健康是人们正常生活和工作的基本保障，达不到这一点，就谈不上健康，更谈不上长寿。

躯体健康的标准：①精力充沛，善于休息，睡眠好，能从容不迫地担负日常的繁重工作。②身体应变能力强，能适应外界环境的变化。③能抵抗普通感冒和传染病。④体重适当，身体均称，站立时头、肩、臂位置协调。⑤眼睛明亮，反应敏锐，眼睑不发炎。⑥无龋齿，牙齿不疼痛，牙龈颜色正常，无出血现象。⑦头发光洁，无头屑。⑧肌肉丰满，皮肤有弹性，脏器结构功能正常。

2. 心理健康

心理健康是指人的精神、情绪和意识方面的良好状态，包括智力发育正常，情绪稳定乐观，意志坚强，行为规范协调，精力充沛，应变能力较强，能适应环境，能从容不迫地应付日常生活和工作压力，经常保持充沛的精力，乐于承担责任，人际关系协调，心理年龄与生理年龄相一致，能面向未来。

社会心理健康的标准：①生活目标明确，态度积极，追求和理想切合实际。②人格完整，情绪稳定，自我感觉真实。③充分了解自己的优缺点，对自己的能力有恰当的估计。④在自己所处的环境中，有充分的安全感，能保持良好的人际关系。⑤能适度发泄自己的情绪，并有较强的自我控制能力。⑥在不违背集体意志的前题下，最大限度地发挥个性。⑦在符合社会道德规范的情况下，适当满足个人的欲望要求。⑧乐善好施，对弱者充满同情心，嫉恶如仇，对损害社会的现象表示愤慨。

3. 道德健康

道德健康也是健康新概念中的一项内容。主要指能够按照社会道德行为规范准则约束自己，并支配自己的思想和行为，有辨别真与伪、善与恶、美与丑、荣与辱的是非观念和能力。

4. 社会适应健康

每个人的能力应在社会系统内得到充分的发挥；作为健康的个体应有效地扮演与其身份相适应的角色；每个人的行为与社会规范相一致。

把道德健康纳入健康的大范畴，是有其道理及科学根据的。巴西医学家马丁斯经过10年的研究发现，屡犯贪污受贿罪行的人，易患癌症、脑出血、心脏病、神经过敏等病症而折寿。品行善良，心态淡泊，为人正直，心地善良，心胸坦荡，则会心理平衡，有助于身心健康。相反，有违于社会道德准则，胡作非为，则会导致心情紧张、恐惧等不良心态，有损健康。试看，一个食不香、睡不安、惶惶不可终日者，何以能谈健康！据测定，这类人很容易发生神经中枢、内分泌系统功能失调，其免疫系统的防御能力也会减弱，最终会在恶劣心态的重压和各种身心疾病的折磨下，或者早衰，或者早亡。

二、检测是否健康的十条标准

1. 精力充沛，能从容不迫地应付日常生活和工作。
2. 处事乐观，态度积极，乐于承担任务，不挑剔。
3. 善于休息，睡眠良好。
4. 应变能力强，能适应各种环境的变化。
5. 对一般感冒和传染病有一定的抵抗力。
6. 体重适当，体态均称，头、臂、臀比例协调。
7. 眼睛明亮，反应敏锐，眼睑不发炎。
8. 牙齿清洁，无缺齿，无疼痛，牙齿颜色正常，无出血。

9. 头发光洁，无头屑。

10. 肌肉皮肤富有弹性，走路轻松。

三、"五快"和"三良好"

WHO 又提出了人类新的健康标准，这一标准包括机体健康和精神健康两部分，具体可用"五快"（肌肉健康）和"三良好"（精神健康）来衡量。

1. "五快"

（1）吃得快：进餐时有良好的食欲，不挑剔食物，并能很快吃完一顿饭。

（2）便得快：一旦有便意，能很快排完大小便，而且感觉良好。

（3）睡得快：有睡意，上床后能很快入睡，且睡得好，醒后头脑清醒，精神饱满。

（4）说得快：思维敏捷，口齿伶俐。

（5）走得快：行走自如，步履轻盈。

2. "三良好"

（1）良好的个性人格：情绪稳定，性格温和，意志坚定，感情丰富，胸怀坦荡，豁达乐观。

（2）良好的处事能力：观察问题客观、现实，具有较好的自控能力，能适应复杂的社会环境。

（3）良好的人际关系：助人为乐，与人为善，对人际关系充满热情。

第二节　心理健康

心理是什么？说到底，心理是人脑的机能，是人脑对客观物质世界的主观反应。人的心理活动都有一个发生、发展、消失的过程。人们在活动的时候，通常用各种感官认识外部事物，通过头脑的活动思考事物的因果关系，并伴随着喜、怒、哀、乐等情感体验，这折射着一系列心理现象，这个过程就是心理过程。按其性质可分为三个方面，即认识过程、情感过程和意志过程，简称为知、情、意。这三个过程统称为"心理"。

一、HGH 对大脑的作用

1. 激活人的思维能力。

2. 逆转由老龄带来的对事物的灰蒙看法和人生观，使人乐观，找回年轻时代。

3. 令人精力充沛，有焕然一新的感觉。

4. 减轻压力，情绪高涨，心情愉快，有生气。

5. 有重新开始新的事业的愿望。

6. 改变了脾气。

7. 增强自信心。

8. 记忆力增强。

9. 注意力集中。

10. 心理素质提高。

产生原因：顺势疗法是微观粒子，易透过血脑屏障到达脑脊中，HGH 使神经介质 β - 内腓肽增加（使大脑细胞兴奋），多巴胺下降（使人乐观）。

二、HGH、IGF -1 对心理健康的作用

心理健康与体质健康同样重要，心理健康是受 HGH 控制的。HGH、IGF - 1 对人的心理作用体现在以下几个方面：

1. 振奋精神

HGH 增加，能焕发精神，有活力；尤其是不易疲劳，精神振奋。

HGH 减少，工作能力降低，业余生活黯然无味，精神抑郁，懒散呆滞。

2. 消除压力和精神紧张

HGH 增加，注意力集中，自尊自信，工作主动，发挥创造力。

HGH 减少，焦虑不安，工作有压力，失眠，易于激动。

3. 有助睡眠

人在睡眠时 HGH 达到高峰，失眠导致 HGH 减少，这是失眠导致痛苦、疲劳的缘故。增加 HGH 后，恢复了正常的睡眠，于是精神好。

4. 增强记忆力，逆转脑萎缩

（1）HGH 帮助记忆和认知。HGH 与印象记忆、短期记忆、长期记忆以及感观、运动神经配合有关。因为 HGH 可以改变大脑细胞的新陈代谢，所以能增强记忆力，集中注意力，增强大脑的思维能力。

（2）逆转大脑萎缩。在 20 岁时大脑最大，重约 3 磅，随后开始萎缩，90 岁时为 70%，大脑细胞每天死亡 5 万 ~ 10 万个。增加 HGH 后，大脑细胞可再生，长出新的树突。

（3）IGF - 1 能阻止大脑萎缩，终止大脑细胞的"程序性死亡"，其中包括大脑皮层、海马回（思维和记忆）、纹状体（帕金森病）。

（4）清除自由基的药物对大脑损伤起预防作用。IGF - 1 是大脑细胞受损后唯一对大脑有修复作用的物质。

（5）HGH 是所有激素的"总司令"，它对全身起主导和统帅作用。

5. 其他功能

（1）惊人的伤口愈合功能：HGH 能够促进细胞的再生和修复，体内具有生长因子，能使受损的神经细胞再生。

（2）增进视力：晶状体失去弹性，视力调节差，IGF - 1 可修复眼伤，治疗视神经炎。

（3）促进毛发生长。

（4）增进食欲，通便。

（5）女性月经正常，月经期狂暴脾气消失。

（6）女性乳房隆起。

（7）女性青春痘消失。

（8）脾气明显好转。

6. "两个现象"

（1）抗胰岛素现象：使血糖升高，因 HGH 过量引起，减量后消失。

（2）好转反应：①为排毒过程。②饭量减少，吃一点就饱了，但 1～2 周后恢复正常。③排汗，为散热过程。④皮肤过敏。

三、心理性疾病

1. 什么是心理性疾病

心理性疾病的本质是大脑皮质、丘脑及传导系统的生物电磁场的紊乱。顺势医学疗法治疗心理性疾病的原理是调节、平衡脑的生物电磁场。心理作用受大脑植物性神经系统的影响，特别是下丘脑产生的促垂体生长激素（GHRH）的调节。顺势疗法产品中含有下丘脑合成 GHRH 的原料、信息，促进下丘脑产生 GHRH，调节 HGH 的分泌。

心理作用也受到人脑细胞分泌的两种神经传递物质的调节，这两种神经传递物质是β-内啡肽和多巴胺。β-内啡肽是大脑自己产生的吗啡，对大脑有兴奋作用，使人产生一种快感，一种满足轻松的享受。内啡肽含有一种著名的 5-羟色胺，被称为"快乐的荷尔蒙"。多巴胺、去甲肾上腺素称为"痛苦的荷尔蒙"，生气或恐惧时体内分泌去甲肾上腺素，它的前体是多巴胺，多巴胺能使人产生焦虑不安。

褪黑素在夜间或临睡前分泌，它能使人昏昏欲睡，无精打采，抑郁状态时，这种激素分泌较多。

这几种物质受 HGH 的调节，使大脑的兴奋和抑制得到平衡。毒品取代了β-内啡肽，使人体产生对吗啡的依赖性。

2. 顺势医学产品是治疗心理性疾病的唯一药物

人的"人格""品格""性格""精神""思维""能力"都具有其生物场，都有其相对应的基因，并通过内分泌加以调控。心理性疾病是思维场、意念场的紊乱，只能用含有微观粒子的生物电磁场去平衡。HGH、IGF-1 在顺势疗法中的应用，能调控生物电磁场，调控人的心理平衡，修复异常基因。所以，人使用了顺势产品后，精神振奋，乐于参加各种工作和社会活动，思维能力、记忆能力增强，判断能力准确，灵活、灵敏度提高，紧张、忧愁、焦虑的心态消除，好像又奋发了青春。这是 HGH 和 IGH-1 在顺势医学应用中的一个重大突破。

HGH 能促进β-内啡肽的分泌，所以能戒除毒瘾。HGH 能使心理素质朝好的方向发展，使人保持乐观的心态，愉悦的心情，稳定的情绪，具有抗忧郁的作用。

第三节　体质健康

一、对机体的修复和再生功能

1. 基因的修复能力增强

空气的污染，太阳光的紫外线，空中的高频、低频电磁波，重金属、农药等化学物质对基因的损害，以及人体内环境对基因的损害（如化学药品、自由基、各种有毒的代谢产物、酸性体质），都大大缩短人的寿命。顺势产品的微观粒子可直接透过生物膜，对受损的基因进行修复。

2. 细胞的再生能力增强

人的衰老，首先是干细胞的逐渐减少。微观粒子，特别是 HGH 的应用，可直接促进 DNA 的合成。干细胞再生因子在顺势疗法产品中的应用，进一步解决了神经细胞和心肌细胞不能再生的问题。

3. 组织器官的功能增强

使用顺势产品后，心脑功能、性功能、胃肠功能、免疫功能、肝的解毒功能、肌肉和关节的运动功能都明显增强。

（1）对心脏：能阻止心脏细胞的死亡，能增加左心室的厚度，增强心肌的收缩力，增加搏出量，使心脏的排出量增加。同时可降低血压，使血液黏稠度降低。

（2）对脑：逆转脑萎缩，终止大脑细胞的程序死亡，促进脑细胞的再生，修复受损的脑细胞。

（3）对肾：增加肾小球的滤过率，对肾小管上皮具有修复作用，能降低血压，降低肾小球毛细血管的阻力。

（4）对肺：能使肺组织再生，恢复肺的再生功能，对肺气肿和阻塞性肺病有效。

（5）对肝脏：能修复受损的肝细胞，并能使肝细胞再生，使肝细胞处理脂蛋白的能力增强，使低密度脂蛋白降低，使高密度脂蛋白升高，增强肝脏的解毒能力。

（6）对骨：人在 30 岁之前，成骨细胞的生长率超过破骨细胞；30 岁之后，破骨细胞的生长率超过成骨细胞。50 岁之后，每年成骨细胞的成长率为 2%，而吸收的旧骨细胞达 22%，骨头呈多孔易破的骨质疏松状态，易形成骨折。HGH 治疗半年之后，骨质疏松得以逆转，2 年之后，骨质变得强壮。HGH 可使身材长高，使椎间盘矿物质含量增加，使蛋白质合成增加，从而保持水分，可以使脊柱伸长。

（7）对肌肉：人在 30～75 岁之间，肝、肾、脑、胰萎缩达 30%，肌肉萎缩 30%，脂肪增加 50%，女性增加的是臀部的脂肪，停经后增加的是腹部脂肪。HGH 的减少，使脂肪增加，使肌肉萎缩。HGH 应用 6 个月后，测体脂：平均每人减掉 12.5 磅脂肪，增加了 12.1 磅的肌肉。而对照组（安慰剂）肌肉、器官每年以 2.5% 和 4.5% 的平均速度萎缩。

上述三种功能的增强，是青春活力的象征。60 岁以上的人使用半年之后，可年轻10 ～ 15 岁。根据美国威斯康星州医学院鲁德曼博士和陈蒙德博士在 1994 ～ 1996 年的一次 800 多人的顺势产品临床研究中，随机抽样的 202 人中，年龄 39 ～ 74 岁，治疗时间最短的 15 天，最长的 720 天，平均治疗时间 180 天。治疗结果见表 8 － 1：

表 8 － 1　顺势医学产品疗效观察表

症状	有效率	症状	有效率
病理改变	89%	伤口愈合能力	71%
增加心肌收缩力	94%	背部弹性增加	83%
降低胆固醇	95%	抵抗一般疾病	73%
肌肉增加	81%	性功能增强	80%
脂肪减少	85%	夜尿起床减少	97%
运动耐力增强	81%	潮热减少	58%
体力增强	98%	月经变得有规律	69%
皮肤厚度增加	68%	精力增加	94%
皮肤弹性增加	71%	情绪变得稳定	67%
皱纹消失	81%	对生活增加信心	78%
头发新生	48%	记忆力增加	92%
旧伤愈合	55%		

二、对生理的调节作用

1. 对神经系统的调节

顺势疗法对神经系统的调节作用是双向性的，表现在交感神经和副交感神经功能的调节，神经兴奋和抑制的调节上。HGH、IGF － 1 因子一方面可直接作用于下丘脑和垂体，使细胞的兴奋与抑制保持稳定；另一方面，可促进蛋白质的合成，对神经细胞的再生、细胞膜的完整性和神经激素的合成提供了物质基础。

2. 对内分泌系统的调节

内分泌腺的调节中枢是下丘脑，下丘脑与腺垂体，下丘脑与神经垂体，通过下丘脑促激素的释放，实现反馈和负反馈的平衡。

对神经系统和内分泌系统的调节是通过神经激素来实现的，所以称为"神经－体液调节"。顺势疗法用药是通过舌下给药，1 分钟内吸收，到达脑部，促进垂体合成 HGH。

3. 对免疫系统的调节

人体的主要免疫器官是胸腺和骨髓。

（1）胸腺：人的胸腺从 20 岁开始退化，到 45 岁逐渐萎缩。胸腺既是一个淋巴免疫的器官，又是一个分泌器官。顺势疗法产品中的 HGH 和 IGF － 1 可使胸腺的大小和分泌功能恢复到年轻时的水平。

（2）骨髓：骨髓是产生干细胞的器官，它可以分化成 T 细胞和 B 细胞。顺势产品中的 HGH、IGF－1 能促进 T 细胞的成熟，B 细胞分泌抗体，粒细胞的增殖，杀伤细胞（K 细胞）和自然杀伤细胞（NK 细胞）数量的增加和活性的增强，吞噬细胞的吞噬功能增强。所以，使用顺势产品后，人体的免疫功能大大增强，不仅消除了病原体，而且使用后人很少得病。顺势疗法产品还能促进干细胞的生成，这对组织的再生具有重要意义。过去认为心肌细胞、神经细胞是终端细胞，不能再生。现在科学家在这些组织中也找到了干细胞，顺势疗法产品的应用也证明这些组织能够再生。

4. 对新陈代谢的调节

（1）糖代谢：顺势产品对糖代谢的作用是提高组织对胰岛素的敏感性而降低血糖。由于顺势疗法产品可促进蛋白质的合成，是否对胰岛素的合成有帮助，有待进一步证明。顺势疗法可促进糖的有氧代谢，可减少乳酸的产生。

（2）蛋白质代谢：顺势产品能促进 DNA 和 RNA 的合成，使蛋白质合成增加，从而促进生长和发育，促进组织的修复和再生。HGH 能使纤维蛋白原的合成增加，降低血液黏稠度。

（3）脂肪代谢：顺势产品对脂肪代谢的作用是促进高密度脂蛋白的合成，使磷脂增高；能促进低密度脂蛋白的分解，使甘油三酯降低，进而使总胆固醇水平保持正常。顺势产品对腹部脂肪的消除十分明显，但体重却保持不变，其原因是肌肉重量的增加。

（4）对水盐代谢的调节：肾脏对水盐代谢的调节是通过下丘脑及垂体后叶释放的抗尿激素（ADH）的作用来控制水的排出，由于 HGH 可直接对下丘脑和垂体产生作用，所以 HGH 可直接调节水平衡，能有效治疗脑积水、胸水、腹水和关节腔积液等疾病。由于顺势疗法产品可促进蛋白质的合成，而将 H_2O 分子和钙离子带入细胞内，顺势产品使血钙增高，使骨密度增加。

顺势疗法产品对上述各系统的调节功能，使细胞内外环境保持恒定，使有机体的功能保持稳定，对保持人体健康起到重要作用。

第四节　老年保健

"衰老"是各种疾病和病理变化的综合征。长期以来，科学界一直认为：衰老是一种自然发生的生理过程，他们把衰老与疾病截然分成两种不同的概念，也就是说，疾病可以用药治疗，而衰老只能让它衰老下去，是不可抗拒的自然规律。

近年来，经过科学家的不断研究，认为衰老本身是一种疾病，是一种进行性、退化性的疾病，它影响着人体的每一个细胞、每一个组织、每一个器官。

一、衰老的机理

1. 基因受损

基因受损的原因可以是来自外界环境的损害，如紫外线、食物中的农药、化肥及各种化学药品对人体基因的损伤。人体在代谢过程中产生的自由基，特别是氧自由基，损害细胞、线立体，继而损害 DNA 碱基对，从而使基因受损。虽然人体对基因有自我修复能力，但连续不断地受到自由基的攻击，修复速度赶不上破坏的速度，于是细胞逐渐衰老。人类的衰老并非是自然规律，而是疾病的累积。

除创伤之外，疾病的发生是从生物电磁场的紊乱开始的，所以，疾病的治疗必须从平衡生物电磁场着手。顺势疗法产品是含有微观粒子的生物电磁场，它可直接透过生物膜，平衡生物电磁场，修复受损的基因。人体衰老、患病，实质是基因受损，导致人体器官的细胞老化和损伤。基因受损，则遗传信息指令就不能正常运行，体内一些有机化合物，如蛋白质、脂肪、糖类、酶、激素等的合成代谢也不能正常进行，不能提供足够的能量给细胞正常新陈代谢之用，而使老化的细胞留在体内。老化细胞既无细胞分裂的能力，也没有免疫力与抵抗力，一旦有细菌侵入，身体就会产生各种疾病。

2. HGH 的分泌减少

随年龄的增加，垂体分泌 HGH 逐渐减少。婴儿的分泌量最旺，日分泌量达 $2000\mu g$；人在 21 岁时，血中的 HGH 浓度为 $10\mu g/100mL$；61 岁时只有 $2\mu g/100mL$，即下降了 80%。随着年龄的增长，我们不仅失去了肌肉、骨质，体液也减少，细胞分裂减慢，同时，我们还失去了生活的乐趣和美好的梦想。

HGH 是逆转衰老的唯一药物。HGH 又叫人类生长激素，顺势医学产品中的 HGH 是稀释振荡之后产生的微观粒子，为垂体提供合成 HGH 的原料，刺激垂体产生 HGH，所以不会产生依赖性。美国抗衰老专家克拉兹博士在世界抗衰老大会上宣布："HGH 的成功应用是人类历史上首次干预衰老进程、恢复青春、抵抗疾病、有效延长寿命的里程碑。"美国食品药品管理局（FDA）也向世界宣布："HGH 是目前为止唯一能够逆转衰老的物质。"

但是，HGH 是一个含有 191 个氨基酸的大分子物质，它对抗衰老作用是一种补充型的作用，它在体内可能形成一种负反馈机制，对垂体可形成依赖性，一旦停止使用，衰老又会发生。

顺势医学疗法将 HGH 经过多次稀释和振荡，成为亚原子、量子水平，这些微观粒子形成了生物电磁场，生物电磁场是能量和信息的载体，将能量和信息通过顺势液输送到垂体，重新制成 HGH，这种 HGH 是内源性的，不会产生依赖性。顺势医学产品除了具有 HGH 的作用外，还能直接进入细胞膜、核膜，直接修复受损的基因，因此，它能使许多疑难病有了解决办法。

除此之外，顺势产品中还加入了许多新的物质，如端粒酶因子，它对于抗衰老具有重要价值。干细胞技术的应用也为抗衰老和疑难病的治疗提供了新的物质基础。

3. 端粒酶

端粒是染色体末端的 DNA 重复序列，能够保持染色体的完整性。细胞每分裂一次，端粒就短一点。一旦端粒消耗殆尽，染色体则易于突变而导致动脉硬化和某些癌症。因此，端粒和细胞老化有明显的关系。

人体的所有器官和组织都由细胞组成，但组成器官和组织的细胞有两大类，即干细胞和非干细胞。人体衰老正是由细胞特别是干细胞衰老引起的。医学家认为，衰老是一种多基因的复合调控过程，表现为染色体端粒长度的改变、DNA损伤，这些因素的综合作用，影响了寿命的长短。

端粒缩短可引起衰老，而维持端粒长短的重要活性物质便是端粒酶。生物学家早就发现一件有趣的事实：就是每一种细胞的寿命都有一定的限度，在人工培养条件下，接近这个限度时，哪怕用最好的培养方法都拯救不了既定的命运。这就像人体的成纤维细胞，据试验，最多只能繁殖50代，到那时必然趋于死亡。其他像老鼠的成纤维细胞只能分裂18代，龟的成纤维细胞分裂110代，如此等等。

人类的细胞并不能无限制地重复分裂，在分裂50~60次后便会停止。细胞不再继续分裂的机体组织，便呈现出衰老和机能低下的状态。随着细胞重复分裂，端粒缩短到一定的长度，从而使细胞停止了分裂，这就是"程序假说"。

细胞分裂的时候，DNA被复制，但是由于X射线、紫外线、活性氧、有害物质的损害，DNA会发生异常变化，于是DNA在复制过程中就会产生错误。随着错误的积累，生成了异常蛋白质，细胞机能变得低下，于是细胞便不能继续分裂，呈现出了衰老迹象。

端粒酶（或端粒体酶）是一种能延长端粒末端的核糖蛋白酶，主要成分是RNA和蛋白质，其含有生物特异识别位点，能以自身RNA为模板，合成端粒DNA并加到染色体末端，使端粒延长，从而延长细胞的寿命，甚至使其永生化。

二、衰老的防治

1. 退行性骨关节炎

靳某，女，49岁，北京人。

患者全身关节疼痛3年余。患者自2003年起，颈椎、胸椎、腰椎、髋关节及膝、踝关节疼痛，逐渐加重，疼痛放射到下肢，伴有头晕、失眠、耳鸣、视物不清。去医院检查，诊断为"风湿性关节炎""更年期综合征""白内障"。但血沉、抗"O"均正常。各种治疗均无效。

自2005年6月15日起，使用超级生命素，每日3次，每次2喷。到第8天，自觉身体轻松，走路明显加快，上公共汽车不用再拉把手就能上去，也能骑自行车外出。当使用到第15天时，疼痛明显减轻，但发生喉痛，持续10余天，半有咳嗽、排痰20余天。当使用到40天时，头晕、耳鸣、腹胀、反胃消失。使用两个月，眼睛视物清楚，视力明显提高，全身骨关节疼痛基本消失，恢复了正常的工作。

讨论：退行性骨关节炎是一种慢性关节病，它是关节软骨面的退行性变和继发性的骨质增生，因而又称老年性关节炎。老年性退化是引起退行性关节炎的主要原因。中老年人的组织器官会发生退行性变化，骨和关节组织也不例外，退行性变化尤其好发于承重的关节和多活动的关节。过度负重或过度使用某些关节，可促进退行性变化的发生。此外，如关节内骨折、糖尿病、长期不恰当地使用肾上腺皮质激素等因素，均可促进退行性变化的形成和加速已存在的退行性变化的发展。

IGF－1可明显地促进多种来源的软骨细胞分裂增殖和软骨基质的合成。IGF－1还可刺激软骨细胞合成软骨基质、特异型胶原蛋白－Ⅱ型胶原，增加糖胺聚酶的活性，增强成骨细胞的碱性磷酸酯酶的活性。

2. 颈椎病

周某，女，57岁，上海市人。

患者因长期从事伏案工作30年，造成颈椎4~7节变形。近15年来经常出现剧烈头痛，眩晕，双眼发黑，每次发作需1周才能恢复。患者经常有严重的膝关节疼痛，关节肿胀。左膝关节半月板破裂，行走困难，只得卧床休息。自2000年起又患更年期综合征，整整4年，痛苦万分，认为自己成了废人，不想再活下去。

自2004年7月使用顺势疗法产品超级生命素，每日3次，每次2喷，1个疗程后，颈椎病、骨关节病及更年期综合征全部消失，真正体会到无病一身轻的感觉。

讨论：该患者主要有三种疾病：①颈椎病：由于长期的工作姿势，局部的肌肉、韧带、肌腱劳损，小关节功能紊乱，骨质增生，压迫局部肌肉、神经，引起局部组织的水肿、增生，患者感到沉重感、压迫感。如压迫椎－基底动脉，可导致脑供血不足，引起眩晕、恶心、呕吐。顺势疗法产品可消除局部组织的水肿，改善局部的血流，促进增生组织的吸收，改善局部组织的功能。从深层意义上讲，症状是由基因决定的，基因受损，症状出现，修复好基因，症状消除。②骨关节痛：缺钙可引起骨质疏松，加上关节的退行性变，可引起骨痛、肿胀。顺势疗法产品中的HGH、IGF－1可调节钙的平衡，在合成蛋白质的同时，也将钙带入细胞内。顺势疗法对骨关节痛有非常好的疗效。③更年期综合征：顺势疗法产品中的HGH可调节女性激素的分泌，对消除更年期综合征的各种症状非常显著。

第五节　亚健康

亚健康是指人体介于健康与疾病之间的状态，又叫"第三状态"。传统西方医学对亚健康的病因、发病机理至今尚不明确，因此缺乏真正有效的治疗方法和手段。亚健康状态占人口的75%，真正健康的人只占5%，患有疾病的人占20%。所以，亚健康是21世纪对人类最大的威胁。

亚健康常被诊断为疲劳综合征、内分泌失调、神经衰弱、更年期综合征或植物性神经功能紊乱。它在心理上的表现是：精神不振、情绪低落、反应迟钝、失眠多梦、白天困倦、注意力不集中、记忆力减退、烦躁不安、忧愁焦虑、易受惊吓等。生理上的表现为疲劳、乏力、气短、出汗、腰酸背痛、心悸、心律不齐等。

一、亚健康的诊断

（一）诊断要点

1. 排除疾病原因的疲劳和虚弱状态。

2. 介于健康与疾病之间的中间状态或疾病前状态。

3. 在生理、心理、社会适应能力和道德上的欠完美状态。

4. 与年龄不相称的组织结构和生理功能的衰退状态。

（二）亚健康与相关医学的区别

1. 亚健康不同于亚临床。尽管亚健康与上游的健康状态和下游的疾病状态有部分重叠，但区分也是明显的。亚临床是有主观检查证据而没有明显临床表现，如当前常见的中老年人亚临床颈动脉硬化，颈动脉超声检查发现有较明显的颈动脉内中膜增厚，甚至有斑块形成，而无临床表现；而亚健康状态者具有头痛、头晕和胸闷不适主诉，但血管心脏超声及心电图检查都未发现异常。

2. 亚健康不等于慢性疲劳综合征（CFS）。首先，CFS 具有国际统一标准，亚健康至今没有；其次，CFS 在 18 岁以上成人的发生率仅为 0.004%，而亚健康则为 70%，两者间悬殊甚大；再者，国内描述的亚健康状态多数通过积极干预恢复健康，CFS 则仅有 30% 可以恢复健康状态。

3. 界定亚健康还应注意同临床功能性疾病和精神心理障碍性疾病及某些疾病的早期诊断相区别。

需要指出的是，目前亚健康还没有建立统一的判断标准，中、西医对亚健康的理解和界定范围也存在很大的差异，这些均是今后有待研究解决的问题。

（三）亚健康的分类

1. 躯体亚健康

主要表现为不明原因或排除疾病原因的体力疲劳、虚弱、周身不适、性功能下降和月经周期紊乱等。

2. 心理亚健康

主要表现为不明原因的脑力疲劳、情感障碍、思维紊乱、恐慌、焦虑、自卑、神经质、冷漠、孤独、轻率，甚至产生自杀念头等。

3. 社会适应性亚健康

突出表现为对工作、生活、学习等环境难以适应，对人际关系难以协调，即角色错位和不适应是社会适应性亚健康的集中表现。

4. 道德方面的亚健康

主要表现为世界观、人生观和价值观上存在着明显的损人害己的偏差。

二、引起亚健康的原因

1. 过度紧张和压力

研究表明，长时期的紧张和压力对健康有四害：一是引发急慢性应激，直接损害心血管系统和胃肠系统，造成应激性溃疡、血压升高、心率增快，加速血管硬化进程和心血管事件的发生；二是引发脑应激疲劳和认知功能下降；三是破坏生物钟，影响睡眠质量；四是免疫功能下降，导致恶性肿瘤和感染的机会增加。

2. 不良生活方式和习惯

如高盐、高脂和高热量饮食，大量吸烟和饮酒及久坐不运动，是造成亚健康的最常见原因。

3. 环境污染的不良影响

如水源和空气污染、噪声、微波、电磁波及其他化学、物理因素污染，是防不胜防的健康隐性杀手。

4. 不良精神、心理因素刺激

这是造成心理亚健康和躯体亚健康的重要因素之一。

三、亚健康的危害

1. 亚健康是大多数慢性非传染性疾病的疾病前状态，大多数恶性肿瘤、心脑血管疾病和糖尿病等均是从亚健康人群转入的。

2. 亚健康状态明显影响工作效能和生活、学习质量，甚至危及特殊作业人员的生命安全，如高空作业人员和竞技体育人员等。

3. 心理亚健康极易导致精神心理疾患，甚至造成自杀和家庭伤害。

4. 多数亚健康状态与生物钟紊乱构成因果关系，直接影响睡眠质量，加重身心疲劳。

5. 严重亚健康可明显影响健康寿命，甚至造成英年早逝、早病和自残。

四、亚健康的预防和治疗

（一）"十字方针"

针对亚健康的成因和危害，必须强化自我防护，牢记预防亚健康的"十字方针"。

1. "平心"

即平衡心理、平静心态、平稳情绪。

2. "减压"

即适时缓解过度紧张和压力。

3. "顺钟"

即顺应好生物钟，调整好休息和睡眠。

4. "增免"

通过有氧代谢运动等增强自身免疫力。

5. "改良"

即通过改变不良的生活方式和习惯，从源头上堵住亚健康状态的发生。

（二）治疗

亚健康人群中的相当一部分人是围着广告转，一会补脑盛行，一会补钙成风，其卖点都是人们对健康的渴望。许多人对此类问题的认识，仍停留在雾里看花的模糊状态。

许多医务人员认为亚健康不是病，所以谈不上治疗问题。顺势医学认为：亚健康是基因早期受损，基因受损可分为三个层次：①第一层次是生物电磁场的受损，生物电磁场的紊乱，即基因场的增强、减弱。②第二层次是碱基对上的原子或原子团的丢失或置换，导致基因复制的障碍。③第三层次是碱基对的错位、丢失或置换，引起复制的错误，这种现象称为基因的"突变"。

顺势疗法产品是含有微观粒子的生物电磁场，能对上述前两个层面损伤的基因进行修复，只要正常的基因存在，顺势疗法就能通过 DNA 复制，重新建立正常的运转系统。修复受损基因是顺势医学的重要治病原理，亚健康患者经顺势医学 3～5 天的治疗，绝大部分症状消失，然后再进行半年的保健治疗，多不会复发。

例1：李某，女，46 岁，北京人。

该女士平时体态臃肿，面容憔悴，情绪不稳定，精神状态日渐衰退。自 2003 年 1 月起，月经失调，抵抗力减弱，经常发生感冒，持续数日。自 2003 年 12 月 6 日使用顺势产品高级生命素，每日 2 次，每次 2 喷。3 日后精神状态好转，能做到晚睡早起，精力旺盛，体力增强，情绪也一天天乐观，对工作充满激情，并开始热衷于顺势医学，对自己的健康充满信心。使用顺势产品第 8 天（12 月 14 日），在原因不明的情况下发烧，有点像感冒，经咨询，增加使用 2 次顺势产品，每日 4 次，每次 2 喷，12 月 16 日症状消失。12 月 30 日开始使用圣茵康侣。2004 年 1 月 5 日，开始排出异物，1 月 7 日基本排干净，到 1 月 20 日，月经准时来潮。

讨论：人体基因损伤导致症状的出现，这是疾病的早期症状。此时有机体的器官和组织未发生病理改变，因此医生无法从个别症状来判定疾病的诊断，各种实验室检查也无法验证医生的判断，此时，我们称之为亚健康状态。亚健康状态占人群的 75%，李女士出现的体态臃肿、面容憔悴是衰老的开始，月经不调是更年期的征兆，顺势疗法是亚健康状态最好的治疗方法。笔者认为：年过 30 岁，都应采用顺势医学方法进行保健，因为此时人体生长激素（HGH）分泌开始减少，人体各器官的功能开始走下坡路，需要保健。保健的用量是每日 2 次，每次 1～2 喷。

例2：吴某，男，41 岁，北京人。

该先生近 1 年来消瘦，极易疲劳，记忆力减退，烦躁，胸闷，食欲差，心跳慢。自 2005 年 3 月起，使用高级生命素，每日 3 次，每次 2 喷，3 日后，患者感觉心不烦，胸也不闷，睡眠也好。但自第 4 日起，突然牙龈发炎，原来受损的髋关节疼痛，到第 10 日，这些反应才消失。自此之后，患者不想吸烟，而且吸烟时头痛。自第 3 周起，食欲好，感到饿，吃饭香，1 个月后体重增加了 5kg，肌肉发达，胸肌丰满，面色也好，显示健康状态。患者数年前开始，左耳上方长有一个鹅蛋大小的纤维瘤，现逐渐变软，半年后仅剩指头大小，目前各种症状一一消失，仍在断断续续用药。

讨论：这是一例亚健康状态患者，通过顺势疗法调理，所有症状消失。症状消失后，我们建议改为保健用量，每日 1~2 次，每次 1~2 喷，持续用药半年。

关于顺势疗法可以戒烟的说法，在业内广为流传，许多吸烟者使用顺势疗法后不再想抽烟，即消除了烟瘾。吸烟对身体有害，它可损伤基因，形成烟瘾。烟瘾就是基因损害在人体的症状表现，使用顺势疗法可修复基因，烟瘾自然可以消除。此外，顺势疗法可戒毒，印度已有成功的报道。

用顺势疗法治好了纤维瘤，报道较少，其原理是调节了蛋白质的代谢。

例 3：从某，男，34 岁，北京人。

该先生无明显症状，只感体力差，精力大不如前，易疲劳，失眠，有时烦躁。自 2004 年 1 月起，使用顺势产品高级生命素，每日 2 次，每次 2 喷。1 周后，性欲明显回到 25 岁时的状态，睡眠也好，情绪乐观，体力明显增强，半个月后脱发明显减少，两个月后秃发处生出新发。

讨论：亚健康是指人的机体虽然无明显疾病，但呈现出疲劳、无力、反应能力差、适应能力减退、创造力较弱、自我有种种不适的症状，称为机体的"第三状态"。亚健康介于健康和疾病之间，是一种生理机能低下的状态。主诉症状多，而且不固定，如无力、易疲劳、情绪不稳定、失眠等。

诺贝尔奖获得者里根川进指出："基因损伤是万病之源。"在疾病的早期，仅有基因不同程度的受损，此时还未损伤到组织和器官，用现有的设备还无法检测出来。因此，亚健康是疾病的早期，由于顺势医学产品为纳米技术，亚原子状态的微粒子，较易透过细胞膜和核膜，直接修复受损的基因，为亚健康的调理提供了极好的修复手段。

这位先生年仅 34 岁，且未老先衰，其确切的原因是 HGH 分泌减少，当他使用高级生命素之后，获得了足够的能量，奋发了青春的活力。

例 4：刘某，女，41 岁，山东人。

该女士平时无明显不适，自 2003 年 8 月起，使用顺势疗法产品高级生命素，每日 2 次，每次 2 喷，3 天后睡眠好，1 周后面色红润而有光泽，1 个月后面部细小皱纹展开，皮肤光泽而有弹性。两个月后，面部黄褐斑消失，性功能提高，体重减轻了 3kg。

讨论：这是一位无任何症状的女士，使用超级生命素后，面色红润而有光泽，面部黄褐斑消失，面部细小皱纹展开并逐渐消失，性功能提高，体重减轻。事实上，人过 20 岁，HGH 逐渐下降，每 10 年下降 14%。因此，随着年龄的增长，HGH 分泌逐渐减少，细胞脱水、变干、缩小。人到了 45 岁，身体就进入了停滞阶段。HGH 是目前唯一能从根本上逆转衰老进程的制剂。HGH 能使真皮细胞分裂、再生、增厚，使皱纹消失，眼袋消失，皮肤含水量增加，恢复活性而有光泽，快速扭转衰老。

人体内有两种脂肪，即中心脂肪和周围脂肪。分布于腹部和腰部的脂肪叫中心脂肪，分布于臀部和四肢的脂肪叫周围脂肪。超级生命素对消除中心脂肪非常显著，一般用后 1 个月有效，半年可使脂肪消失 85%。

HGH 与性激素有直接反馈作用，它能使卵巢和睾丸分泌的激素增加，能促使卵子和精子的结合，对不孕不育有效。

值得我们注意的是：我们使用的是顺势医学产品，是经过稀释振荡过的，而不是真正的 HGH，在稀释振荡液中，没有发现 HGH 物质分子，它是怎样发挥作用的呢？稀释振荡后的顺势产品实质上是含有微观粒子的生物电磁场，水是生物电磁场的载体，电磁场是能量和信息的载体，在生物体内，能量就是信息。

康复医学是现代医学（预防医学、临床医学、康复医学）的重要组成部分，是用现代医学措施治疗因外伤或疾病而造成的功能障碍，使其恢复到正常水平，以回归社会。

目前，康复医学的主要任务是功能的恢复，应用运动疗法、言语疗法、物理疗法、心理疗法、康复工程（电子、基因）、职业训练及传统的中医疗法，达到恢复功能、提高生存质量的目的。

临床医学是针对疾病进行治疗的，但大多数疾病用传统的治疗方法是不可能治愈的。不得不带着疾病或疾病所造成的后遗症继续生存下去，不得不依靠家庭和社会的帮助，才能保证生活质量。康复医学是针对疾病所造成的后果，通过康复治疗，尽可能恢复身体的活动能力和参加社会活动的各种能力。也就是说，康复医学是针对功能恢复的医学。

我国每年有中风患者 150 万 ~200 万人，致残率达 80%。康复医学就是围绕偏瘫采取措施，恢复偏瘫肢体的功能，使患者重新获得生活能力及步行能力，使其重新参与社会生活，而非终身与床为伍、与轮椅为伴。

第一节　顺势医学对机体功能障碍的恢复

一、对基因的修复

微观粒子透过细胞膜和核膜，直接修复受损的碱基对。每种功能对应着一种基因，此种功能的丧失，标志着相对应的基因受损。顺势医学对获得性（或后天性）的基因损伤具有较好的恢复作用。由于每种功能对应着一种基因，因此，顺势医学对许多疾病残留下来的功能障碍具有很好的治疗作用。

二、再生功能

顺势产品中含有 HGH、表皮生长因子和干细胞再生因子，可促进机体内潜在沉睡的干细胞的再生功能。过去认为不能进行分裂和再生的心肌细胞和神经细胞，通过顺势医学治疗后，能够促进细胞的再生，这给脑中风、心肌梗死患者的功能恢复带来了希望。

例1：殷某，女，68 岁，上海市松江区人，退休的乡村医生。

患者曾患有 26 年的双腿类风湿性关节炎，还有高血压、冠心病、高血脂、糖尿病等许多慢性病，整个身体浮肿，根本不能动，经常住院。2005 年 4 月 15 日，开始服用顺势产品，1 周后就觉得人轻松很多，心里非常高兴。1 个月后开始有好转反应，双腿疼痛，难以行走，又过了 1 个月，终于得到康复。半年后，糖尿病、高血压已经基本稳定，1 年后终于甩掉各种慢性病，现在是无病一身轻，身体比年轻人还棒，所以她经常来感谢我们，感谢顺势产品，逢人就讲顺势产品的好处。

讨论："三高"通常是指高血压、高血脂和高血糖，它们都与现代文明有关，故又称为文明病，在成年人群中患病率特别高。高血压、高血脂患者呈年轻化，原因与膳食结构及饮食习惯息息相关。由于血脂增高、血黏度增高，易形成动脉粥样硬化斑块，血管老化严重，供血不足，导致维持生命的器官——心脑血管疾病发生。

高血压是多基因疾病，与神经系统、内分泌系统有密切的关系。顺势疗法产品中的 HGH、IGF-1 对神经系统、内分泌系统具有调节作用，微观粒子对受损的基因具有修复作用。

脂肪细胞表面有人类 HGH 受体，当 HGH 与受体结合后，发生一系列的酶反应，使脂肪细胞分解，产生能量，供机体使用，同时消耗脂肪。HGH 对脂肪的消除特点是：①带走组织中的低度脂蛋白（如甘油三酯），而使高密度脂蛋白升高。②减少脂肪的部位是中心脂肪，可消除"将军肚"，而四肢的脂肪减得少。③在减脂肪的同时，蛋白质的合成增加，总的体重不变。

大量的病例证明，早、中期冠心病通过半年的治疗，症状均可消失。既往认为"冠状动脉硬化是不可逆"的结论，有可能被打破。我们期待用动物实验来证实。

例 2：文某，女，52 岁，河南省舞钢市人。

患者常年尿失禁，是子宫摘除手术后产生的后遗症，平时不敢出门，生怕什么时候就尿裤子了，每天都要用尿不湿，因为不知道什么时候有尿就流下来了。服用顺势疗法产品，1 天 4 次，1 次 2 喷。11 天后，基本上告别了尿不湿，想什么时候尿，就什么时候尿，4 个月后与正常人没有什么差别。

讨论：尿失禁是由于膀胱括约肌损伤或神经功能障碍而丧失排尿自控能力，使尿液不自主地流出。我们不去争辩应不应该做子宫摘除手术，我们要说的是，子宫摘除手术怎么能损伤了膀胱括约肌的神经，这应该算医疗事故。

传统的对抗疗法对人体的损害，已引起人们的广泛关注。世界卫生组织的一项调查显示：全球 1/3 的死亡病例，死因并非疾病本身，而是不合理用药所致。因药物的不良反应而需住院治疗的病人总数，美国占 17%，英国占 25%，加拿大占 30% 以上。美国每年因药物损害而住院的人数达 200 万人，因药物和医疗事故死亡者达 8 万人。据 2006 年统计，中国每年有 5000 多万人因药物反应而住院，死于不合理用药者大约有 19.2 万人。滥用抗生素已导致全球传染病的失控。

顺势医疗产品中的 IGF-1 是人体内非常重要的细胞有丝分裂促进剂，可促进细胞的分裂和组织的再生。由于 IGF-1 能促进蛋白质的合成，可参与创伤愈合的过程。实验证明，损伤的神经、肌肉均可再生。

顺势医学产品中的 HGH、IGF-1 能促进 DNA 和 RNA 的合成，对组织细胞具有强大的修复功能，这对有机体的功能恢复具有重要意义。

顺势医学产品的这些功能从根本上解决了功能障碍的恢复问题，为康复医学的发展带来了新的希望。但顺势医学对先天性、遗传性及畸形患者的功能恢复是无能为力的。

第二节　顺势医学对精神病的康复

精神性疾病、精神病、精神残疾三者之间是有区别的。

精神性疾病：是指在各种生物、社会等有害因素的不利影响下，大脑出现紊乱，表现为精神活动失常。它是脑功能失常的总称，分为精神病、神经官能症、人格障碍、精神发育迟钝四种。

精神病：是以精神活动障碍为主要表现的一类疾病，是由社会、心理、生物三方面因素影响，导致大脑功能紊乱。临床上表现为知觉、思维、情感、智能和行为等方面的失常。症状表现为错觉、幻觉、焦虑、淡漠、妄想、自知障碍，常见的有精神分裂症。

精神残疾：是指精神病患者持续 1 年以上未痊愈，影响其社交能力，在家庭、社会出现不同程度的紊乱和障碍。

周某，女，28 岁，山西古交南坪村人。

患精神病 10 余年，婚后稍好转，产后半年又加重，不能自控，需人看护，服用中西药治疗，病情稍有好转，但经常复发，反复加重，不能根治。自 2004 年 9 月 24 日起接受顺势疗法，使用超级生命素，每日 3 次，每次 2 喷，舌下用药。当日夜间睡眠非常好，次日病情明显好转，7 日后精神症状消失，用完 1 支后痊愈。观察 2 年未复发，能正常生活和工作，身体状况良好。

讨论：这是一个精神残疾的患者，有精神病史 10 余年，中西医治疗不能根治。精神病是指精神活动的异常，但精神病患者大都不承认自己有精神病，因此，不愿意去看病，这叫自知力缺乏，是精神病特有的表现。精神病发病的原因可分为内因和外因：内因与遗传的易感因素有关；外因与心理社会因素相关，即社会发生的事件对本人的影响及本人对这一事件的看法。不同的人对同一事件的看法不一致，而对精神病患者来说，这就是他们的致病因素，但外因总是通过内因起作用的。日本物理化学研究所加藤忠史博士的孪生兄弟发生了精神病，对其进行了研究，发现其染色体中的 xbp1 蛋白质合成减少，该蛋白质有修复异常蛋白质的作用。因此笔者认为，精神的、心理的活动，最终都有它的物质基础存在，精神和物质在此得到了统一，这就是顺势疗法的微观粒子能治疗精神病的物质基础，顺势疗法将为根治精神病作出贡献。

第三节　顺势医学对神经系统功能的恢复

一、神经系统常见的功能障碍

（一）疼痛

疼痛产生的原因是感觉神经受到机械压迫或化学、生物刺激，引起兴奋性增强而产生疼痛。顺势医学疗法从以下三个方面来消除疼痛：

1. 疼痛是一种症状，相对应的基因受损，顺势产品修复受损基因，疼痛消除。

2. 通过神经介质的分泌，调节兴奋电位，降低疼痛阀值。

3. 消除病因，如颈椎骨质增生压迫神经根，可通过对钙离子的调节，消除骨质增生，因此对消除疼痛十分显著。

（二）感觉消失

产生的原因：其一是脊髓横断，感觉神经通路被阻断；其二是神经细胞的轴突髓鞘剥脱。对于感觉神经的不完全断裂，顺势医学的修复是可能的。

（三）运动功能丧失

运动障碍可能是中枢神经受损引起的，如大脑皮层运动区出血或缺血，或内囊出血，导致对椎体束的压迫。也有可能是运动神经的通路受到破坏，如脊髓断裂而导致截瘫。顺势医学对大脑运动区出血和缺血引起的偏瘫有一定的治疗作用。其原理是促进脑细胞的再生，但其疗效要根据脑损伤面积的大小和治疗时间的长短有关，治疗效果与脊髓损伤的程度有关。

二、顺势医学可恢复的功能障碍

1. 学习、记忆障碍

是指不能习得、记住，或不能回忆信息技能状态。可由病理性原因引起，如阿尔茨海默病（Alzheimer Disease）等。

2. 失语

是指意识清晰的前提下，无视觉及听觉缺损，也无口、咽、喉等发音器官肌肉瘫痪及共济失调障碍，而是由于大脑半球语言中枢的病变导致的语言表达或理解障碍。

3. 失认

失认症是指脑损害时患者在意识清楚而无视觉、听觉、触觉、智能及意识障碍的情况下，不能辨认熟悉的人和物体。

4. 失用

失用症是指在意识清楚而无感觉和运动障碍的情况下，患者丧失完成复杂活动的能力。

大脑颞叶损伤常导致新记忆形成障碍，海马回损伤常导致空间记忆障碍，额叶损伤常导致长时间情节记忆障碍，前额叶损伤是精神分裂症的解剖学基础，杏仁核损伤常导致情感记忆障碍，新皮质损伤常导致长时间语义记忆障碍，优势大脑半球损伤常导致语言障碍，顶叶损伤常导致失认和空间定位障碍。（图 9-1）

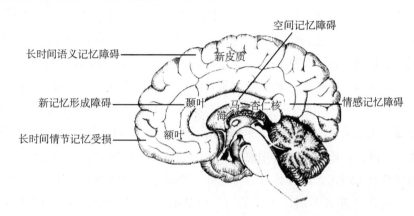

图 9-1　大脑不同区域损伤导致不同类型的记忆障碍

三、功能康复

1. 随着年龄的增长，HGH 分泌减少，人不但失去了健美的肌肉，也失去了美好的梦想。HGH 能焕发人的精神面貌，能改善人的脾气，使人信心十足，情绪高涨。

2. 最新的研究表明，HGH 对一种非常可怕的老年性疾病——阿尔兹海默病（Alzheimer Disease），即老年性痴呆症具有很好的疗效。

3. 过去认为，脑和心脏的细胞是终端细胞，是不能再生的，现在已发现了干细胞，这说明脑和心脏具有再生功能。人胚胎干细胞诱活因子可激活人体处于休眠或呆滞状态的干细胞向组织细胞分化，进行原位性靶向替代，替换机体衰老死亡的细胞而发挥其功能。

【例1】煤气中毒

张某，男，47 岁，陕西省宝鸡市人。

患者 15 年前因煤气中毒而不能走路，在家用四角拐杖勉强可以站起来，做一切事全靠上臂的力量，腿基本上用不上劲，说话也不清，而且声音特别小，说话时舌头根本抬不起来，所以，别人基本听不到。2010 年 4 月 1 日开始服用顺势疗法产品，每天 6 次，每次 2 喷，刚开始需家人用勺把舌头挑起来才能喷药。服用 20 天后，舌头能够抬起来。3 个月后，他可以自己抓住车门上的把手上公交车。服药 6 个月后，在家里可以从沙发上站起来，再坐下，这个动作可以连续做 20 多次。现在可以手抓住栏杆自己上二楼，说话清楚，病情明显好转，仍在服药中。

讨论：煤气中含有大量的一氧化碳（CO），呼吸进入血液循环后，CO 与 Hb 的结合能力是氧气的 250 倍，使得氧合血红蛋白减少，同时 CO 还妨碍氧合血红蛋白中氧的解离，从而组织相对缺氧而中毒，简单来讲就是 CO 中毒，既妨碍血红蛋白与氧的结合，又妨碍其对氧的解离，引起组织缺氧。

CO 中毒可分三型：①轻型：中毒时间短，血液中碳氧血红蛋白为 10% ~ 20%。表现为中毒的早期症状，头痛、眩晕、心悸、恶心、呕吐、四肢无力，甚至出现短暂的昏厥，一般神志尚清醒，吸入新鲜空气并脱离中毒环境后，症状迅速消失，一般不留后遗症。②中型：中毒时间稍长，血液中碳氧血红蛋白占 30% ~ 40%，在轻型症状的基础上，可出现多汗、烦躁、走路不稳、皮肤苍白、意识模糊、困倦乏力、虚脱或昏迷等症状，皮肤和黏膜呈现煤气中毒特有的樱桃红色。如抢救及时，可迅速清醒，数天内完全恢复，一般无后遗症状。③重型：发现时间过晚，吸入煤气过多，或在短时间内吸入高浓度的 CO，血液碳氧血红蛋白浓度常在 50% 以上，病人呈现深度昏迷，各种反射消失，大小便失禁，四肢厥冷，血压下降，呼吸急促，会很快死亡。一般昏迷时间越长，预后越严重，常留有痴呆、记忆力和理解力减退、肢体瘫痪等后遗症。特别是在夜间睡眠中引起中毒，日上三竿才被发觉，此时多已神志不清，牙关紧闭，全身抽动，大小便失禁，面色口唇呈现樱红色，呼吸脉搏增快，血压上升，心律不齐，肺部有啰音，体温可能上升。极度危重者，持续深度昏迷，脉细弱，不规则呼吸，血压下降，可出现高热（40℃），此时生命垂危，死亡率高。即使有幸未死，会遗留严重的后遗症，如痴呆、瘫痪，丧失工作和生活能力。

CO 中毒后遗症，目前是医界疑难顽症，迄今为止，国内外现代医学尚无系统规范的治疗措施。该病一旦发生，病程长，且无特殊的治疗手段。西医只是采用营养药物及高压氧舱治疗，无法彻底根治。因无法得到彻底治疗，多数患者引发多种精神性后遗症，严重者导致终身瘫痪，无法自理。

病理改变：CO 中毒的病理改变为神经细胞的髓鞘脱失，严重者常有髓鞘及轴索的损伤。

治疗方法：早期吸氧，尽早使用高压氧舱治疗。

此例患者属重症患者，下肢瘫痪达 15 年之久，顺势疗法治疗 20 天后，舌头能抬起来，3 个月后能够行走，说明修复正缓慢地进行着。由于 IGF – 1 能促进蛋白质的合成，促进髓鞘及轴索的修复，促进损伤的神经再生，证明神经的损伤是可以修复的。顺势疗法在治疗疑难顽症方面有独特之处，如果不是顺势疗法，患者可能会终身瘫痪。

【例 2】强直性脊柱炎

王某，男，36 岁，河南省舞钢市人。

患者患强直性脊柱炎 8 年，曾去郑州、洛阳、北京等地求医，花了十几万元，仍然无效。每天只能弓着腰，双手撑着两个髋骨艰难地行走。晚上睡觉都不敢动，只能侧着身子睡，而且还不能有人碰，碰一下那简直是痛得钻心啊！2010 年 5 月 2 日开始服用顺势疗法产品，每日 4 次，每次 2 喷。服用 4 个月，现已完全康复。

讨论： 强直性脊柱炎又名 Marie – strümpell 病、Von Bechterew 病、类风湿性脊柱炎、

畸形性脊柱炎、类风湿中心型等，这是一种慢性全身性炎性疾病。它的病因不明，主要侵犯脊柱，尤以骶髂关节病变最为常见。本病最显著的变化是关节的纤维化，引起骨性强直及畸形。人类白细胞抗原 HL – B1 280%，呈阳性。X 射线可见椎体骨质疏松，边缘相连成骨桥，但是仍呈方形并保留椎间隙。治疗重点是缓解疼痛，防止畸形。截骨术可矫正脊椎驼背畸形、关节屈曲挛缩或融合畸形。还可做人工关节置换术。

这又是一个疑难病，又是原因不明，顺势疗法对这些原因不明的疑难病有显著的疗效，可能有下面几个原因：①IGF – 1 可以促进蛋白质的合成，可增加体内免疫因子（如白细胞介素、细胞因子、免疫球蛋白 IgG、肿瘤坏死因子）的含量，这对免疫起着重要的作用。②IGF – 1 明显地促进多种来源的软骨细胞分裂增殖和软骨基质的合成。IGF – 1 还可刺激软骨细胞合成软骨基质、特异型胶原蛋白 – Ⅱ型胶原，增加糖胺聚酶的活性，增强成骨细胞的碱性磷酸酯酶的活性。③IGF – 1 是人体内非常重要的细胞有丝分裂促进剂，可促进细胞的分裂和组织的再生。

【例3】植物人

马某，男，26 岁，河南省南阳市人。

两年前，患者患单细胞病毒脑炎，成为植物人，2010 年 5 月 9 日开始服用顺势药剂，第二天，一直不能活动的右腿竟然出现抽动现象，其父惊讶不已。7 月 12 日，我们在做病人回访时，病人已能够识字，可以简单被动地说话，记忆力逐步恢复。通过 6 个月的治疗，病人的思维一天天的清晰，紧缩的双腿也能伸开，表达能力得到改善，能坐起来说笑。通过其自身的好转变化，感悟更多的人和医生服用了顺势疗法产品。

讨论：单细胞病毒脑炎又叫巨细胞病毒性脑炎，此种脑炎比较少见，常见于免疫缺陷或长期使用免疫抑制剂的患者。当病毒进入人体后，首先进入血液，引起病毒血症，随后可侵入全身器官或中枢神经系统；亦可由病毒直接侵犯中枢神经系统。发生病毒性脑炎时，常引起神经细胞的炎症、水肿、坏死等改变，出现一系列临床表现。当炎症波及脑膜时，则称为病毒性脑膜脑炎。

患者通常出现不同程度的头痛、呕吐、困倦多睡。重者可有抽风、昏迷、肢体瘫痪、呼吸节律不整等表现。由于病毒的种类不同，脑炎的表现也多种多样。

植物人（Vegetative Patient）：大脑皮层功能严重损害，受害者处于不可逆的深昏迷状态，丧失意识活动，但皮质下中枢可维持自主呼吸运动和心跳，此种状态称"植物状态"，处于此种状态的患者称"植物人"。

植物人的特征：植物人除保留一些本能性的神经反射和进行物质及能量的代谢能力外，认知能力（包括对自己存在的认知力）已完全丧失，无任何主动活动，又称植质状态、不可逆昏迷。植物人的脑干仍具有功能，向其体内输送营养时，还能消化与吸收，并可利用这些能量维持身体的代谢，包括呼吸、心跳、血压等。对外界刺激也能产生一些本能的反射，如咳嗽、喷嚏、打哈欠等。

据专家介绍，我国每年至少新增加 10 万植物人。所谓植物人，传统观念认为，植物人等于"活死人"。

临床表现有以下几个特点：①随意运动丧失，肢体对疼痛性刺激有时有屈曲性逃避反应。②智能、思想、意志、情感以及其他有目的的活动均已丧失，其眼睑可以睁开，眼球呈现无目的的活动，不会说话，不能理解语言，有时即使眼睛可以注视，但也不能辨认。③主动饮食能力丧失，不能诉说饥饱，有时有吞咽、咀嚼、磨牙等动作。④大小便失禁。⑤脑电图平坦或出现静息电位，受伤后数月可有高波幅慢波，或有偶然的α节律。

现代康复医学的治疗方法是促进植物人的促醒，46名因颅脑创伤导致长期昏迷的"植物人"，在第一军医大学珠江医院先后得到成功救治。治疗方法有：①物理治疗：包括物理因子治疗和运动疗法。用痉挛机刺激肌张力高的肌群，用FES刺激肌肉萎缩的肌群，用牵伸技术治疗关节挛缩，用关节被动活动训练治疗瘫痪肢体。②高压氧治疗：高压氧可以增加血氧浓度，改善脑部血液循环，促进网状结构的激活和大脑功能重建。③亲情疗法：植物人虽然无意识，有认知功能障碍，但往往对听觉刺激有反应。所以，家属要像对正常人一样和患者聊聊天、讲讲故事。

顺势疗法对植物人的治疗：①人的活动和行为是由基因决定的，顺势疗法在于修复受损的基因，修复自愈系统的自愈功能，促进细胞的分裂和组织的再生。顺势疗法的产品是含有微观粒子的生物电磁场，极易透过细胞膜和核膜，修复受损的自愈系统的基因。②HGH、IGF－1可以促进蛋白质的合成，促进脑细胞的再生，促进脑功能的恢复，重新恢复身体的功能。它们能激活人的思维能力，增强大脑的记忆和认知，是大脑细胞受损后唯一对大脑有修复作用的物质。

第四节　戒毒康复

一、吸毒状况

目前，全球化的毒品泛滥已对人类的生存和发展构成重大威胁。据1998年联合国有关资料统计，全球有5000万吸毒者，每年因吸毒死亡的人数达10多万人。

中国西南边境毗邻世界最主要的毒源地"金三角"。20世纪70年代末期以来，国际毒潮不断侵袭中国，过境贩毒引发的毒品违法犯罪活动死灰复燃；吸毒人数持续上升，毒品案件不断增多，危害日益严重，禁毒形势严峻。1999年，全国共查获毒品犯罪案件6.5万起，缴获海洛因5.364吨、鸦片1.193吨、甲基苯丙胺（俗称"冰毒"）16.059吨，以及部分可卡因、摇头丸（MDMA）、大麻等，破案数和缴获毒品总量分别比1998年增加2.4%和33.6%。中国公安部门登记在册的吸毒人数，1991年为14.8万，1995年为52万，1999年为68.1万。现有吸毒人数占全国总人口的0.54‰，吸毒人数中，吸食海洛因的占71.5%，年龄在35岁以下的占79.2%。截至1999年底，全国累计报告的17316例艾滋病病毒感染者中，因静脉注射毒品感染的占72.4%。目前，全国各省、自治区、直辖市都不同程度地存在着与毒品有关的违法犯罪活动，中国已由毒品过境受害国转变为毒品过境与消费并存的受害国。

中国吸毒者已超过 100 万人，死于吸毒者达 2.5 万人，禁毒戒毒已是中华民族兴衰的一件大事。

戒毒很难，防止复发更难。有的人认为彻底戒毒几乎是不可能的，防止毒瘾的复发是一条十分漫长的路程。我们认为，在人类与疾病的斗争中，有许多疾病，如精神病、神经系统疾病、人类的衰老及许多疑难杂症，中医和西医无能为力。但是，顺势医学疗法可以轻而易举地解决，并获得彻底治愈。认为不可逆的衰老，现在也取得了巨大的进展。因此，顺势医学愿与投资方合作，开展对顺势医学疗法戒毒治疗的研究，以解决戒毒及防止复发的世界性难题。

二、戒毒原理

1. 毒瘾产生原理

人体中枢神经系统自身存在类似于毒品的内源性吗啡样物质——β－内啡肽，它与脑细胞分泌的多巴胺对精神系统的兴奋和抑制起着重要的平衡作用。毒品是一种外源性物质，多次吸入后替代了人体的吗啡样物质，使大脑分泌 β－内啡肽的细胞萎缩，于是人体产生了对外源性吗啡类物质的依赖性，即为成瘾。长期吸食毒品，对人体的中枢神经系统造成严重的损害，产生一系列的药物戒断综合征。精神的依赖性往往是戒毒失败的主要原因。如能解决内源性吗啡类物质的再生，就能彻底戒除毒瘾。

2. 顺势医学戒毒原理

世界生物学界、医学界已经公认："基因受损是万病之源。"疾病的各种症状的产生也都与基因受损有关。毒瘾的产生是由于人体内的 β－内啡肽的分泌基因受到了损害所致。顺势疗法产品的生产是通过稀释和振荡来制取的，产生的微观粒子属纳米级，可直接透过细胞膜和核膜，修复受损的基因，从而达到根治的目的。为了证明顺势疗法产品对基因的修复作用和基因的损伤程度及对愈后的影响，需要用实验来证明，因此，基因检测是本实验的重要依据。

顺势疗法产品中的 HGH、IGF－1 对中枢神经系统的损害有修复和再生功能，使脑细胞能产生内源性的 β－内啡肽，恢复与多巴胺的平衡。

三、戒毒方法和疗效

1. 顺势疗法产品中的超级生命素、生命源、莱福汉斯可修复受损的脑细胞，促进 β－内啡肽的分泌，维持与多巴胺的平衡，从而达到戒除毒瘾的目的。

2. 应用顺势医学疗法"同类相治"的原理，将海洛因 1g 稀释于含有 30% 乙醇的 99mL 溶液中，通过稀释和振荡，制成各种稀释度的顺势戒毒产品。

3. 利用印度纳提约顺势戒毒康复治疗计划进行治疗。1990 年，印度禁毒戒毒机构采用顺势医学疗法戒毒，使用的药物如下：乌头、白砷、颠茄、野生蛇麻草、樟脑、德国春黄菊、咖啡、吐根、汞、马钱子、风花、毒根、硫等多种药材，通过顺势制药方法制取。通过双盲对照实验，治疗组对症状的控制优于对照组，肯定了顺势医学疗法的疗效，并对200例患者控制毒瘾之后（出院1~30个月）进行随访观察：不再用毒品者59人，占30%；复发者93人，占40%；因地点不详而未随访者48人，占24%。如将未随访者48人按30%计，可能有14人未复发，将有73人不再使用毒品，治愈率达36%，比常规使用美沙酮的治愈率要高得多。

4. 利用HGH及对戒毒疗效较好的中药制成复方戒毒产品，可能疗效会更好。每种产品试制期间，均由实验人员试用，然后给戒毒者使用。

第五节　癌症康复

一、癌的流行病学

我国癌症年平均发病人数为180万~200万人，每年死亡人数为140万~150万人。西医对癌症治疗的三大武器是手术、放疗和化疗，但其后果严重。中医对癌症的治疗有心理疗法、食疗、体疗和药疗。顺势医学主要是提高机体对癌症的免疫功能，杀死癌细胞。应该说，西医的疗法加上中医疗法、顺势医学疗法，对根治癌症，延长寿命，提高生存质量，均有一定的价值。

手术疗法对早期癌症有可能达到根治的目的，但早期的诊断率很低。美国对癌症易感基因的检测，使大肠癌的发病率下降90%，死亡率下降70%。对中、晚期癌症进行手术治疗，复发率很高，如能配合顺势医学疗法，对提高生存率、消除症状有一定的价值。

化疗和放疗的有效率为20%~30%，化疗和放疗在杀死癌细胞的同时，也将正常的白细胞杀死，使白细胞下降，导致患者脱发、恶心、呕吐、食欲不振、体质衰弱。顺势医学疗法可以促进蛋白质的合成，促进白细胞的再生，并可消除因化疗和放疗产生的各种症状。顺势医学疗法如能与手术、化疗和放疗相结合，对根治癌症有重要价值。

二、癌的康复治疗

例1：冯某，女，50岁，徐州人。

患者因患乳腺癌肿晚期于2000年11月19日入院，做肿块切除。2002年4月因癌转移，进行第二次根治术，术后进行化疗。两次手术后带来了严重的后遗症，剧烈腰痛，下肢水肿，睡眠极差，几乎从未熟睡过。因长期化疗，体质很差，每3~4天就感冒1次，精神萎靡，面容憔悴，导致不敢出门。

经人推荐，患者于2006年3月17日开始使用顺势疗法产品，即全光谱全效型顺势诺梨精华液。开始每2小时喷1次，每次2喷。到第11天时，开始有想睡觉的感觉，于是，手术后 4 年来第 1 次睡了 2 个小时。到第 13 天，睡眠有了明显好转，能正常睡眠。

患者 10 余年前患过肺结核，后又患有气管炎、咽喉炎，每年冬天咳嗽、咳痰。在使用顺势疗法药物期间，咳嗽、咳痰反而加重，但未停止用药，几天后症状全部消失，也未再发生过感冒，腰也不痛了，肩周炎也好了，身体感觉非常好。3 个月后停止使用顺势产品达 1 年，无任何不适。自 2007 年开始，再次使用 DNA 光谱营养液、女性高级营养液、顺势诺梨精华液、顺势高级 IGF - 1。1 个月后，发现皮肤有光泽，面部变得紧致，下肢水肿消失。

例 2：田某，52 岁，徐州人。

2004 年因子宫内膜癌做子宫切除术，术后由于长期服用孕激素，身体臃肿，肥胖变形，精神状态很差，下肢浮肿，同时患有高血压、慢性胃炎、阴道炎。经朋友介绍，使用顺势女性高级营养液、DNA 光谱营养液、顺势诺梨精华液、顺势排毒精华液。在服用第 2 天时，与朋友去餐厅吃饭，发生了食物中毒，导致发烧 39℃，伴有呕吐、腹泻 10 余次，但无里急后重，无脓血便。同去吃饭的朋友已住院治疗，但该患者未去医院，加大顺势诺梨精华液的用量，并同时使用顺势排毒精华液，当日夜间体温正常，但仍有轻度腹泻，无不适，精神好，3 天后痊愈。1 个月后血压正常，慢性胃炎、阴道炎痊愈，下肢浮肿消失，体重下降 4kg，性生活也有了明显改善，面色红晕、光亮。

例 3：夏某，女，67 岁，河北涿州人。

患者经 4 次切片病理检查，于 2004 年 10 月 8 日确诊为晚期肺癌（腺癌），经 CT 检查，发现全身有 12 处骨转移。患者疼痛难忍，不能进食，无力行走。经放疗和化疗后，体质更差，扶着也只能坐 5 分钟，整日卧床不起，精神萎靡。

2005 年 1 月 5 日，给患者使用顺势疗法产品超级生命素，每日 4 次，每次 2 喷；抗癌多泰，每日 2 次，每次 2 粒。1 个月后，患者全身疼痛消失，行走自如，并能干一些家务。2006 年 8 月去医院检查，肺部肿块消失，胆结石也消失了，白细胞恢复正常。目前患者精神好，食欲好，经常出现在小区活动场所。

讨论：手术与顺势疗法：①促进伤口的愈合：癌症的手术创伤是对病人机体的严重损伤，由于顺势疗法能促进蛋白质的合成，促进细胞的再生，使伤口迅速愈合，一般 5 天内达到一级愈合，而且不留瘢痕。尤其对那些瘢痕体质者，手术后不仅没有瘢痕，而且过去粗大的瘢痕还能消失。②防止感染：顺势疗法抗感染是通过两个途径实现的，一是抗菌泰对病原体的强大杀伤力，二是提高机体的免疫功能。③顺势疗法对其他器官功能的恢复也具有重要价值。如消化功能的迅速恢复，神经系统的稳定，内分泌系统的平衡，运动功能的恢复，都具有重要的价值。

放化疗与顺势疗法：放化疗可以杀死癌细胞，但它不分青红皂白把正常细胞也杀死，不但不能延长生存率，反而加速死亡。自 20 世纪 80 年代起，放疗在西方一些国家已经被废除，但中国仍然在盛行。例 1 和例 2 都进行过放疗和化疗，例 1 患者已经到奄奄一息的地步，是顺势疗法挽救了她。放化疗对人体的损害主要是扼杀了人体的免疫系统，白细胞急剧减少，有一患者白细胞下降到 800 个/mm³，正常人接近他就感染发烧，只好放在玻璃罩中，当使用顺势疗法后，第 3 天白细胞就升到 2000 个/mm³，1 周后恢复正常。我们不赞成使用放疗和化疗，但放疗和化疗时一定要使用顺势疗法。

顺势疗法的应用：例 3 是一个晚期肺癌患者，完全使用顺势疗法，取得了非常好的效果，如早期使用，会更加理想。

第十章 顺势医学与美疗

第一节 健康美容新概念

一、美容新概念

顺势医学的出现，对健康美容提出了新的理念，这就是健康美容新概念。

1. 美容不是年轻人的专利，中老年人也需要美。也就是说，人人都需要美。顺势医学的出现才有可能实现人人需要美的愿望。

2. 美容不是女人的专利，男人也需要美，美是人类共同的愿望和追求。

3. 美的本质是健康，林黛玉式的美，弱不禁风，那是不健康的美，健康美体现的是人的活力。

二、外在美

外在美也是美的一种表现。外在美着重于美白、祛痘、祛斑、消除黄气。美容师也在采取各种美容方法，如换肤术、激光美容术，以及使用含有汞、铅等产品，以过度护理方式，获得一时的满足。

顺势产品美容具有温和、安全、快速的特点。顺势产品中的高级生命液、超级生命素、生命源、莱福汉斯、天然抗生素、祛斑减皱面霜，对消除黄褐斑、妊娠斑具有非常好的效果，并能从根本上消除黄气。抗菌泰可治疗面部痤疮、青春痘，对实现外在美有非常好的效果。

三、内在美

内在美、心灵美和心里美是美的最高体现，是时代的体现，是科技的结晶。外在美是一种漂亮的相貌，而内在美是一种心灵美，是人的一种气质。气质的本质是人的高级神经活动兴奋与抑制的一种特征，表现为兴奋性增强、平衡或一种灵活性。顺势产品中超级生命素对人的大脑影响是至关重要的，使用后使人精力充沛，心情轻松愉快，睡眠香，思维清晰，记忆力增强。HGH 对大脑强大的良性作用，是对人体每一个细胞、器官、系统所起的良性作用的核心所在。

心理健康与体质健康同样重要，只有顺势产品（具体说是 IGF－1）能达到这种独特的作用。IGF－1、干细胞再生因子、表皮再生因子能使器官组织细胞再生，恢复器官的自身功能，重新激发人的思维能力，逆转因衰老而对事物的灰蒙看法和人生观。使用顺势医学产品达到了用心理答卷和语言表达不出的作用，不仅仅是对生活的崭新的看法，而且是对健康的美好感觉，使人具有一种自尊、自信、自强的感觉。

内在美是真正的美，永恒的美，深深地耐人寻味。

注意外在美的同时，要提升一下你的内在美。外在美和内在美都具备了，才称得上是优秀的人。

四、健康美

健康美的完整体现是体质健康和心理健康。假如一个人身体有病，萎靡不振，二目无神，形容憔悴，那自然就缺乏阳刚之气，怎么能说得上美呢？所以，在健康的基础上，应美化形象，提升气质，实现健康美。在美的追求中把健康看成是美的基本因素。

顺势医学是从根本上修复人的自愈系统，使人不得病。在健康的基础上又美白，消除黄斑、妊娠斑、老年斑，并能使真皮层增厚，含水量增高，使皮肤具有弹性，并能有效消除眼袋、皱纹，实现人的外在美。在形体上能增加蛋白质的合成，增加肌肉，减少脂肪。老年人使用顺势疗法产品之后，能年轻 10～15 岁，有的能使白发变黑，有的脱发者能生出新发。由于顺势疗法对大脑细胞的独特作用，能使人精力旺盛，使人热情洋溢，充满生命活力，体现人的气质，实现人的内在美。

第二节　顺势医学美疗原理

一、修复受损基因是美疗最核心的理论

抗衰老是美的根本，顺势医学中 HGH、IGF-1 的应用是抗衰老进程中的一个里程碑。它对于老年病的防治、防止人类衰老、使人年轻化方面具有十分重要的意义。美国 FDA 宣布："目前世界上唯一抗衰老的物质是 HGH。"美国抗衰老专家说："IGF-1 在未来 10 年内没有别的产品能够超过它。"

二、调节内分泌系统功能，使人年轻化

人到 25 岁时，HGH 达到高峰，之后开始下降。IGF-1 对垂体的分泌功能具有促进作用，而非补充作用，可以促进 HGH 及各种内分泌器官的分泌功能。

三、调节人体的新陈代谢，促进美容美体

皮下组织是由胶原蛋白、弹力蛋白构成的，顺势医学产品能促进这些蛋白质的合成，所以使用这些产品后，能使真皮层增厚，令皮肤具有弹性。同时，蛋白质具有吸水性，可使皮肤含水量增加。顺势医学产品还能使脂肪分解，尤其是中心脂肪的减少，对美体具有

重要价值。

四、具有再生功能，防止人体衰老

顺势医学产品中含有干细胞再生因子、人胚干细胞激活因子、表皮生长因子，这对皮肤的再生、机体组织器官的再生功能具有重要意义。

第三节 顺势医学在美疗上的应用

一、快速美白祛斑

产生原因：斑的产生是由于内分泌功能紊乱，新陈代谢紊乱，引起色素的沉着，常见的斑有黄褐斑、雀斑、老年斑。

主要作用：调节内分泌，排毒祛斑，嫩肤美白。

主要产品：莱福汉斯口服液、祛斑减皱面霜、茶多酚。

使用方法：①首先使用茶多酚，每日 3 次，每次 2 粒。饭后服用，连服 1 周。②莱福汉斯口服液，每日 2 次，每次 2 喷。③早、晚清洁皮肤后，将祛斑减皱面霜涂于面部。

二、清除黄气

产生原因：卵巢的雌激素分泌减少，皮肤代谢紊乱，真皮层变薄，皮肤含水量减少，皮下微循环功能减退。

主要作用：调整内分泌和水的代谢。

主要产品：超级生命素、天然抗生素。

使用方法：①超级生命素每日 2 次，每次 2 喷。②早、晚清洁皮肤后，将天然抗生素涂于面部、脐周、腹股沟、大腿内侧和腰骶部。

三、祛皱

产生原因：皮下组织萎缩，弹性蛋白和胶原蛋白减少，皮下脂肪和皮肤含水量减少。

主要作用：HGH、IGF－1 激活了胶原蛋白和弹性蛋白的生成，促进蛋白质的合成。同时，皮肤含水量增加，皮肤的厚度增加。

主要产品：莱福汉斯口服液或超级生命素。

使用方法：莱福汉斯口服液或超级生命素每日 2 次，每次 2 喷。3 个月后皱纹减少，皮肤变平，红晕而有光泽。6 个月后皱纹消失，眼袋也开始消失。

四、青春痘

产生原因：雄性激素分泌过多。

主要作用：调整内分泌。

主要产品：超级生命素或莱福汉斯、天然抗生素、抗菌泰。

使用方法：①超级生命素或莱福汉斯每日 3 次，每次 2 喷。②抗菌泰每日 4 次，每次 2 喷。③早、晚清洁皮肤后，将天然抗生素涂于面部。

五、乳房保养

产生原因：生产后雌激素分泌减少，哺乳后乳房松软。

主要作用：通过对雌激素的调节，促进乳房腺体组织细胞的再生，达到丰乳、丰胸的作用；顺势医学产品中的 HGH 和 IGF - 1 能促进弹力纤维蛋白和胶原蛋白的合成，使乳房表面皮肤增厚，含水量增加，使乳房增大，弹性好，达到美体的作用。

主要产品：超级生命素或莱福汉斯。

使用方法：超级生命素或莱福汉斯每日 2 次，每次 2 喷。

六、增高

HGH 是美国与世界各国顶尖科学家共同研发的最新科学成果，在短时间内可使人体增高 7～10cm，20 天即可看到明显效果。一方面，它可迅速补充骨骼生长所需的各种营养，促进身高在短期获得突破性增长；另一方面，延缓骨骼闭合时间，给青少年的骨骼充分的生长发育时间，对 35 岁以下的身材矮小者依然有效，20 岁以后是骨骼愈合的关键时期，及时服用仍可有 3～8cm 的身高增长，从而最大限度地调动身体长高的潜能，从根本上改变各种原因引起的身材矮小，让您安全迅速地实现增高梦想。美国顺势医学专家本格森博士观察所有经过 1 年以上治疗的人后发现，他们都有长高，其中一位女士长高 4cm。人是否可以长高主要在椎间盘，它们是椎骨之间的减震器，含水量很高。HGH 对其有两个作用，一是增加椎间盘的矿物质含量，二是促进蛋白质的合成。新合成的蛋白质保持椎间盘中的水分，不使其渗出，因而脊柱得以伸长。如不用 HGH，则蛋白质老化，水慢慢渗出，含水量减少，这是老年人慢慢变矮的原因。

张某，男，16 岁，初一学生，山西太原人。

偏食，胃纳差，免疫功能低下，扁桃体经常发炎，智力发育迟缓，甲状腺无明显肿大，四肢发育不全，无水肿，身高仅 1.3m。使用顺势医学产品超智宝灵，每日 2 次，每次 2 喷，共计用了 2 支。3 个月后，智力、体力有很大的改善，最突出的是身高增至 1.6m。其父母发育正常，也无家族类似病史。

讨论：垂体性侏儒症（Pituitary Dwarfism）是指垂体前叶功能障碍或下丘脑病变，使生长激素分泌不足而引起的生长发育缓慢，为身材矮小最常见的原因之一。病因分为三大类：①特发性垂体性侏儒症：可以是单独 GH 缺乏，或同时有多种垂体前叶激素缺乏。②继发性垂体性侏儒症：由于垂体或下丘脑的器质性病变，如产伤、肿瘤、感染、出血、X 线照射等而致 GH 分泌障碍。③遗传性侏儒症：有垂体发育不良，有的 GH 并不缺乏，而是生长介素（Somato Medin，SM）合成障碍或其受体异常所致。

该患者为垂体性侏儒症，是由于下丘脑－垂体病变所引起的生长激素分泌不足所致的生长发育障碍。该病以垂体萎缩为主，周围腺体包括性腺、甲状腺和肾上腺皮质也有不同程度的萎缩。内脏及骨骼生长停滞于幼年阶段，各种改变均反映垂体前叶功能减退。该病在诊断上需与呆小病相鉴别。

（1）身高低于同年龄同性别正常儿童 3 个百分点以下。

（2）生长速率每年 <4cm。

（3）骨龄落后实际年龄 2 岁以上。

（4）体形匀称、面容幼稚（呈娃娃脸）。

（5）智力正常。

（6）男孩阴茎较小，多数有青春发育期延迟。

（7）生长激素分泌试验均不正常，生长激素激发峰值 $<5\mu g/L$（5ng/mL），为完全性生长激素缺乏；峰值为 $5\sim10\mu g/L$（5～10ng/mL），为部分性生长激素缺乏。

（8）血清胰岛素样生长因子（IGF－1） <0.5U/mL。

（9）已排除其他原因所致的矮身材。

顺势产品超智宝灵含有 HGH，它是经稀释振荡后含有微观粒子的生物电磁场，通过舌下吸收，刺激脑垂体分泌 HGH，从而达到有效的治疗作用。

七、瘦身术

瘦身术又称减肥。美容瘦身术采用削腹、抽脂、吸脂的办法，从人体内将脂肪取出，这些方法都是创伤性的，而且需要反复多次进行。此外，尚有各种减肥食品，可减少食量。这些方法在减去脂肪的同时，会失去健美的肌肉。如减去腹部脂肪的同时，会失去显示力量的肱二头肌，可是体形还是老样子。而顺势产品中的 HGH、IGF－1 则不是这样，在减去脂肪的同时，增长了健美的肌肉，强壮了筋骨，不仅显得年轻，而且重塑了体形。产生这种现象的原因是 HGH 和 IGF－1 对新陈代谢的调节作用，它们能促进蛋白质的合成，促进脂肪的分解，调节钙的平衡。归根结底是修复了受损的基因，修复了自愈系统，发挥了自身调节功能。

顺势疗法的另一个特点是减去腹部的深层脂肪，即中心脂肪，而周围脂肪不改变。顺势疗法对脂肪肝也有显著的疗效，用药 3 个月后，脂肪肝大部消失。同时，顺势疗法对消除脂肪瘤效果特别显著，用药 1~3 个月后，脂肪瘤变小、变软，逐渐消失。顺势医学的减肥作用，对预防糖尿病、高血压、冠心病、脑血管病具有非常重要的价值。

马某，男，68 岁，原籍河北，现退休于北京。

患者于 55 岁之前身体非常好，从未住过医院。但 55 岁之后，衰老症状逐渐加剧。其一是头晕，头痛，手指麻木，后脑部麻木，胸部发闷，有一种压迫感，转动头部时疼痛，诊断为颈椎病，医生警告有脑中风的可能。其二是缺钙，手腿抽筋，服用各种钙片均有效，但只要一停药，就抽筋。其三是肥胖，腹部脂肪特别多，腹部膨隆。其四是记忆力明显减退，视力明显下降。其五是关节疼痛，尤其是右髋关节。采用各种方法治疗，有些效果，但一停药就加剧。自 2005 年 9 月 1 日起使用超级生命素，至今 3 月余，1 个月后睡眠好，颈部不痛，后脑勺压迫感消失。未服用钙片，也未发生抽筋，膝关节疼痛消失，视力明显好转，记忆力明显增强。现在什么饭都可以吃，饭量也不控制，而腹部脂肪明显减少，第 1 个月下降4kg，到了第 3 个月体重又增加了 3kg，但是"将军肚"消失了，到第 11 个月，秃顶处长出了一片黑发。

讨论：人类衰老的根本原因是由于人类生长激素（HGH）的分泌减少，在儿童时期，HGH 的日分泌量在 2000μg 左右，25 岁时达到高峰，然后开始逐渐下降，到 40 岁时日分泌量减少到200μg，衰老进程加快。HGH 是人体分泌的 119 种激素的"总司令"，它调节、控制体内所有激素的分泌。因此，HGH 的减少，直接影响各器官组织和细胞的功能和活力。

本案例是超级生命素抗衰老的典型病例，使用超级生命素仅仅 1 个月，患者 15 年的颈椎病、缺钙、髋关节疼痛得到治愈，视力、记忆力明显增强。

人们曾经问过老马："您的肚子变小了，为什么体重不变?"老马抬起右臂，攥紧拳头说："您看我的肌肉。"此时他的肱二头肌像一个"大老鼠"，鼓鼓地"趴"在上臂。事实上，许多人用了超级生命素之后，体重并未减轻多少，但他们都很满意。主要有以下原因：①主要减的是中心脂肪，对"将军肚"的消除非常有效。②减了脂肪，增加了肌肉，HGH、IGF－1 可增加蛋白质的合成，燃烧的是脂肪。③化验结果显示，低密度脂蛋白（如甘油三酯）下降，而高密度脂蛋白则增加，总胆固醇则变化不大。

有人做了这样的实验：中年人在使用 HGH 6 个月后，他们的瘦肌肉增加了 8.8%，脂肪减少了 14.4%，皮肤增厚了7.11%，骨质密度增加了 1.6%，肝脏增加了 19%，脾脏增加了 17%。结论是：他们在生理和心理上都年轻了 20 岁。

八、消除疤痕

疤痕体质是机体对外来刺激的一种免疫反应，免疫反应物沉积在伤口处，形成疤痕。中西医对疤痕无法消除。

顺势医学认为，任何一种疾病都是由生物电磁场的紊乱导致基因受损引起的。免疫反应引起基因受损，顺势医学可以调节免疫功能，修复受损基因，基因修复之后，自愈系统功能就得以恢复，自愈系统功能恢复之后，它的排异功能便很强，疤痕作为异物就被排除掉。

于某，男，48 岁，北京人。

患者于 1998 年 12 月 1 日做氢气球实验时，600m³ 的氢气突然爆炸，造成面部深 Ⅱ 度烧伤。经住院治疗后面部像纸糊的硬壳，敲起来嘣嘣作响。剥去这个硬壳，是一个血淋淋的脑袋。患者躲在家中不出门，或到远郊山沟里，不愿见任何人。6 年后面部有高低不平的疙瘩，无汗腺，无汗毛，但鼻孔、耳窝长出大量的毛。医院动员做面部整容术，但患者未同意。2004 年 8 月，患者使用超级生命素，每日 2 次，每次 1 喷。1 个月后面部疙瘩变小、沟变浅、变平。3 个月后，疙瘩完全消失。皮肤长出汗毛，也能出汗。1 年后，面部皮肤平坦、光滑，有光泽，弹性好，已见不到任何烧伤的痕迹。（图 10-1~图 10-4）

　　患者在使用超级生命素治疗烧伤的过程中，治愈了长期病因不明的腹痛。此外，视力也明显好转，牙周炎、牙齿松动也明显好转。患者自诉 18 岁时就有呃逆，每次持续数小时，发作后胸痛，自使用超级生命素后完全消失。

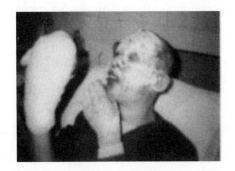

图 10-1　烧伤时

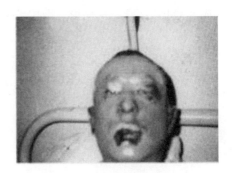

图 10-2　住院 5 天时

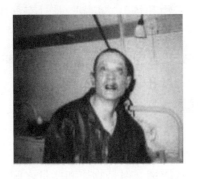

图 10-3　1998 年 12 月 17 日出院时

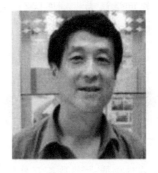

图 10-4　2005 年的于老师

　　讨论：超级生命素中含有表皮生长因子、干细胞再生因子，对烧伤患者具有非常好的皮肤再生功能。但患者早期未能使用超级生命素，故产生了瘢痕，汗腺、毛孔消失。患者 6 年后使用顺势疗法，仍能起到良好的治疗作用，实属不易。

　　本例的事实说明，在顺势疗法中，只要正常的基因存在，就有复制的可能。基因总是顽强地表现自己，由于是深度烧伤，毛囊受到了损害，面部已无皮肤、毛孔，但基因还是要到鼻孔、耳窝中去复制自己。正是因为正常的皮肤存在，所以面部皮肤完全复制，达到痊愈。

　　患者不仅治好了严重的烧伤，而且治好了全身各种疾病，这更进一步说明顺势疗法的价值，是战胜疾病的有力武器。

第十一章　　生物电磁场揭秘

俄籍华人科学家姜堪政出生于1935年，他受控制论启发，研究了生物电磁场，并围绕实物、场、能量、信息，基于量子论、相对论、信息论，提出了有机体外存在生物场假设，写成了《场导论》，从理论上阐述了生物电磁场的存在和作用，以此实现了对生命活动的控制。

第一节　场－能量－信息

宇宙间，所有现象都是物质的运动。物质是世界和宇宙存在的基础。物质与运动相互联系，不可分割。

一、场

现代物理学认为，物质区分为两种基本形态：实物和场。"实物"是具有静质量和动质量的物质。

现代物理学深入研究了电磁场，而对其他场研究得较少。"场"，是物质存在的另一种形式，只具有动质量，无静质量。例如，原子核场、万有引力场、电场、电磁场（无线电波、微波、红外线、紫外线、伦琴射线、伽马射线和光）。

二、能量

能量是对物质运动及相互作用的衡量。物质具有能量，但是物质和能量之间没有转化关系。物质是客观的，独立自主的存在。而能量则不能独立自主的存在，即没有物质载体就没有能量。电磁场无静止质量，具有动质量和能量。

能量存在于有生命和非生命系统。1841～1845年，德国学者、医生迈耶尔发现了能量守恒定律。俄国学者罗蒙诺索夫很早以前提出过质量和能量守恒假说。根据此定律，在有生命和非生命系统，能量不会消失，而是由一种形式转化为另一种形式，总能量不变。场具有能量，但场与能量之间没有转换关系。场与能量不是一个概念，场不等于能量。

在有机体内具有各种能量，其来源是太阳能，通过绿色植物的光合作用，转化为植物的生物化学能。然后通过食物转移到动物和人体内，以生物化学能为基础转化为各种能量——电能、磁能、电磁能、深透能及机械能。所有这些能量统称为自由能。自由能是可以做功的能量，工作完成之后，转化为热能。

1. 电能

电能的实质是在电子之间传递量子，传递电能是靠电磁场（量子）作为物质载体。在有机体内的每个细胞，每个参与生物化学反应的分子，都涉及电子通过量子传递能量。

2. 化学能

这种能量不是来自原子，而是来自分子外层电子轨道化学键。为了形成分子，最外层轨道的电子轻微改变自己的价能，放出或吸收电子。化学能的传递或转化为其他形式的能量，都是以价电子释放或吸收量子为基础。可以看出分子水平上化学能的传递和转化是依靠量子作为物质载体来实现的。

综上所述，在有生命和非生命系统里，在分子水平上，在分子、原子、电子之间，实现所有形式能量传递和转换的物质载体是量子。

三、信息

信息是对物质系统有秩序运动的衡量。信息标志着在单位时间里物质运动改变的次数。例如拍电报，只有一个字母，就是拍 1000 次，也没有信息，必须有运动状态的改变。生物体内的分子、原子、电子发出的电磁波具有一定的波长和频率，传播中携带能量。量子作为信息的载体，进行传递、转化、储存和再现。所以，在生物体内，能量起着信息的作用，能量就是信息。

第二节　存在生物电磁场

从信息角度来看，所有生物（微生物、动物、植物和人）都是在 DNA 遗传基因控制下，非常复杂但有严格秩序的物质运动过程。DNA 按一定的规律，通过一定的信息控制 RNA 的合成，后者再控制蛋白质的合成。所有生命现象都是蛋白质的运动。如信息发生错误或失去控制，生命将受到威胁。

一、存在生物电磁场

场导第一假说：在有机体内，实物新陈代谢过程中，在分子之间能量起着信息作用，量子是能量和信息的共同载体，该量子是生化反应中每一个分子必须交换的，该量子是存在于有机体内的生物电磁场，简称为生物场。以公式表示：

$$\triangle E = \frac{\Sigma E}{\Sigma I}\ (场导的第 1 公式)$$

该公式称为量子是分子之间能量和信息传递的统一的物质载体公式，是场导论的基本公式，是场导论的核心。式中：

$\triangle E$ 是一个量子的能量；

ΣE 是有机体在单位时间里所消耗能量总值；

ΣI 是有机体在同样单位时间里分子之间所需信息总值。

一个量子被分子化学键吸收，必然引起该分子在生物化学反应中一次状态的变化，实施一次能量转移。

$\dfrac{\Sigma E}{\Sigma I}$ 即每一个信息所需能量，称为 1 个比特信息，就是一个生物量子所具能量。

有机体在分子水平上的能量就是信息，能量如同信息一样起作用，这是一个统一的过程，这只在有生命系统有效，在非生命系统没有这种关系，以此作为有生命系统和非生命系统的区别。

二、生物场波段

场导第二假说：人和动物所需能量来源于食物，成年人每昼夜平均消耗 2000 ～ 3000kcal 能量，相应的功率大约为 100W，这个能量在分子水平上转化为信息。

有机体内分子水平上，能量以信息形式起作用，而且能量与信息统一的物质荷体是电磁场。

生物电磁场与普通电磁场有着本质上的区别，它既有普通电磁场的特性，又具有特殊性，那就是生物电磁场是生命信息的载体。生物体在发射载有生命信息的电磁波时，形成电磁场，并影响其他生物的生命活动，使受影响的生命体发生倾向于发射电磁波的生物的特征变化。

1. 生物电磁场的波段

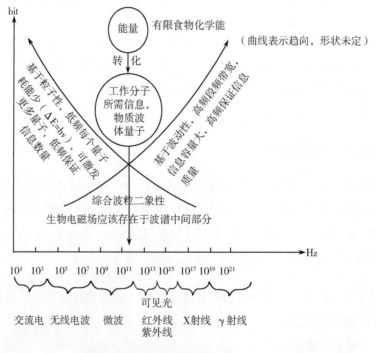

图 11 - 1　量子波粒二相性与信息量分波图

生物电磁场是一种什么样的电磁波呢？它分布在哪一个波段呢？根据量子的波粒二相性公式：

$$\triangle E = vh$$

$\triangle E$ 为量子能量（J）；

v 为频率（Hz）；

h 为普朗克常数（Erg·s）。

由上式可以看出，量子能量越低，其频率越低，所以推断出生物电磁场的频率应该分布在物理频率较低的波段才可能携带更多的信息量，它应当是一条随着频率升高而信息降低的曲线（图 11-1 左曲线），而根据量子的波动性，生物电磁场的频率曲线与其粒子特性相反，其频率越高，频带越宽，信息量则越大。只有在两条曲线交点区域，才能满足量子的波粒二相性。现在已知电磁场的频率为 10^{23} Hz，而其一半则为 10^{11} Hz，正好落在微波波段。

2. 生物电磁场频率与能量关系公式

$$V_b = \frac{\frac{\Sigma E}{\Sigma I}}{h}$$

V_b 为生物电磁场频率；

ΣE 为单个有机体昼夜消耗能量总和；

ΣI 为有机体昼夜所需信息总和。

$$V_b = \frac{\dfrac{\Sigma E}{I_0\ (0.2\% \sim 2\%)\ \cdot\ (10 \sim 200)\ \cdot b \cdot 1/x \cdot 3600 \cdot 24}}{h}$$

根据各部门科学既有成就，利用以下已知数据：

（1）物理学已知：h 为普朗克常数，即 6.626176×10^{-27} Erg·s。

（2）物理学已知：1 卡路里 = 4.18×10^7 Erg。

（3）遗传学已知：I_0 为遗传信息，有机体活性基因占全部基因的 0.2% ~ 2%。

（4）DNA 已知：核苷酸双链分裂再合成的频率为 10 ~ 200Hz。

（5）每小时为 3600 秒。

（6）每昼夜为 24 小时。

（7）生理学已知：人体所需能量来源于食物，成人每昼夜消耗 2000 ~ 3000kcal 能量，即：$\Sigma E = 2000 \times 10^3 \sim 3000 \times 10^3$ kcal。

（8）信息论与遗传学已知：每个人体细胞具有核苷酸信息为 4×10^9 bit。

（9）组织学已知：每个成年人身体有 10^{15} 个细胞。

（10）生理学已知：人体各器官活跃细胞占细胞总数的 1/3，即公式中 1/x = 1/3。

将上述 10 项已知数据代入上式：

$$V_b = \frac{(2000 \times 10^3 \sim 3000 \times 10^3) \times 4.18 \times 10^7}{6.626176 \times 10^{-27}} 4 \times 10^9 (0.2\% \sim 2\%) \times (10 \sim 200) \times 10^{15} \times 1/3 \times 3600 \times 24$$

$$= \frac{8.36 \times 10^{13} \sim 1.25 \times 10^{14}}{6.626176 \times 10^{-27}} 2.30 \times 10^{27} \sim 0.46 \times 10^{30}$$

$$= 9.1 \times 10^9 \sim 3.2 \times 10^{13} \text{ Hz}$$

相当于微波及红外线波段有生物电磁场存在于人体内，向周围环境辐射，并以信息形式，特别是遗传信息形式起作用。

三、生物电磁场的发射

场导第三假说：地球上所有物体能量都来源于太阳光，太阳能通过绿色植物的光合作用，把太阳能转化为化学能储存于植物体内，通过化学反应，转化为各种形式的自由能，被用来工作。工作之后的自由能，转化为热能，热能对有机体来说，是束缚能，不能做功，有机体把它返回宇宙。因此，有机体是太阳自由能从高向低转化的能量开放系统的一部分。从能量观点来看，有机体都是小太阳。有机体借助物质载体电磁场（量子）传递和转化各种自由能，量子具有自由空间传递性质，在原子结构中，微观粒子（原子核和电子）占据很小的位置，因此，有机体必须有一部分作为自由能物质载体的量子传递到有机体周围环境中，即生物场辐射。

传到体外的生物电磁场具有信息，它存在于微波和红外线波段，不是简单的热辐射，具有自由能，而不是束缚能。有机体向体外发射的红外线有两种形式：一种来源于自由能的量子，具有信息，是生物电磁场的组成部分；另一部分是来自热能的量子，不具有信息，不包括在生物场内。

生物场是由分子的基本生命活动过程发射出来的，其他有机体同样具有分子的基本生命过程，经过分子相似过程谐振而吸收另外有机体的生物场，并且向周围辐射。

第三节　生物电磁场实验

一、人体心理信息的传导

（一）实验方法（图11-2）

把房间分隔成3个房间，两间小的，一间大的，均用金属屏蔽。第1、2个小房间各有一个窗口，与第3个大房间相通，直径为30cm，其位置在人头附近。在第1个房间内装有一个可显示各种图形的暗箱，暗箱灯打开后，可显示图形。第2个房间内放置一块供记录用的小黑板。第3个房间内放置3块可移动的金属镜，分别为铜、铝、铁，长×高为

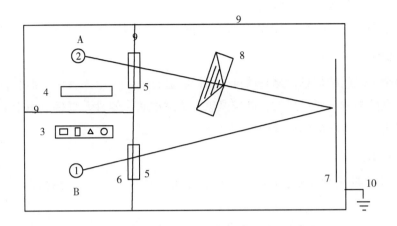

1. 实验人   2. 接受者   3. 有图形标记的灯箱   4. 记录板   5. 窗口

6. 不同材料板（金属、纸板、木板）   7. 金属板（铜、铝、铁）

8. 微波透镜   9. 金属屏蔽   10. 地线

图 11 - 2   心理信息感应实验装置

1.5m×3m，以及可聚焦的微波透镜。在第 1 和第 3 房间相通窗口安置一个可更换的不通材料（金属、木板、纸）。在第 1、2 个房间内各安置一人 A 和 B，A 闭眼并处于催眠状态。

（二）实验结果

1. 窗口开，6 和 8 无，3 显示各种不同的图形，如矩形、圆形、正方形、三角形和星形等进行传递，感应实验 2000 次，结果 A 看到的图形有 1400 次与 B 相同，准确率 70%，统计学处理，$P < 0.01$，表明 B 和 A 之间有信息传递。

2. 改变第 3 个房间中 7 的角度，图形就不能传递，表明信息传递是遵守入射角等于反射角的规则。

3. 更换金属镜 7，不同的材料传递信息的准确率不同，其中铜和铝最好，铁最差。表明传递信息是一种电磁场，铁可将电磁场吸收，其导磁系数为 1000 多，而铜、铝的导磁系数为 1，所以传递信息最好。

4. 将 6 换成木板或厚纸板，传递实验进行 500 次，A 看到的图形为 345 次，准确率为 67%，表明传导信息的载体不是可见光，因可见光不能通过纸板和木板，统计学处理 $P < 0.01$。

5. 将 6 换成金属板，传递信息 500 次，结果 A 看不到图形，信息传递 100% 中断，统计学处理 $P < 0.01$，表明传递信息的载体不能通过金属板，因此，不可能是 X 线和 γ 射线。

6. 在反射图中，放置特别的微波透镜，根据微波技术原理，聚焦微波，传递实验 500 次，A 看到的图形 450 次正确，准确率达到 95%，准确率 $P < 0.01$。在实验中，A 看到的

图形精确、清晰，甚至达到刺眼的地步。

该实验于 1960 年在沈阳中国医科大学生理实验室进行，经生理学教授闫德润检验。

（三）结论

说明两个人之间的信息传递是通过生物微波进行的，一个人看到图形后，从脑中发放具有生物信息的微波，通过反射，微波聚焦，透过皮肤、颅骨，直接作用于第二个人的大脑，在视角中枢产生相应的视觉内容。

（四）讨论

1. 该实验证明，人与人之间的心理信息是可以传递的，而且这种传递的物质基础是生物微波。

2. 此项发现引发出来的哲学问题表明，人的认识不一定要通过视觉器官，人的认识过程不是单纯的"照相机""摹写""复本"，对什么是唯心主义，什么是唯物主义，什么是机械唯物主义，应有新的认识。

3. 根据生理学已经阐明的观点，人的感觉器官接受外界的各种物理、化学形式的信息，统统变为生物电位的变化，引起生物电流，经感觉神经传向中枢神经，在那里引起相应的感觉内容。而这些生物电流的本身并没有任何颜色和光亮，只有频率和波幅时相的区别。按现代物理学理论，有机体的分子、原子、电子、质子、中子和光子的基本粒子也都不具有感觉内容，那么大脑的感觉内容又从何而来呢？姜氏认为：客观外界物质传到大脑，在感觉的基础上，经过概念、判断、推理、思维，提出相应的假说，用来指导实践，符合客观规律的，就成功，否则就失败。在此基础上，形成认识的高级阶段。所有的这些"假设""规律""公式"都是主观世界的产物，是否符合客观规律，还是要在实践中加以检验。

4. 宇宙是无限的，人对自然的认识也是无限的，真理永远是相对的，没有绝对的真理，人对真理的认识永远没有穷尽。

二、鸭的生物电磁场作用于孵化中的鸡蛋

（一）实验方法

实验组：鸭（施主）放在发射舱内。鸡蛋（受主）500 只放于接收舱内。

对照组：发射舱内不放鸭，鸡蛋（受主）600 只放于接收舱内。

给予实验组和对照组同样的温度，21 天孵出雏鸡。

（二）实验结果（图 11 - 3）

实验组：孵出雏鸡 480 只，其中，爪间长蹼 120 只，占 25%；头扁平 380 只，占 80%；颈长 330 只，占 70%；眼睛中间开阔的 430 只，占 90%。

对照组：孵出雏鸡 510 只，完全没有出现上述现象。

统计学处理：$P < 0.01$。实验组的雏鸡长大后体重超过对照组 50%，获得的遗传学特

征可一代一代地传下去。

此实验经上海复旦大学遗传学教授谈家桢检验，肯定了在鸡身上出现的向鸭的遗传特征改变的定向变化。

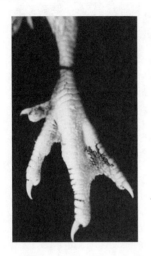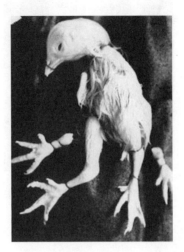

图 11 – 3　鸭的生物电磁场作用于鸡产生的遗传学特征变化

（三）结论

此次实验不仅证明生物场的存在，而且进一步证明生物体辐射出来的电磁波可以被另一个生物体接收，并能控制其生命过程。此项实验首次证明生物信息控制遗传特征的定向变化，具有划时代的伟大意义。

三、小麦的生物电磁场对玉米进行定向作用

（一）实验方法

实验组：小麦幼苗（施主）放入发射舱，萌发的玉米种子（受主）放于接收舱。

对照组：发射舱内没有小麦，萌发的玉米种子放于接收舱。

（二）实验结果（图 11 – 4）

实验组：培养玉米 7000 株，每株分蘖出 2 ~ 6 侧茎，其中 3850 株在雄性花序处长出麦穗，占 55%，其子粒像玉米粒，又像小麦粒。

对照组：长出 2000 株，有侧茎的 150 株，占 2%；有独特形状穗的 60 株，占 0.8%。

经统计学处理，$P < 0.01$。实验组的植物产量是对照组的 300%，玉米产量是对照组的 200%，获得的特征性变化可以代代相传。

四、各种植物的生物电磁场对同一品种黄瓜的作用

（一）实验方法

实验组：①香瓜幼苗（施主）放于发射舱，萌发的黄瓜子（受主）放在接收舱；

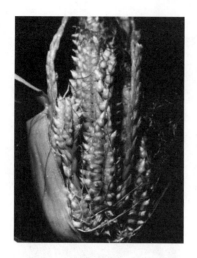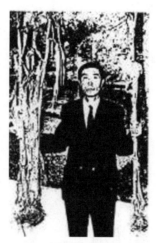

图 11 - 4   小麦的生物电磁场对玉米定向所产生的遗传学特征变化

②菠萝（施主）、萌发的黄瓜子（受主）放在接收舱；③频果（施主）、萌发的黄瓜子（受主）放在接收舱。

对照组：接收舱没有施主，萌发的黄瓜子放在发射舱。

（二）实验结果（图 11 - 5）

实验组：①培育出 450 株黄瓜，其中 435 株结出的黄瓜有香瓜的味道。②培育出的黄瓜皮有刺扎手，削了皮才能吃，香甜可口，有菠萝味。③培育出的黄瓜形状改变，表面光似鸡蛋，比普通黄瓜好吃。

对照组：培育出 400 株黄瓜，与原来的黄瓜相同。

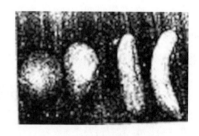

图 11 - 5   培育的黄瓜

经统计学处理，$P < 0.01$。实验组的产量比对照组高 200%，获得的变化可传给下一代。有了种子，12 年仍保持获得的遗传特性。

五、健康生物体的生物电磁场定向作用于人工癌症小白鼠

（一）实验方法

实验组：①将人工引发的爱氏腹水癌小白鼠 300 只（受主）放于接收舱。②将家兔接种同样的爱氏腹水癌细胞，因家兔对爱氏腹水癌有种族的免疫性，兔获得抗体后不发病，将免疫的家兔 10 只放于发射舱（施主）。

对照组：300 只接种爱氏腹水癌的小白鼠放于接收舱，发射舱不放免疫家兔。

（二）实验结果

照射 7 ~ 10 天后，实验组 220 只小白鼠治愈，占 70%；对照组 300 只小白鼠全部

死亡。

统计学处理，$P < 0.01$。本实验是在沈阳中国医科大学病理教研室进行的，并经病理专家李佩林教授检验。

（三）讨论

家兔注射腹水癌细胞后，由于种族的免疫性获得了免疫，不发生癌症。带有生物遗传信息的家兔定向作用于人工癌症的小白鼠，控制了小白鼠的基因，使其治愈。该项实验为癌症的治疗开辟了广阔的前景，为人类战胜癌症找到了最有效的治疗手段。

第四节　电磁场实验研究和实践应用装置

一、天然信息营养舱1号（用于研究和育种）

姜堪政博士根据生物场的原理，应用微波聚焦原理和微波谐振原理制造了场导舱。（图 11 – 6）

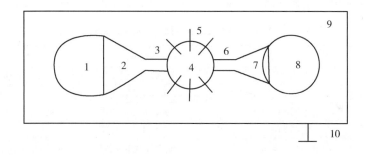

1. 发射舱　　2. 接收天线　　3. 波导管　　4. 谐振腔　　5. 谐振栓
6. 波导管　　7. 发射天线　　8. 接收舱　　9. 屏蔽　　10. 接地

图 11 – 6　　天然信息营养舱 1 号

该装置由三部分组成：①发射舱：放置场导源，为有生命力的年轻生物，用喇叭接收天线接收。②谐振腔：将过滤掉杂波，保留生物微波，前后均用波导管连接。③接收舱：一个喇叭发射天线接收，发射到作用对象的生物体上。

二、天然信息营养舱2号（用于抗衰老）

由两个抛物面微波反射天线及微波透镜组成。开口面相对，两者均有焦点和聚焦区，将上下封闭，做成一个球形空间，焦点位于直径的 1/4 处。（图 11 – 7）

将一组植物幼苗置于场导舱的一个聚焦区，作为电磁波的发射源，将人体置于舱内另一个聚焦区，接受电磁波的作用。每人每天接受场导 3 ~ 4 小时，连续 10 天为 1 个疗程，休息 10 天后再接受第 2 个疗程，共接受场导 4 小时 × 20 天，即完成全部场导疗程，在场

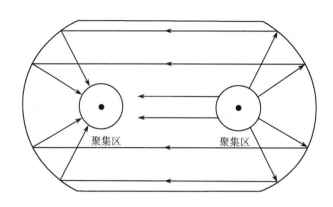

图 11 - 7　天然信息营养舱 2 号

导前和场导 5 天后、10 天后、15 天后、20 天后共做 5 次量子共振检测观察，同时在场导前和场导完成后各做一次心电图记录，进行同体前后对照，对部分人在场导过程中插入几次心电图记录，以观察变化趋势。

在前后有心电图记录的有 32 人，其中 19 人心电图正常或大致正常，其余 13 人心电图都不正常，多为 ST - T 波的改变，显示不同程度的心肌供血不足。（表 11 - 1）

表 11 - 1　13 人心电图场导前后的变化

例序	姓氏	场导前	场导后	变化
1	张某	心电图 ST - T 异常	大致正常心电图	心肌供血改善
2	宋某	心电图 ST - T 异常	大致正常心电图	心肌供血改善
3	郑某	心电图 ST - T 异常	大致正常心电图	心肌供血改善
4	崔某	心电图 ST - T 异常	大致正常心电图	心肌供血改善
5	梁某	完全性左束支传导阻滞，ST 异常	完全性左束支传导阻滞，ST 异常消失	心肌供血稍改善
6	龚某	心电图 ST - T 异常	心电图 ST - T 消失	心肌供血稍改善
7	林某	心电图 ST - T 异常	程度减小	心肌供血稍改善
8	胡某	心电图 ST - T 异常	程度减小	心肌供血稍改善
9	郭某	心电图 ST - T 异常	程度减小	心肌供血稍改善
10	史某	心电图 T 波低	心电图 T 波增高	心肌供血稍改善
11	解某	心电图低电压	心电图电压增高	心肌供血稍改善
12	周某	心电图 T 波低	心电图 T 波增高	心肌供血稍改善
13	王某	心动过缓	心率增加	心肌供血稍改善

由上表可见，13 人心电图不正常者的 ST - T 异常程度都在场导后减少，并有 1/3 的人有明显改善，已达到或接近正常心电图的程度，并且改善程度随着场导时间的增加而逐渐加大。

主要参考文献

1. 王龄. 观虹膜知健康. 沈阳：辽宁科学技术出版社，2010.

2. 洛伊斯·Z. 玛格纳. 刘学礼译. 医学史. 上海：上海人民出版社，2009.

3. 张登本，孙理军. 黄帝内经. 北京：新世界出版社，2008.

4. 姜堪政，袁心洲. 场导发现——生物电磁场揭秘. 北京：中国医药科技出版社，2008.

5. 江帆，江宁. 解读虹膜. 北京：中信出版社，2007.

6. 王晨霞. 掌纹诊病治病. 北京：北方文艺出版社，2007.

7. 吕志平，赵春妮. 基础中医学. 北京：科学出版社，2006.

8. 梁绍荣. 普通物理学. 北京：高等教育出版社，2005.

9. 雅克·沙尔瓦. 顺势疗法. 长春：吉林科学技术出版社，2005.

10. 鲁客·德善普，史地夫·安薛. 郝建萍译. 和疗医学. 上海：上海中医药大学出版社，2005.

11. 赵明理. 望手诊病图解. 沈阳：辽宁科学技术出版社，2004.

12. 赵文恩. 生物化学. 北京：化学工业出版社，2004.

13. 陈树祯. 顺势疗法. 北京：中国环境科学出版社，1999.